当代中医皮科流派临床传承书系

北京广安

皮科流派

崔炳南◎主编

庄国康　许　铣　李博鑑　刘瓦利◎主审

中国健康传媒集团
中国医药科技出版社

内 容 提 要

北京广安皮科流派根源于明清三大流派之一——心得派，以中医皮肤科泰斗朱仁康教授学术思想为核心，融庄国康、张作舟、许铣、李博鑑、刘瓦利等医家之特色，历经二百载，薪火鼎盛，是传承精华之楷模，守正创新之典范。其传承源流有序，博采众长，兼收并蓄，特色突出，疗效显著，自成体系。本书系统梳理了北京广安皮科流派的学术体系、学术特点、流派常用特色药与经典经验方，对于提高中医皮肤科学临床水平，促进皮肤病流派学术水平的发展有较高的价值。

图书在版编目（CIP）数据

北京广安皮科流派 / 崔炳南主编 . — 北京：中国医药科技出版社，2023.2
（当代中医皮科流派临床传承书系）
ISBN 978-7-5214-3427-9

Ⅰ . ①北… Ⅱ . ①崔… Ⅲ . ①中医学—皮肤病学—中医流派—北京 Ⅳ . ① R275

中国版本图书馆 CIP 数据核字（2022）第 175778 号

美术编辑 陈君杞
版式设计 也 在

出版 **中国健康传媒集团** | 中国医药科技出版社
地址 北京市海淀区文慧园北路甲 22 号
邮编 100082
电话 发行：010-62227427 邮购：010-62236938
网址 www.cmstp.com
规格 710 × 1000 mm $^1/_{16}$
印张 17 $^1/_2$
字数 325 千字
版次 2023 年 2 月第 1 版
印次 2023 年 2 月第 1 次印刷
印刷 三河市万龙印装有限公司
经销 全国各地新华书店
书号 ISBN 978-7-5214-3427-9
定价 **54.00 元**

获取新书信息、投稿、为图书纠错，请扫码联系我们。

本书编委会

总　序

中医本无学术流派。上自伏羲一画，而分天地，阴阳肇始，要本一家。而后黄帝推演，问道于天师。神农尝百草，日遇七十二毒。乃有针药之分，其用针者，调神化气，以通神明，以虚无之术治有形之身。其用药者，浣涤脏腑，调剂水火，以有形之药而治无形之气。流派之分肇始于此。

《汉书·艺文志》载医学有房中、导引、经方、医经四家，其经方十一家。隋唐之际江南诸师秘仲景之书而不传，门户之见生，而医道遂晦。虽有真经在前，而用药之道著于时者自仲景、隐居、之才、元方、孙真人以降，十数人而已。

两宋南渡，文兴兵弱，禅、道并起，儒亦随之。乃有理学之盛，乃有鹅湖之辨，儒乃有门户之分，而格致之学为一时之选，时人共识。乃有巨富如东垣者、乃有名儒如丹溪者，由文学而入医学，以格致之学格天地而解病康，乃有思辨之学，乃有门户之分。故曰：儒之门户分于宋，医之门户分于金元，乃有四大家之说，易水、河间、东垣、丹溪。实一而四，四而一也。其理皆本于《内经》，其治皆本于仲景。流派也者，非各见道之一隅而已，须知一派之宗师，必得道之全貌而后乃可就其一端而阐扬。若未窥全豹而欲成一家之言语，开一派之先，未尝闻矣。

中医皮肤病内治源于外科消托补三法，复借鉴于内科脏腑经络之说，由学士儒生内观脏腑，思揣生克制化生旺休囚而有所见，实乃由学问而阅历者也。其外治法则，则传自民间匠人之手，出于临床实践，真由阅历而后成学问者也。

皮外科肇始神农。《本经》所言大半为外伤、疮疡、疥癣之用。后世刘涓子、陶隐居、巢元方、孙思邈，代有新出。而尤以元方《诸病》所论最详。然元方所论实乃一脉专精之术，而中医皮科流派，实则三派并存：元方其一也，外科东垣之术其二也，脏腑经络之术其三也。以此观之，今日流派，并无第四法门。

然皮外科之门开而未久：百年之前民病唯伤寒及疮疡求治于医，以其害人性命于朝夕，余则无论矣：食尚不足以果腹，衣不足以蔽体，疥癣皮毛非所得虑、所能治者。唯升平日久，民生富足，方有中医皮科产生，而燕京赵氏皮科流派为其发轫。1954年，赵炳南先生在当时的"中央皮肤性病研究所"建中医研究室开始，计算至今，中医皮肤科已历68载，庶几近乎知规矩也。众多外科名医、内科名医因使命之感召走入中医皮科行业。复有众多西医开中西结合一派，张志礼、秦万章、边天羽皆一时之选。各个医家互相切磋，如琢如磨。学术交融，互相渗透，而因其所处之时空不同，所治之患者各异，所用之学术模型各别，延绵六十年，各成家法，而成不同流派。

今者，中华中医药学会皮肤科分会专门组织国内专家编写《当代中医皮科流派临床传承书系》，经系统梳理，反复论证，确有独特学术体系且传承三代以上者，定为待扶持的中医皮科学术流派，曰：燕京赵氏皮科流派、燕京金氏皮科流派、盛京皮科流派、龙江皮科流派、齐鲁杜氏皮科流派、北京广安皮科流派、长安皮科流派、海派夏氏皮科流派、黔贵皮科流派、岭南皮科流派、天山刘氏皮科流派、石门皮科流派、吴门孟河皮科流派、盱江皮科流派、湖湘皮科流派、闽山昙石皮科流派、汉上皮科流派、滇南刘氏皮科流派、津门皮科流派、四川文氏皮科流派。

世界之大，以变化为不易之理。从没有流派走向流派产生，是中医皮科学术发展的必经阶段。所谓流派者，非见解互相诋忤，实为各得乎中道，而就所见之患者，自医道之海略取一瓢，以解一方患者之疾苦者也。非为各得一道，道道不同。当知万本一源，众流归海。海也者，神农黄帝之学也，仲景华佗之术也。

众多流派的推出将使学术进一步繁荣，并将促进更广大的医生群体的学术交流，互融互通，互相激发。经过一定时间的充分交流，若干流派，必将再次融汇，产生更高级别的中医皮科学术共识，并带领中医皮科在更高的层面上开创新的学术流派。

作为本书的总主编，在此谨祝丛书能够充分展示各家学术思想，促进中医皮科学术传播与交流，祝愿在不久的将来，我们能够在流派碰撞的基础上，推动中医皮科学术水平达到新的高度。

杨志波

2022 年 10 月

薛　序

　　《周礼·天官》言医者有四，疡医居其一。后世皮科即属疡科。其理论，发轫于《灵枢》《素问》，历经千载，代有发展，及至明清，方成体系，陈实功、王维德、高秉钧而著《外科正宗》《外科全生集》《疡科心得集》三部力作，从学者多而各成一派，史称"明清外科三大流派"。以高秉钧为代表的心得派成立最晚，故能融汇前贤之学术思想，历两百余载，至今仍传承兴旺，实乃医林幸事！

　　心得派近一甲子，薪火传承之所为中国中医科学院广安门医院。广安门医院坐落于北京西南，是中医研究院（现中国中医科学院）建院之所。新中国成立之初，因毛主席批示而建院，举国广邀名医，国手群贤毕至。心得派传人苏沪名医朱仁康老因德术精深，位列其中，奉调进京创建广安门医院皮科，是全国首批中医皮科，心得派得以开枝散叶。时北京医学院（现北京大学医学院）毕业之庄国康老进入我院，从朱老执弟子礼研悟中医。皮科逐渐发展，后张作舟、许铣调入我院。朱老传人李博鑑、张老传人刘瓦利，二位皆能传其师学。是以，广安门医院皮科以朱老学术思想为核心，融庄、张、许、李、刘之特色，继承发扬创新！现已成为国家重点学科、临床重点专科建设单位，区域中医（专科）诊疗中心，是国内最早的中医皮肤病方向博士及硕士授权点。

　　北京广安皮科一脉，根于心得，源于苏沪，承于朱老，传于北京，盛于广安，历经两百载，薪火鼎盛，自成一派！是传承精华之楷模，守正创新之典范，其传承源流有序，博采众长，兼收并蓄，特色突出，疗效显著，自成体系，不仅在我院罕见，全国亦不多见。

　　吾与朱老为江苏同乡，与张老私交甚笃，二老学术成就甚丰，长女燕星曾随张老侍诊年余，可谓与广安皮科流派渊源颇深，知其筚路蓝缕之艰辛，亦知其底蕴积累之深厚！此次其流派传人旁搜远绍系统介绍了流派产生背景、学术渊源、学术体系特色，并将多年来流派所用之验方精华、用药心得、诊疗精思等秘而不宣的珍宝和盘托出，著成《北京广安皮科流派》一书，此为广安皮科流派临证之精粹，又为医林奉献一份重宝！认真研读必定大有收获！

　　书稿既成，先睹为快，是为之序！

国医大师 薛伯寿

壬寅春月

李　序

中医流派是在学术传承中逐渐形成的具有特色的学术派别，《四库全书总目提要》中载"医之门户分于金元"，金元时刘、张、李、朱各执寒凉、攻邪、补土、养阴之法而各成医家，可谓中医流派之肇始。明清时，中医皮外科亦形成三大流派，即以陈实功为代表的正宗派、王洪绪为代表的全生派、高锦庭为代表的心得派，对后世皮科的发展产生了深远的影响，其中许多理论及方剂现仍为临床所沿用，如正宗派所立之消、托、补三法，全生派所拟阳和汤、犀黄丸、小金丹等方，心得派所创外科三部辨证体系及鉴别诊断思想。

先师朱仁康教授即系心得派传人，1955 年中医研究院（现中国中医科学院）建院时受原卫生部聘请，于 1956 年奉调进京。于 1972 年成立了广安门医院皮肤科，这是全国首批中医皮肤科，以此开创了广安皮科流派。朱老为百姓拯疾除瘼，深受爱戴，有患者将朱老 40 年前的处方仍完整保存至今；朱老在繁忙的诊务之余，还承担了大量高干外宾的会诊保健任务，在国际国内享有盛誉。朱老对疑难重症的皮肤病进行了深入研究，如红皮病型银屑病、系统性红斑狼疮、天疱疮等，他研制的"克银方"荣获原卫生部甲级科学技术成果奖，是国内首例中医科技成果转化。从医 70 余年，朱老积累了极其丰富的医学经验，著书立说，将宝贵的经验流传于世，他所创制的滋阴除湿汤、皮炎汤、小儿化湿汤等一系列疗效显著的方剂现已在中医皮科界广泛应用。朱老德厚术精，颇有一代宗师之风范，他的弟子门人们继承其遗风，砥砺奋进，使得广安门医院皮科在全国声誉卓著。

我于 1978 年考入中医研究院首届中医研究生班，拜入朱老门下，后一直在广安门医院从事中医皮科工作至今，见证了广安门医院皮肤科的快速发展，历经了广安皮科流派的传承与创新。现科室拥有众多业界知名的中医皮肤科专家，并以临床为导向，研发了数十种疗效显著的院内制剂和协定处方，承担了大量科研项目，取得了丰硕的成果！

借《当代中医皮科流派临床传承书系》出版之契机，集全科骨干共同之智慧，将皮科数十年之积累、几代人之智慧结晶整理成《北京广安皮科流派》一书。既是对既往经验的总结，也是流派传承新篇章的开启！祝愿广安皮科流派，发扬光大，踵事增华！

　　本书的出版必将对皮科工作者有所裨益，故乐为之序！

首都国医名师 李博鉴

2022 年 2 月 15 日于北京

前　言

　　广安皮科流派起源于明清三大外科流派之一的心得派。心得派传人朱仁康教授因医术高超、声名卓著，在1955年中医研究院（现中国中医科学院）建院时，受原卫生部聘请，于1956年由上海奉调进京主持中医研究院外科的医、教、研工作。后于1972年成立广安门医院皮肤科，这是全国首批中医皮肤科，也标志着广安皮科流派正式成立。朱仁康教授为学科发展及流派形成奠定了坚实的基础，而后第一代西学中人才、首都国医名师庄国康教授、许铣教授，第一代中学西人才、全国首批老中医药专家学术经验继承工作指导老师张作舟教授，我国首批中医硕士研究生、首都国医名师李博鑑教授均为此做出了很大贡献。

　　广安皮科流派自朱老起，就秉承"兼收并蓄，取长补短，融会贯通，共冶一炉"的治学精神。继承了心得派温病理论入疡科的学术思想，发展了卫气营血辨治皮肤病的理论，首创并完善了皮肤科皮损辨证体系，创制了多首疗效显著的皮肤病方剂。既传承了流派学术精华，又卓有创新，变中有持，崇尚实效。经过50年的发展，广安皮科流派在医、教、研等方面积累了较为丰富的经验，也取得了一些成绩。

　　为进一步传承与发扬广安皮科流派临证经验，本次系统梳理流派脉络，整理流派学术经验，著成《北京广安皮科流派》一书。在编写前团队酝酿已久，自2019年启动后，集全科之力，历经四年，数易其稿，力求真实系统地展现广安皮科流派的临证特色。本书介绍了流派传承中各位医家的学术思想，独特的流派学术体系及鲜明的学术特色，重点介绍了流派在药物、方剂、制药技术等方面的经验。如在用药方面，流派诸位医家对于许多药物有着独到的认识，朱老就因善用生地而有"朱生地"之美称；在方剂方面，流派特色的皮炎汤、滋阴除湿汤、小儿化湿汤等已成为中医皮科的常用方剂；在制药方面，湿毒膏、玉黄膏、五倍子膏等因疗效显著而在患者中口口相传。

本书的编纂出版得到了中国中医科学院广安门医院及中华中医药学会皮肤科分会的大力支持，承蒙国医大师薛伯寿教授与首都国医名师李博鑑教授赐序，谨此表示衷心感谢！由于编者水平有限，不足之处在所难免，还望各位同仁不吝指正。

编委会

2022 年 10 月

目录

第一章　流派概述

第二章　流派学术体系及学术特色

第三章 流派用药经验

第四章 流派特色方剂

第五章　流派特色技法

第六章　流派优势病种诊治经验

第一章

流派概述

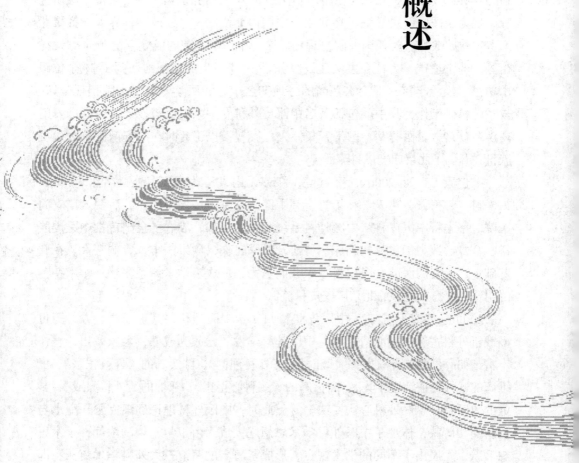

第一节　流派产生背景

1950 年，第一届全国卫生工作会议召开。毛泽东主席为会议题词："团结新老中西各部分医药卫生工作人员，组成巩固的统一战线，为开展伟大的人民卫生工作而奋斗。"这次会议把"团结中西医"定为卫生工作的重要方针之一，彻底纠正了旧社会遗留下来的轻视、歧视、排斥中医的思想。1954 年，在毛泽东主席关于"即时成立中医研究机构，罗致好的中医进行研究"等重要指示下，1955 年 12 月 19 日，1949 年后的全国第一所中医研究机构——卫生部中医研究院（现为中国中医科学院）在北京广安门内北线阁 5 号建成。各界人士齐聚北京参加建院典礼，时任国务院总理周恩来为中医研究院的成立亲笔题词："发扬祖国医药学遗产，为社会主义建设服务。"时年卫生部从全国征调了 30 余位医术精湛、经验丰富、理论水平高的各地知名中医和医学专家，来院担任临床、教学、科研工作，其中就包括著名中医皮外科专家朱仁康教授。一时间广安门内声名赫赫，名医荟萃，国手云集。朱仁康教授也于此时在广安门医院创建皮肤科并开创了北京广安皮科流派。

朱仁康（1908~2000），字行健，江苏无锡人，学承江南外科名医章治康，为外科"心得派"传人。壮年时奉调中医研究院主持外科工作，后调入广安门医院，率先将中医皮科从中医外科系统中独立出来，成立了全国首批中医皮肤科，全身心致力于皮科的临床、科研及教学工作，硕果颇丰，影响甚大。在此基础上，广安门医院众多皮科专家共同努力，形成了学术体系完善、学术特色鲜明、临床疗效显著的北京广安皮科流派。

20 世纪 70 年代之前，中医皮肤科归属于中医外科，其理、法、方、药也多载于外科古籍中。明清时期，中医外科学发展已颇为成熟，名家辈出，著作丰富，如薛己的《外科发挥》、汪机的《外科理例》、陈实功的《外科正宗》、王维德的《外科证治全生集》、高锦庭的《疡科心得集》、祁坤的《外科大成》、吴谦的《医宗金鉴·外科心法要诀》等。此时，中医外科理论逐渐完善，继承与创新交相辉映，体现了中医外科学术思想之大成。由于学术氛围浓郁，学术思想活跃，发展出了不同的学术观点，形成了著名的明清三大外科学术流派，即以陈实功《外科正宗》为代表的"正宗派"，以王维德《外科全生集》为代表的"全生派"，以高锦庭《疡科心得集》为代表的"心得派"。

三大外科流派的开创者均为江南人士，"江南"泛指长江以南之地，近代专指今苏南及浙江地区。江南地区医学繁荣、名医辈出，这与其政治、经济、文化的发展密切相关。中国主流文化发源于黄河流域，于公元前推进到淮河流域。西晋之后，连绵不断的天灾与兵祸使黄河中下游的社会经济和文化遭到极大破坏，促使一大批仁人志士南迁，因而将文化逐渐传播到江南一带。明代中期以后的江南经济繁荣，城镇工商业发展迅速，许多市镇财富集中、人才荟萃。江南地理位置优越，水陆交通发达，这有利于江南医家与其他地区医家进行学术交流，如清代名医周慎斋就曾东渡日本长崎诊病交流。而江南医学的学术特色与明清时温病学体系的成熟与完善密不可分，其中著名的温病学家叶天士、薛生白、王孟英均在江南行医，因此温病学的思想潜移默化地渗透入江南各大医学体系。自古以来，一大批江南医家在中医理论体系的充实丰富、学术思想的创新、诊治经验的提高、学术争鸣、域内外的交流等各方面做出了巨大贡献，如晋代葛洪，南北朝陶弘景，北宋钱乙，元代朱丹溪，明代戴思恭、薛立斋、张景岳，清代张璐、叶天士、薛生白等江南医家均在医学史上留下了浓墨重彩的一笔。江南医学界在明清时期达到学术高峰，当时全国名医中江南医家占半数以上。朱仁康的故乡在江南无锡，深受江南医家之熏陶；自幼与高锦庭的传人无锡名医章治康为邻，并拜其为师，颇得"心得派"之真传。这都为他开创北京广安皮科流派奠定了基础。

20世纪30年代末日军侵华，朱仁康举家迁往上海租界避难，受聘于上海信谊药厂，任《国医导报》主编。此时的上海社会相对安定，较多的中医名流汇聚于此，朱仁康利用《国医导报》作为中医同道沟通的桥梁，将《外科新论》与《国医知识新篇》在刊物上连载发表，阐发己见。前者以中、西医病名互相对照，综合两种学说做了初步的阐发；后者介绍一些浅近的西医知识，使中医同仁知己知彼，共同前进。同时更利用刊物作为团结、联络同仁的桥梁。他遍访上海名医，组织稿源，与伤科石筱山，喉科张赞臣，外科顾伯华，妇科朱小南、沈仲理，眼科陆南山、姚和清等各科名医相熟，诸同道不定期聚会，切磋医道。中医名宿陆渊雷、章次公、余无言、裘沛然、姜春华等也都在《国医导报》上发表过论文，力倡中医要取西医之长，为我所用，走中西医结合道路。

1952年，朱仁康至上海市公费医疗第五门诊部（现上海中医药大学附属岳阳中西医结合医院）任外科医生。20世纪50年代是中国快速发展的黄金时期，国家对中医的重视和投入也逐年增加，党和政府高度重视中医药事业，制定了一系列保护和发展中医药的方针政策，采取了许多有效措施。1955年年底，中医研究院成立后，朱仁康因其医术和声望，奉调北京主持中医研究院中医外科及中医皮肤科的医、教、研等工作。这一时期，他与全国各地进京的中医名家们相互交流探讨医理。

1972 年，朱仁康在广安门医院创建了皮肤科，使广安门医院的皮肤科从中医外科系统中独立出来，成为全国首批中医皮肤科。朱仁康担任皮肤科主任，积极承担了多种皮肤科疑难病的诊疗任务和一系列重大科研项目攻关工作，并加强与全国各省市皮肤科医生的交流。1985 年，朱仁康亲任主编，邀请全国 15 个省市 20 余家中医皮外科教学研究单位的专家共同编写约 150 万字的巨著《中医外科学》，该书对中医药的继承发扬、对中医外科的体系梳理传承工作起到了重要作用。

随着改革开放的深入和发展的步伐加快，善于接受新事物的广安门医院皮肤科较早地、创新性地运用计算机和大数据来研究名老中医经验。1982 年在朱仁康的指导下，由中医研究院有关部门与吉林大学合作，完成了"名老中医智能模拟应用软件朱仁康中医专家系统 ZRK-82（湿疹皮炎部分）"，此系统挖掘了他治疗湿疹皮炎的经验与学术特色。

如今广安门医院皮科在临床、科研、教学等多方面均取得了较好的成绩，是国家临床重点专科建设单位，国家中医药管理局重点学科建设单位，国家中医药管理局"十一五""十二五"重点专科建设单位，国家区域中医（专科）诊疗中心建设单位，国家药物临床试验机构，是国内最早的中医外科（皮肤病方向）博士及硕士授权点。

北京广安皮科流派源远流长，朱仁康教授系统传承外科"心得派"学术体系，旁通诸家，并结合现代医学知识，卓有创新。从 1972 年创科至今 50 余年的皮科专科研究探索中，在朱仁康教授和几代广安皮科人共同努力下，广安门医院皮科秉承仁康行健精神，发奋图强、勤奋耕耘，使得北京广安皮科流派充满着蓬勃生机，日益欣欣向荣，已在全国皮科流派中产生较大的影响力。

（崔炳南　李博鑑　肖战说）

第二节　流派学术渊源

一、溯渊源，"心得派"构筑根基

外科"心得派"的开创者为清代外科名医高秉钧，字锦庭，锡山人（今江苏无锡），自幼师承名医，穷究《内》《难》，通博经方，旁及诸家，精通内外科，虽以疡医名振于时，亦对内科研究颇深，其学术思想主要体现在所著的《疡科心得集》中，因此这部书也被称为"心得派"的开山之作。《疡科心得集》

包括《疡科临证心得集》上、中、下3卷,《疡科心得方汇》上、中、下3卷,《家用膏丹丸散方》1卷并于集后附《景岳新方歌》。《疡科临证心得集》论述了各种外科疾病的症状、病因病机、治法、方药;《疡科心得方汇》记载了260余首方剂,不仅有外科专方,还收录了部分经方及温病方;《家用膏丹丸散方》主要记载外科常用内服、外用膏丹丸散的功用、制备方法、药物组成等。《景岳新方歌》是其师范学圣先生将《景岳全书》中《新方八阵》中的方剂编为歌诀,表兄吴鹤山进行增润而成。高氏将其附刻于《疡科心得集》后。除《疡科心得集》外,尚有《谦益斋外科医案》《高氏医案》两部医案传世。

高氏在学术上理论尊崇《内经》,书中凡有论病理病机或言治则治法处多引用《内经》原文,并有所发挥。《疡科心得集》首创外科疾病的鉴别诊断体例,每论均辨两病或多病之异同,如《辨大头瘟抱头火丹论》《辨凤眉疽眉心疔眉发论》等。在治疗中亦强调同病异治与异病同治,如对于流注与腿痈二者病异治法同;发背一病需分阴证阳证,病同证异治法亦异。

高氏率先将温病理论运用于疮疡疾病,创造性地将温病学理论与疮疡辨证论治相结合。因此在疮疡发生发展的各阶段治疗中均能体现温病学思想,如在疮疡初起阶段,他根据邪在经在表的特点,多采用疏散凉解、表散透邪等辛凉解表法进行治疗;在疮疡的邪毒炽盛阶段,多用清火彻热、清热解毒和通腑泄热等治法;在疮疡的邪入营血阶段,多用清凉气血、凉血解毒治法。高氏受温病三焦辨证的启发,在书中开宗明义地提出疡科三部病机论,《疡科心得集·例言》:“盖以疡科之证,在上部者,俱属风温风热,风性上行故也;在下部者,俱属湿火湿热,水性下趋故也;在中部者,多属气郁火郁,以气火之俱发于中也。”在方剂运用中也多选用温病方剂,如麻杏石甘汤、凉膈散、白虎汤等。在治疗疔疮走黄方面,首次提出运用温病热入心包的方剂,如紫雪丹、至宝丹、犀角地黄汤等,大大地提高了疗效,也为后世治疗全身性化脓性感染、毒血症、败血症等开拓了新的思路。

高氏在《疡科心得集》卷上《申明外疡实从内出论》中强调了“外疡实从内出”的观点。他认为外疡之发与内证异流而同源,不外乎阴阳、寒热、表里、虚实、气血、标本。其发病之由,或外由六淫之气所感,或内被七情之气所伤,只是邪气侵犯的对象不同,才表现为不同的症状,因此系统阐述了“虽曰外科,实从内治”的外症内治的学术观点。

除此以外,高氏还提出了“三陷变局”与“毒攻五脏”学说。在前人对内陷证总结的基础上,高氏将内陷证的类型、病因病机、症状体征等系统总结为“三陷变局”学说。三陷者,即火陷、干陷、虚陷。《疡科心得集》卷上《辨脑疽对口论》谓："火陷者，气不能引血外腐成脓，火毒反陷入营，渐致神迷，发痉发厥；干陷者，脓腐未透，营卫已伤，根盘紫滞，头顶干枯，渐致神识不爽，有内闭外脱之象；虚陷者，脓腐虽脱，新肉不生，状如镜面，光白板亮，脾气不复，恶谷日减，形神俱削，渐有腹痛便泄寒热，宛似损怯变象，皆不治之证也。"这种分类法在当时是十分先进的。"毒攻五脏"学说是高秉钧对外科疾病"毒气内陷"的另一种总结，《疡科心得集》卷上《疡症总论》言"外证虽有一定之形，而毒气之流行亦无定位，故毒入于心则昏迷，入于肝则痉厥，入于脾则腹疼胀，入于肺则喘嗽，入于肾则目暗手足冷，入于六腑，亦皆各有变象，兼证多端，七恶叠见。"这为外科疾病的脏腑辨证提供了理论基础。

"心得派"的开创和崛起，得益于高秉钧对前人理论的突破和创新，他的学术思想完善了外科疾病的病因病机理论，规范了外科疾病的诊断与鉴别诊断，扩展了外科疾病的治法与方剂，从而大大丰富了中医外科学体系。

朱仁康开创的北京广安皮科流派受"心得派"影响较大，"心得派"实为北京广安皮科流派之源。

二、寻泉流，章治康名师高徒

章治康（1866—1930），字曾三，无锡梅村人，近代名医，外科"心得派"第二代传人，少从名医范晴皋学医，上自《内》《难》《伤寒》，下迄金元明清诸家，无不涉猎。学满五年后返回乡里，悬壶于无锡梅村殷家桥，以外科为主，兼及内科。他重医德，守信诺，贫病不计，深得病家赞誉。后迁至南门清名桥，求治者应接不暇，治愈疑难外科疾病甚多。后因避难迁家至无锡，与朱仁康家合住。晚年十余载，授徒近百人，其子章志方，徒朱治吉、朱仁康均得其真传。章氏著有《青囊秘授》《临症医案》各一册。

章治康对于疾病的认识、诊断、治疗等方面有着独特的经验。他认为外科临证时应首分阴阳，重视外科疾病阴证与阳证的辨识。阳证一般是由于体质强壮之人外受六淫之邪、蕴阻脉络、气血壅滞所致，如痰毒腿痈等，治疗重在"祛邪"；当肿疡初期出现红、肿、热、痛之时，给以行瘀、消肿、清热、通络等法。阴证多由平素肝肾不足或气虚血亏之人外受毒邪所致，或由阳证溃久、气血衰败转变而成，如瘰疬、穿骨流痰等，治宜首重培元，重在"扶正"。

章氏传承"心得派""外疡实从内出"的学术思想，认为外疡之发实与内脏密切相关，治外必本于内，重视内治，并以胃气为根本。在外科疾病中有"五善七恶"之说，薛己《外科枢要》卷一《论疮疡五善七恶主治》中系统阐述了此说，章氏认为虽不宜机械套用，但仍有参考价值。其中与饮食胃气相关者有三条，五善之一谈到"动息自宁，饮食知味""形容消瘦，疮陷脓臭，不思饮食，纳药呕吐"为七恶之脾恶，"身体浮肿，呕吐呃逆，肠鸣泄泻，口糜满布"为七恶之脏腑败坏。章氏认为凡痈疽诸证无论已溃未溃，均以顾胃气为重。初起未溃之先，大多胃气未败，气血未衰，治疗上虽着重祛邪，还需时时顾及胃气。已溃之后，尤其是气血亏弱之人脾胃必然亏虚，临床多表现为形体消瘦、不思饮食、食入即吐或纳食无味，此时首当培补脾胃，以健脾和胃之剂，助胃气之来复，强生化之源泉。

内治方面除常用外科方剂外，章氏创制了许多新方。朱仁康在《朱仁康临床经验集》中收录章氏验方10余首，包括内消丸、追龙丸、头号虚痰丸、黎峒丹、脱力丸、头号化毒丹、二号化毒丹、西黄化毒丹、湿毒药、雄麝散、和营消肿汤等。窥斑见豹，能看出章氏制方颇具特色：善于运用丸散剂，这既能节约药材，又能使药效持久；在外科丸散药中善于选用虫类药，如斑蝥、全虫、蜈蚣等。

中医外科治疗与其他科不同，有时需要在内服药的同时配合外用药，外科丹药的炼制是章氏的另一大特色。丹药炼制历来被视为囊中之宝，秘不外传，哪怕师徒之间的传授也颇为保守。朱仁康回忆学医过程时谈到章氏思想开明，将炼丹的药物组成、比例、炼制温度、时间均毫无保留地传授弟子，也正因如此，使其学验得以传承。朱仁康在师传口授的基础上不断实践，反复试验，掌握了多种膏、丹、丸、散、水、酒等的配方工艺，对制药"妙到毫巅"有着深刻的体会。之后在沪上和北京行医时，朱仁康以章氏外用药为基础，研制出多种疗效确切的皮肤科外用药。其中玉黄膏、五倍子膏、湿毒膏等至今仍在广安门医院皮肤科临床中使用。

除方药外，章氏在辨脓、手术方面的经验也有着较高临床参考价值。章氏辨脓法包括辨脓成与否，辨脓腔深浅，辨脓液稀稠。首先需辨别肿疡是否成脓，先以一手固定肿疡范围，并在其周围按捏，同时另一手指指腹在肿疡上按压、探索，感到液体波动即谓"来复"，是脓成之兆。其次辨脓腔的深浅，轻按压即能感觉"来复"现象为脓液浅在，需重力按压才感液体冲动为脓液深在。最后辨脓液的稀稠，按压中如感到液体波动幅度大且经按压后凹陷较快平复者，则脓液大多淡薄清稀，多见于体虚患者；如按压"来复"感觉的幅度较小且需重力按压才有厚实之感，且表面凹陷恢复缓慢者，脓液大多稠黏，多见于体壮邪实患者。辨脓后，要根据疾病情况确定是否需要开刀排脓，对切口的部位、深浅、大小均有讲究。切口部位宜选在肿疡的最软处，此处称为"头"，若"头"不明显，则在肿疡的最低部做切口，既可使流脓通畅，又不致形成袋脓。在选择切口时也要尽量使切口与经络循行路线和血管分布相平行，注意肌肉纹路与切口相一致。切口之深浅视脓疡而定，浅则浅开，深则深刺，恰如其分。反之，过浅则未到脓腔，脓不外泄，过深则伤筋动络，甚至大出血。对切口之大小的估计在辨脓时便有分寸，开口过小则脓出不畅而造成蓄脓，若脓未成熟而切或脓成过时不切，均非所宜。

作为朱仁康的授业恩师，章治康对朱仁康学术思想的形成有很大影响，章氏外科经验及学术思想奠定了朱仁康开创北京广安皮科流派的基础。

（崔炳南　李博鑑　肖战说）

第三节　流派传承过程中各代核心人物

一、创派祖师

朱仁康

1. 大医仁康，传奇人生

朱仁康（1908—2000），字行健，江苏无锡人。朱仁康出生于清代末年，当时中国社会动荡，兵匪横行，战乱频繁。他4岁丧母，父亲在粮行工作，因苛捐杂税拮据度日。少年时体弱多病，中学仅读一年就因病辍学。恰在此时，江南外科名医章治康因避兵乱，迁来与朱家合居。朱父曾脑后发疽，肿痛日厉，延请章氏诊治，大病终愈。后朝夕相处，朱父与章治康交称莫逆，并让朱仁康兄弟二人拜师章氏学医，朱仁康尽得章氏薪传。兄弟二人为表达对老师章治康的钦佩之心，各取老师名字中一字而自名之，兄名"治吉"，弟名"仁康"。

朱仁康学医初始，以《汤头歌诀》及《医家四要》启蒙，后深入学习外科。在研习外科专著方面，最为推崇高锦庭的《疡科心得集》，反复研读，记诵于心，并参阅了《外科正宗》《外科证治全生集》《外科枢要》《医宗金鉴·外科心法要诀》等外科专著，吸取精华。他谨遵前人"治外必本之内，知其内以求其外"及"治外而不知内，非其治也"之教诲，重视内科理论的学习，为此仔细研读《素灵类纂》《伤寒论》《金匮要略》《伤寒来苏集》《温病条辨》《时病论》《本草从新》等古籍，为其后来树立整体观，主张疮疡皮肤外科诸症应着重内科，打下了坚实的理论基础。

1928年，20岁的朱仁康学有所成，至苏州行医，在此地悬壶疗疾近10年。1937年日寇侵华，朱仁康迁家上海，开办诊所、主编医报，与上海众多中医名家切磋医道，1952年入上海市公费医疗第五门诊部工作。1956年，因朱仁康的医术和声望由卫生部选调至中医研究院主持外科的医、教、研工作。为了更好地继承发展弘扬中医药，他积极响应国家号召，毅然放弃了在南方的事业和优渥的生活环境，先期只身一人来到北京。因临床工作出色，他荣获卫生部颁发的"医药卫生技术革命先锋"奖章，任中医研究院院务委员会委员，并多年承担党和国家领导人的医疗保健任务。1959年12月，经周恩来总理批示，受卫生部委派而东赴朝鲜为金日成主席诊治疾病，于1962年6月回国，圆满完成了国际诊疗任务。他精湛的医术给朝鲜军民留下了美好的印象，直至2005年金日成主席的亲属访华时还欲拜访朱仁康，那时朱仁康已过世5年。

1963年，朱仁康任中医研究院广安门医院外科主任。1972年，他创建广安门医院皮肤科并任主任，使广安门医院皮肤科从中医外科系统中独立出来。这一阶段他带领皮肤科骨干承担了各种皮肤科疑难病的诊疗任务和一系列重大科研项目的攻关工作，其中"克银方"的成功研制便是其中重要的一项。他用了近10年时间潜心研发"克银方"，在1983年这一成果荣获卫生部甲级科学技术成果奖，1984年广安门医院将其转让给北京中药五厂制成"克银丸"推向市场，成为广安门医院第一个成功转让的科技成果。这项合作获得北京市优秀科技协作奖，取得了较好的社会效益与经济效益。

1988年80岁正式退休后，他仍坚持每周两个半天门诊。1990年，经人事部、卫生部、国家中医药管理局批准，朱仁康作为全国500名具有独到临床经验及技术专长的在中医界享有盛誉的中医药专家之一，被确定为首批全国名老中医药专家学术经验继承工作指导老师。2000年，一代大医朱仁康与世长辞，享年92岁。

朱仁康的辞世是中医学界的一大损失，中医皮肤科痛失栋梁，若失明灯！朱仁康走完了辛勤的一生，他给后学者留下了宝贵的知识财富，他的儿孙均投身医学事业。他的学生、弟子、带教的进修生、实习生、西学中班学员、外国留学生不计其数，遍布国内及世界各地，大多已成为当地皮肤科的领军人物，将其医术和医德发扬光大，彰显了学术的传承和延续。

2. 学术思想，厚泽医坛

朱仁康教授一生精于临证，勤于总结，笔耕不辍，著作等身。早年时创办并主编《国医导报》杂志，出版了《中西医学汇综》《实用外科中药治疗学》《痔疮与瘘管》《痔瘘中医疗法》《家庭食物疗病法》《朱仁康临床经验集》《中医外科学》等多部著作与数十篇高质量的学术论文。这些论著不仅给中医后学留下了值得深入研究的宝贵医学经验，同时还丰富了中医外科学理论，继承发扬了中医外科学。

朱仁康钻研中医皮外科近80年，临床经验丰富，学术思想浩瀚如海，其治疗皮肤病的学术思想主要集中体现在《朱仁康临床经验集》与《中医外科学》两部著作中，现撮要介绍其学术思想。

（1）中西结合，衷中参西

朱仁康从学医伊始便无门户之见，无论是本流派传承之作，还是其他流派的著作，他都认真研读，吸取精华为其所用。他对于西医的态度也是包容互鉴，朱仁康早年阅读唐容川所著《中西医学汇通》一书时，深受启发，从事中医工作10年后参加了上海西医函授学校。1933年出版专著《中西医学汇综》，在序言中谈到"中西医宜兼收并蓄，取长补短，融会贯通，共治一炉"，体现了他中西结合的进步思想，后又在他主编的《国医导报》中重申此旨。在20世纪30年代发表的《外科新论》及20世纪50年代的《实用外科中药治疗学》，都是以中西病名对照、中西学说互参的方式来编写的。

古人将皮肤病外科疾病统称为"疮疡"，"疮者皮外也，疡者皮内也"，有关皮肤病的论述也多散见于外科著作，病名较为笼统，定义模糊，给医生和患者带来疑惑。而西医皮肤科分类较为系统，朱仁康借鉴西医之长，临床中先从西医辨病诊断，再由中医辨证治疗。同时朱仁康与高徒李博鑑医师翻阅大量中医古籍，将中医皮肤病与西医疾病参照对比，并列出辨证治疗原则及方药，工程量浩繁庞大，但此举足以为后学者之津梁。病名的中西医对照不仅继承发扬了中医学理论，还便于西医学习中医，使中西医更紧密地结合。

在临床实践中，朱仁康遵循中医理论，同时吸收现代医学知识，衷中参西，洋为中用，提高了临床疗效。如治疗病毒性皮肤病中的扁平疣、带状疱疹，他予清热解毒药的马齿苋合剂。又如对银屑病的治疗，朱仁康鉴于西医抗肿瘤药物治疗银屑病有效，因此在辨证基础上酌情配伍具有抗癌作用的中药，亦取得较好疗效。

（2）皮损辨证，开拓先河

皮肤损害，简称皮损，是皮肤病最主要的临床表现。朱仁康通过大量皮肤病皮损观察和临床实践，在中医理论指导下，基于皮肤病的临床特点，明确提出了皮损辨证体系。在1977年《朱仁康临床经验集（征求意见稿）》中首次提出皮损辨证的概念并系统阐述，1979年正式出版的《朱仁康临床经验集》中对此进行了补充，后将其完善并写入1987年出版的《中医外科学》中。

皮损辨证执简驭繁，其将皮肤病的辨证论治清晰化，现已形成了完善的皮损辨证理论体系，被中医皮肤病专科医师广泛运用于临床。皮损辨证是通过观察皮肤病的皮损，来了解疾病性质，把握皮肤病的病因病机，再结合传统辨证方法加以发挥创新，是一种具有皮肤病诊疗特色的辨证方法。这既是传统辨证方法的延续，又是一种皮肤病辨证方法的创新。皮损辨证包括辨斑疹、斑块、丘疹、风团、水疱、脓疱、结节、囊肿、糜烂、溃疡、鳞屑、浸渍、裂隙、瘢痕、萎缩、结痂、抓痕、苔藓样变等。如辨斑，从颜色观之：凡斑色红者，属血热；斑色红紫或暗红，多为湿热下注或脾经湿热；斑色青紫多见于紫癜，为血分有热；斑色白，境界清楚为风邪外搏、气血失和，多见于白驳风。辨疱：若水疱色清为湿盛，水疱色黄为湿热俱盛，大疱为心火妄动或火邪伏肺而发，脓疱为热毒炽盛。辨鳞屑：凡起鳞屑多属燥，基底红而起鳞屑为血热风燥，多见于银屑病进行期；基底淡红或色如常为血虚风燥，多见于银屑病稳定期及消退期。皮损辨证使皮肤病的辨证论治更加有针对性，更加精准化。这既遵循了传统中医整体观念与辨证论治，同时又卓有创新。

（3）创新治法，拟定新方

朱仁康确立皮肤病治疗大法12则，拟订经验方50余首，用于临床疗效显著。现简要介绍朱仁康常用凉营清解、滋阴除湿两法及其相应的方剂皮炎汤与滋阴除湿汤，窥其一斑，以概其余。

1）凉营清解皮炎汤，融通温病治皮炎。外科"心得派"的一大创新便是将温病学理论引入外科疾病的诊治。朱仁康传承"心得派"学术思想，认识到部分皮肤病的病因病机及临床表现与温病有相通之处，于是将叶天士《温热论》提出的"在卫汗之，到气清气，入营透热转气，入血凉血散血"的治温之法运用到炎症性皮肤病的治疗中，而创制了皮炎汤。此方由生地黄、丹皮、赤芍、生石膏、知母、金银花、连翘、竹叶、甘草组成，具有清营凉血、泻热化毒之功，主治药物性皮炎、接触性皮炎、日光性皮炎等炎症性皮肤病。后来朱仁康在中医研究院建院四十年的回忆录文集《难忘的四十年·弹指一挥间》中写道："值得一提的是我创制的皮炎汤，开始只用于药物性皮炎，疗效显著。本方由三方组成，犀角地黄汤，摒弃贵重药犀角不用，用以凉营，配以竹叶石膏汤用以清气，并佐以银花、连翘以清热解毒。后又用于治疗接触性皮炎、植物日光性皮炎、过敏性皮炎，亦见疗效。"寥寥数语，不仅阐明了其创制皮炎汤的思路，更让后学者深切地感受到老前辈处处为患者着想的高尚品德，值得后辈们学习与敬仰。

2）滋阴除湿两兼顾，湿滞阴亏有奇功。朱仁康认为湿疹主要由内湿外发肌肤所致，而湿性黏腻，重浊氤氲，故病多缠绵难愈。倘因患者不善调养，嗜食生冷，恣意饮酒，不避腥发助湿动火之物，使脾胃受损，中土不运，湿邪内生，或滞留经络阻遏气血，或湿犯肌肤，而使病情反复发作。皮损表现为丘疹散在或集簇，渗水不多而时日较长，皮肤干燥或有脱屑，瘙痒不止，口渴不欲饮，舌质红绛少津，苔净或根部稍腻，脉细滑或弦细。治疗若单用滋阴养血则腻滞恋湿，如仅投渗利苦燥则更伤阴血，或滋或渗，治有两难。朱仁康针对复杂矛盾的病机特点而立滋阴除湿大法，认为"滋阴除湿，并行不悖"。湿邪为湿疹重要病机，但湿疹渗出久则阴分伤，主要矛盾已经转化，因此采用滋阴配合除湿的方案，拟定了滋阴除湿汤，方由生地、玄参、当归、丹参、茯苓、泽泻、白鲜皮、蛇床子组成，具有滋阴养血、除湿止痒之功，主治亚急性湿疹、慢性阴囊湿疹、天疱疮等属渗水日久、阴伤湿恋之证的皮肤病。方中生地、玄参滋阴清热；当归、丹参养血和营；茯苓、泽泻除湿而不伤阴；白鲜皮、蛇床子除湿止痒。诸药合用，使湿去而无伤阴之弊，阴复又避助湿之嫌，标本兼顾，滋渗并施，滋阴与除湿并行不悖，此法别具特色而疗效甚佳。

3. 品格高尚 轶事雅趣

朱仁康虽在全国久负盛名，却为人谦和低调，性情温和。当年《朱仁康临床经验集》出版后便很快售罄，来皮肤科进修的医师们只能整本复印医院图书馆的藏书，因反复复印，使藏书受损，阅览不便。一位台湾的进修医师看到这种情况后，在台湾购买了20册由台湾某出版社发行的《朱仁康临床经验集》赠送给皮肤科的进修医师们，大家如获至宝，在高兴之余，发现此书虽然扉页标有"版权所有，违者必究"，但其竟为盗版，随即向朱仁康询问是否维权索赔，朱仁康一笑置之。

朱仁康带教过许多研究生、西学中班学员、进修医师等，总是毫无保留地将自己的临床经验传授给他们。尤其对于来自边远地区的进修医师，他们疑难病症见得少，基础薄弱，朱仁康均耐心讲解，不少人进修完带走其厚厚的一摞门诊病历回去研究，如今大都成了当地皮肤科的业务骨干。

朱仁康甚爱读书，学生门人每次登门拜访时，都看见他或伏案写作或灯下阅读，尝谓：学问不可一日而荒。早年间他曾治愈"青腿牙疳"一例，颇为自豪，后此案载入书中出版。学生李博鑑想收藏老师手迹一份，希望朱老能誊写此份医案，朱老很疑惑，已经付梓为何还要再手抄一份？告知缘由后，他欣然应允，后李博鑑将此份原稿真迹奉献给朱老后人保存。朱仁康古道热肠，得知先师章治康的孙女章琴韵想要出版祖父遗著《青囊秘授》及《章治康医案》，朱仁康立即修书致信耿鉴庭，推荐出版。

朱仁康平素喜静，少言寡语，诊务之余亦有闲情雅趣，他酷爱苏州评弹与京剧，听戏时喜欢低声吟和。他还喜摄影，摄影后自己洗印照片，值得一提的是，20世纪70年代末，能够掌握彩色照片洗印技术的人为数不多，他刻苦钻研，摸索洗印配方，洗印出了多张具有临床价值的彩色皮损照片。他勤于动脑动手，能自己组装半导体收音机，会木工手艺，现朱老的后人仍保留着他亲手制作的家具。

二、流派传承者

（一）庄国康

庄国康，主任医师、研究员、教授，博士生导师，第三届首都国医名师，著名中西医结合皮肤病学专家。历任中国中西医结合学会皮肤性病专业委员会第一至五届副主任委员、顾问，原卫生部药品审评委员会第二、三、四届委员，原中国中医研究院专家委员会及学位委员会委员，北京市中西医结合学会皮肤性病学会副主任，伦敦中医药中心医学顾问，享受国务院政府特殊津贴，全国第五批名老中医药专家学术经验继承工作指导老师。

1. 医家小传

庄国康教授出生于1932年，福建福清人。自幼移居印度尼西亚，稍长后回国上学，1951年以优异成绩考入北京大学医学院（1952年应国家政策调整，独立建院并更名为北京医学院，现为北京大学医学部），并跟随皮肤性病学家陈集舟教授临床实习，打下了扎实的西医皮肤病基础知识。1956年毕业后分配至中医研究院外科研究所工作。先后跟随中医名家段馥亭、阎效然学习中医外科知识，认真整理段老临床及教学资料，协助段老出版了《中医外科证治经验》一书，令老专家们对他的工作能力大为赞赏。1956年至1961年，庄国康积极参加了卫生部主办的第二届西医学习中医培训班，系统地学习了中医学理论，因成绩优异，毕业时荣获时任卫生部长李德全亲自颁发的毕业一等奖。1963年中医研究院广安门医院正式成立后，由朱仁康教授主持外科工作，庄国康开始跟随朱老工作、学习。

1972年，中医皮肤科趋于成熟并正式从外科中独立出来，广安门医院成立皮肤科后，朱仁康教授担任科主任，庄国康担任科副主任协助朱老工作。1984年9月至1985年3月，庄国康教授受邀前往日本顺天堂大学皮肤病研究室，作为访问学者进行学术交流。在日本期间，庄国康教授受邀参加了多次学术交流活动，向日本汉方学者和西医学者介绍了应用中药治疗皮肤病的经验，在日本皮肤病学界引起了较大的轰动。

1985年以后，庄国康担任广安门医院皮肤科主任。庄国康教授毕业于西医院校，熟悉西医学的研究理论、方法和多种先进技术、先进仪器的使用操作方法，同时还深入临床一线工作，是进行中医药现代科学研究迫切需要的人才，因此承担了大量的科研工作。庄国康教授领导、参加的科研小组多次取得了优秀的成果，获得多项奖励，其中获卫生部甲级成果奖 1 项，中国中医科学院科研成果二等奖 2 项、三等奖 1 项。

1989 年 12 月，国家中医药管理局派出了以庄国康为负责人的医疗三人小组，前往英国进行中医药治疗皮肤病的临床研究。之后一直到 2006 年 12 月，庄国康先后十余年在英国多个城市进行皮肤病的临床治疗及研究，为中医走向国际做出了贡献。由于其疗效显著，深受外国患者欢迎。BBC 电台曾对庄国康进行了专题采访，当记者提问"中医和西医哪一种医学更优越时？"庄国康教授回答说，中医和西医各有优点，能取长补短，中医更重视人体的整体情况，注重人与自然的关系，调节人体的阴阳平衡；西医重视病原病因学的治疗。因而西医对一些急性病、感染性疾病、免疫系统疾病等的治疗，效果较快，疗效也很好，而中医对一些功能性疾病、慢性疾病的调理，往往能取得事半功倍的效果，所以有些疾病西医看来治疗非常困难，中医可能做到药到病除。中西医取长补短，相互结合，有利于医学的长期发展。这次专访在许多国家产生了一定的社会影响。

2006 年回国后，庄国康虽年过七旬，仍在广安门医院皮肤科门诊出诊，惠及广大皮肤病患者。2012 年，庄国康教授作为全国第五批名老中医药专家师承工作的指导老师，带教皮肤科张晓红和颜志芳医师。直至 2017 年 85 岁时才退出临床一线。

2. 学术思想

（1）西为中用，有机结合

庄国康教授利用中医的哲学思想和西医的科学精神，在皮肤病的防治领域独辟蹊径、屡有建树。如针对红斑狼疮的治疗，依据中医理论他提出了辨证规律、临床分型及系统的中西医结合治疗方法，提高了临床疗效，改善了患者的临床症状和检验指标，延长了缓解期，并可减少类固醇激素的用量和毒副作用。他发掘出以青蒿制剂为主要药物治疗盘状红斑狼疮的经验，取得了可喜的成果。证实青蒿制剂具有免疫抑制、抗炎作用，可加速细胞内管网状结构的退化，使表皮角质细胞内微绒毛显著减少，角栓消失，炎性细胞消退。他率先用扫描电镜研究人体表皮的超微结构，创造了扫描电镜表皮分层剥离法，发现了许多新的超微结构图像，并进行了扫描电镜观察青蒿治疗盘形红斑狼疮前后的超微结构研究，以及"克银方"治疗银屑病临床和扫描电镜的研究。

庄国康教授运用现代药理学研究中药，发现并证实了一批具有抗真菌、抗病毒以及抗过敏效果的中草药，结合前人经验，自拟了抗病毒方、抗真菌方、抗敏方等方剂，临床用于治疗病毒感染类疾病，如各种疣、单纯疱疹、带状疱疹、尖锐湿疣、体癣、股癣、足癣、花斑癣、过敏性皮炎等，取得了很好的临床疗效。

在临床上，他重视外用中药及外治法的研究，整理出版了专著《疮疡外用本草》。研究密陀僧、樟丹、铅粉、轻粉、朱砂、红升丹、白降丹、雄黄等常用外用药的疗效，以及经皮肤吸收后是否会产生毒副作用。经临床观察和动物试验研究后，肯定了含铅方剂对于湿疹皮炎具有较好的疗效，初步证实人体表皮外用含铅量在3%~6%的霜膏时，不吸收或吸收甚微，故不能产生毒副作用。验证了传统中药铅制剂在皮肤科临床中的实用价值，并对中药外用软膏剂型改革进行了新的尝试。

（2）治法创新，重镇止痒

庄国康运用中医理论切实提高了皮肤病的疗效，无论是传承发扬朱仁康教授滋阴除湿法治疗湿疹，还是完善玄府开窍法治疗银屑病，抑或是创新性地提出重镇活血法治疗顽固性瘙痒，均发展了传统中医皮肤病理论，这些治法思路至今仍在广安门皮肤科广泛运用。

重镇活血法是庄国康教授提出的多种创新性皮肤病治法中颇具特色的一种，用于治疗顽固性瘙痒。瘙痒病机属风，但有外风、内风之别，外风治以轻清宣散，内风要考虑相应脏腑的疏利。若病情缠绵反复，瘙痒剧烈，诸药无效，多在上述病因基础上，伴有情志失调，肝失疏泄，心神浮越。针对顽固性瘙痒患者，他结合自己的临床经验，认为常规祛风之法疗效欠佳，而应采用重镇潜阳、搜风止痒法。常用核心处方：生龙骨30g，生牡蛎30g，代赭石30g，石决明30g，珍珠母30g，灵磁石30g，丹参15g，秦艽10g，漏芦10g等加减化裁。此方中大量采用金石和介壳类重潜药物以搜风止痒，并佐以活血通络之品。重潜药物在《神农本草经》中多被列为上、中二品，其质重坠，"重可去怯"导引心阳下潜，使之归藏于阴，以达到宁心安神之功效。方中金石类药物之代表：灵磁石、代赭石质重能镇，金能平木，善平肝风，其含有铁质，现代药理研究亦提示铁剂可促进血红蛋白的合成，从而补血强身、养血宁心。介壳类药物之代表：龙骨可平肝潜阳，张锡纯在《医学衷中参西录·龙骨解》云"龙骨既能入气海以固元气，更能入肝经以防其疏泄元气……且为其能入肝敛戢肝木"；牡蛎可入肺潜浮阳以定魄。故龙骨、牡蛎为调养心神之妙药，二药合用可收敛心气之耗散，并三焦之气化，可使浮荡之魂魄安其宅地，使心有所主，神有所安。现代药理研究亦表明，介壳类药物富含钙、铜、锰、锌等微量元素，可抑制自主活动、抗惊厥、降低血管壁通透性，故能多途径、多靶点缓解顽固性瘙痒。

庄国康从事皮肤科医教研工作近60年，在繁忙的工作中还挤出大量的时间勤奋耕耘，总结经验，先后发表了数十篇学术论文，并编写了《疮疡外用本草》《中药中毒与解救》《中医皮肤科临床便览》《中西医结合皮肤科临床实践》《中医外科学》《朱仁康临床经验集》《皮肤病研究》《中西医结合临床医学》等多部著作。

庄国康秉性刚正，治学严谨，医德高尚，工作勤勤恳恳，从不计较个人名利得失。他非常重视人才的培养，对学生和晚辈倾心相授，将自己的临床经验毫无保留地传授给他人，多年来培养了大批研究生、进修生及留学生，如今已桃李满天下。他对患者一视同仁，真诚相待，以自己精湛的医术为众多的患者解除了痛苦，深受广大患者的信赖和赞誉。

（二）许铣

许铣，主任医师、研究员、教授，博士生导师，第三届首都国医名师，中共党员，享受国务院政府特殊津贴。中国中医科学院学术委员会委员，广安门医院专家咨询委员会委员。从事中西医结合皮肤性病学、艾滋病领域的临床、科研和教育工作62年。曾任广安门医院皮肤性病科主任，中央保健委员会会诊专家；《中国中西医结合皮肤性病学杂志》常务编委，现为名誉编委。

1. 医家小传

许铣教授于1932年出生于河北省良乡（现为北京市良乡），1953年考入北京医学院（现北京大学医学部），得到胡传葵、王光超、陈集舟、王双元等老一辈皮肤性病学家的指导。1958年毕业后留校在北医三院皮肤科从事临床与教学工作。曾请赵炳南与朱仁康等名中医会诊，见到西医疗效不佳、病情严重的患者经中药治疗后病情很快好转，因此有了学习中医的愿望。1965年响应毛主席号召贯彻"626"指示，赴甘肃省平凉地区麻风病院从事麻风病的防治工作。在这期间参加了甘肃省"西医离职学习中医班"，受张汉祥、于己柏、尚坦芝等当地名中医的指导，对中医理论理解逐步加深，学习成绩在班里名列前茅。西北民间有很多简便廉效的疗法及药物，许铣十分重视原生态中草药疗法的整理研究，并将其应用于临床，如使用杠柳治疗寻常疣、白蒺藜治疗剥脱性角质松解症等疗效甚佳。许铣以此为方向，指导研究生进行杠柳制剂治疗尖锐湿疣等疾病的相关研究，取得了成果，至今这些药物及疗法仍在我科大量使用。

1979年被调回北京后，在广安门医院朱仁康教授的指导下进一步学习、实践皮肤病的中医治疗，后一直从事中医、中西医结合的医教研工作。许铣认为中医对疾病的证候认识宏观，强调辨证施治；西医对疾病的病因病机认识深入，治疗重点是对病因的解除。如果两者相协同，效果更佳。他坚信"中西医汇通是中国临床医学的必由之路，也是中国历史上学术发展的必然"。在临床中，本着治疗"先中后西，能中不西，中西并重，治疗以求其精"的原则，在长期的临床实践中形成病证结合的中西医并举的观念。

许铣重视医学科研，20世纪80年代初期与庄国康教授、邹铭西教授等共同进行皮肤超微观透射电镜与扫描电镜等的应用研究。90年代初期至非洲从事过艾滋病的中医药治疗研究，90年代末在英国从事中医药治疗皮肤病的工作，颇受好评。

至今将近九旬高龄的许铣教授仍奋战在临床一线，积极参与指导科室疑难病例会诊。

2. 学术思想

（1）中西并举，内外兼治

"实践中医，同时不离西医"是许铣教授临床奉行的原则。在诊断方面强调西医诊断和鉴别诊断的同时，在中医辨证方面，注重从传统中医望、闻、问、切之宏观角度与现代西医组织病理之微观角度综合分析判断；治疗方面，既强调依靠中医辨证论治调整人体脏腑气血使之恢复阴阳平衡，同时也根据具体致病原因或病理变化给予相应的西药治疗，总体疗效显著。许铣教授是我国目前高龄学者中，少有的始终坚持中西医"两条腿走路"的专家之一。由于中西医的理论基础不同，使得两者在对疾病的认识方面存在差异。中医理论强调整体观念，天人相应，将人体置于自然这一大环境中，对于疾病的认识也是从宏观角度，认为人体的各种变化与自然界的变化均有相应的关联。如致病因素中的"六淫"就是来源于自然的风、寒、暑、湿、燥、火。西医对于疾病的理解和认识来源于微观世界，以解剖学、组织学等为基础，对疾病的研究已经到达分子基因水平，更注重分子、细胞因子的改变等所导致的疾病发生和发展，临床治疗的进展依赖于新的药物或者新的治疗手段的突破。

在具体治病过程中，许铣教授的原则是以中药为主、全面调理、内外兼治、西药为辅。在数十年的临床实践过程中，许铣教授始终重视中药外治疗法，因其疗效显著、副作用少、灵活多变、取材方便、价格低廉等诸多优势，在临床中多选用外治法，积累了宝贵的经验。例如四季汤外敷治疗痤疮、毛囊炎、脂溢性皮炎等面部炎症性皮肤病，醋泡方治疗足癣、甲癣等真菌感染性皮肤病及中药泡浴法治疗斑块型银屑病等。还有在民间中医药疗法的基础上发展而来的杠柳为主治疗病毒疣，以青核桃皮为主治疗白癜风等中药外治疗法，也都有着很好的临床疗效及研究前景。

在辅助西药的运用中，许铣尽量用最小剂量的西药达到针对病因治疗的目的。通过长期临床观察与探索，许铣认为中西药联合应用能够充分发挥中、西医两种优势，从而达到最佳疗效，此法优于单纯中医或单纯西医治疗方法。西药应用以选择西医现阶段最前沿用药，但低于西医通用剂量为宜。这样既可缓解症状、改善证候，使患者体质达到平和状态，又可去除病因，同时将西药的副作用和风险降到最低，实现"减毒增效"。如治疗银屑病在辨证用方的同时，常用配伍西药。①维A酸：阿维A是治疗脓疱型、红皮病型及斑块型银屑病的一线用药。中医治疗的同时，若加用小剂量的阿维A口服，可明显提高疗效，而且能有效避免或减少大剂量阿维A带来的副反应。②维生素B：中国人普遍存在叶酸缺乏现象，尤其在肉食偏少的人群中更为明显，银屑病患者皮肤脱屑多也会造成叶酸的丢失；维生素B_6对缓解皮肤炎症有重要作用。因此，适量补充叶酸、维生素B_6应作为银屑病治疗的辅助用药。③抗组胺药：部分银屑病患者会伴随不同程度的瘙痒，或出现烦躁、焦虑、睡眠障碍等表现，口服抗组胺药可有效缓解上述症状，如盐酸西替利嗪等；另据文献报道组织胺作为免疫－炎症网络中的重要介质，可能在银屑病的发病中起着重要作用，许老常常应用抗组胺药作为银屑病的辅助治疗。因此，走中西并举之路，内外兼治，是许铣临证的一大特色。

（2）皮损辨证，兼顾病理

许铣教授在皮肤病的中医辨证方面，传承了朱仁康教授的学术思想，关注整体脏腑、气血的失调，同时关注局部皮损辨证，力求兼顾整体与局部。同时，许铣通过长期的中西医结合临床实践，逐渐将皮肤病组织病理的微观表现纳入到中医辨证的范畴中，丰富了皮肤病的中医辨证思路，使中医药治疗皮肤病更具针对性，从而大大提高了临床疗效。在皮损辨证方面，主要以六淫辨证为主，例如水疱、渗出责之"湿"，干燥、皲裂责之"燥"等。在风、寒、暑、湿、燥、火六淫中，与皮肤病关系密切的以风、湿、热、燥为主。

组织病理表现常常是皮肤病诊断的关键，而许铣认为这也应是中医辨证的重要依据。例如在银屑病辨证方面，无论是患者表皮内的角化过度、角化不全，中性粒细胞微脓肿，还是真皮内的血管扩张延伸迂曲、炎症细胞浸润，都是显微镜下可见的，是传统中医望诊的延伸。按照传统辨证思路，银屑病早期皮损主要以血热为主，治疗当清热凉血。许铣根据真皮乳头水肿和血管周围单一核细胞浸润等，认为银屑病早期皮损存在"湿邪"与"毒邪"，故在常规清热凉血治疗的基础上加用苍术、茯苓、白茅根等利湿消肿，白花蛇舌草、草河车等清热解毒。

（3）慢病难病，身心同调

许铣教授在临床中十分重视与患者的心理、精神上的交流，强调不能忽略患者的精神状态。尤其是皮肤科，许多慢性、难治性皮肤病都属于心身疾病。以银屑病、白癜风、痤疮患者为例，疾病在破坏患者外表美的同时，常常对患者的心理造成很大的负担，使其生活及工作均受到严重影响。又比如慢性湿疹、神经性皮炎等患者，因疾病反复发作，瘙痒难忍，使生活质量下降，情绪波动较大，性格多急躁焦虑。许铣教授在临床中会用充足的时间与患者交流，告知患者疾病的转归预后等情况，给予心理安慰，一方面能帮助患者建立战胜疾病的信心，另一方面也能够提高患者对医生的信任度。他认为治病需要先治心，在很多情况下已经成为疾病治疗成败的关键。

许铣教授勤奋好学，孜孜不倦，低调做人，诚实做事，理论与实践结合，古为今用，师古不泥，勇于创新，治学态度严谨，首重医德医风。长期以来，许铣教授坚持中西医汇融的中西医结合之路，刻苦钻研中医传统理论，与时俱进地吸纳现代医学先进理念与方法，不断深入地探求古今中医诊疗的最佳效果，提高运用中医药的辨证思维，中西交融，携同临床，精益求精。提倡医者既懂中医，又懂西医，中西医病、症、证的理念汇集于一身，以两种思维方式理解和处置疾病与患者，坚信此乃我国新医药学的道路。

（三）张作舟

张作舟（1922—2010），回族，北京人，主任医师，研究生导师，博士后合作导师，农工党党员，享受国务院政府特殊津贴。曾任中国中西医结合学会理事、北京中医药学会常务理事、北京中医药学会皮外科专业委员会主任委员、中华中医药学会外治法专业委员会副主任委员、《中级医刊》《北京中医》杂志编委等职。

张作舟在 13 岁时跟随京城名医哈锐川学习中医外科，他在 4 年的学徒生涯中熟知了老师的诊疗经验，背诵了《外科金鉴》、本草歌诀等相关古籍，掌握了外用药的配制技术，能独立熬炼常用膏药和各种剂型的外用药。1939 年 9 月，考入北平国医学院，成为北京国医学院的第九届学生，系统学习了中医四大经典、中药学及脉学等课程。1942 年获得中医师资格，悬壶于西城石缸胡同。

1953 年被选送入北京大学医学院，努力克服现代医学基础知识较差等诸多困难，系统学习西医理论和临床知识，为之后从事中西医结合皮肤病学研究打下了扎实的基础。毕业后分配至北京中医医院，拜入著名皮外科专家赵炳南门下，从事中医皮外科工作，主要承担了继承总结赵炳南老中医临床经验的工作，共同编写了《赵炳南老大夫临床心得集》，可惜当时未能出版。后以此为蓝本，完善并编写了《赵炳南临床经验集》，由人民卫生出版社出版发行。1970年调至北京第二医学院从事中医教学工作。

1983年，时年61岁的张作舟调入中医研究院广安门医院皮肤科，主要从事临床及带教研究生、进修生、留学生等教学培训工作。在这段时间里他博览文献，研究有关中医外科学术发展的历史，特别对明代中医外科学术的发展做了较详细的研究。在中医皮肤病的临床方面，不断总结临床经验，并在中医理论指导下把这些宝贵经验上升成有规律性的学术思想。

张老精于内调，更擅外治，在皮肤病外治法及外用药制剂等方面有深厚的功力。他认为皮肤病的治疗不同于内科杂病，既要注重内治以调理脏腑，也要强调外治以改善皮损。有些皮肤病，如部分真菌性皮肤病、急性湿疹、接触性皮炎等，只需单纯用外用药，即能收到良好的治疗效果。治疗皮肤病，内外治法要相互结合，二者不可偏废。张老致力于剂型改革，他认为传统中药软膏的制作最早是利用动物脂肪和植物油做基质，其渗透性虽好但易腐败氧化而变质，不易保存，且涂展性差；近代改用凡士林作基质不易变质，涂展性亦好，但凡士林基质渗透性差，不利于药物的吸收，涂在皮肤上容易形成一层不透气的薄膜，使皮肤渗液不易排除而趋于恶化，而且易污染衣物，影响美观。软膏是皮肤科最常用的剂型之一，若能改善其药色、粗糙、黏腻、油污等缺点，不仅可以提高疗效，还可起到护肤驻颜的作用。张老查阅了大量文献资料，结合现代科学知识，亲自动手进行实验研究，提出中药乳膏制剂原理，并摸索出一套制作方法，配制出一系列治疗皮肤病的有效外用药物，取得满意疗效，深受患者的欢迎。著有《中医皮肤科外用药的改进刍议》等文章，对各种中药外用剂型的优劣之处做了深入、透彻地分析。还著有《皮肤病中医外治法及外用药的配制》，深受同行赞赏。

1991年，张作舟教授被国家中医药管理局审核批准为全国名老中医，担任培养学术继承人的工作，培养了刘瓦利、方平两位高徒。1993年荣获国务院颁发的"对医药卫生工作"有突出贡献证书，享受国务院颁发的政府特殊津贴。

2010年10月20日，张作舟教授因病逝世，享年88岁。

在70余年的医疗生涯中，张作舟教授专攻中医皮肤科，将中医的辨证论治与西医的科学诊断相结合，使其在治疗皮肤病方面具有独到之处。张作舟教授注重整体观念与局部辨证相结合，治病求本；治疗上强调维护正气为要，祛邪留有余地；尤其擅长外治疗法，倡导剂型的革新。张作舟教授为人正直、品德高尚、兢兢业业、任劳任怨，为中西医结合皮肤性病学贡献了毕生精力。

（四）李博鑑

李博鑑，中国中医科学院广安门医院主任医师，第四届首都国医名师，曾兼任中华中医药学会外科学会秘书，北京中医药学会学术委员、外科委员、康复委员，《中医杂志》《中国医药学报》《北京中医药》编委及中医古籍出版社特约编辑，国家新药审评委员，国家基本药物工作委员会委员，国家药品不良反应监测中心委员，国家中药品种保护审评委员会委员，国家OTC审评委员会委员，国家药品监督管理局药品评价中心委员，中国中医科学院研究生院客座教授。

李博鑑1944年生于北京，1962年考入北京中医学院中医系，在校期间学习刻苦，博学强记，成绩优异，能熟读或背诵大部分中医四大经典著作。在大学及研究生学习期间，刻苦研习《素问》《灵枢》，经常带些《内经》的问题去任应秋教授家里请教，每次都如获至宝而归，其治学精神深得任老青睐，后在其研究生入学考试口试中，任老以"对答如流"评价其水平。李博鑑对于《伤寒论》《金匮要略》亦烂熟于胸，当时《伤寒论》课程由伤寒大家陈慎吾系统教授。后又跟随刘渡舟、胡希恕、宋孝志等伤寒学家临床学习，每周末都到胡希恕家中聆听其讲解伤寒精义。他温书的方法与别人不同，因其热爱体育锻炼，常一边运动一边默背医书，时至今日年近八旬，经典条文仍如数家珍，《药性赋》《药性歌括四百味》，及至《汤头歌诀》《长沙方歌括》《金匮方歌括》俱能熟练背诵，且每周仍活跃于运动场，智力与体力不逊于同龄人。

1968年大学毕业后分配到内蒙古大兴安岭林区从事医疗工作。曾到哈尔滨医科大学进修麻醉与外科手术。回到当地开展中西医结合工作，能熟练运用中西医两法参与内科危急重症抢救、外科和妇科手术等，后来和学生谈到这段经历时打趣地说"上午开方、针灸，下午接生、拔牙"，被当地百姓称呼为"李合流"，意为能熟练掌握中西医两种技术，成为了真正意义上的"全科医生"，颇有全科鼻祖扁鹊之遗风："过邯郸，即为带下医；过雒阳，即为耳目痹医；入咸阳，即为小儿医。"工作10年中，他踏实肯干，克服种种困难，积极热忱地为患者服务，为当地培养了多名中医骨干，这期间他对于自己的学习也并未放松，总结临床中的得失，写了大量的学习心得笔记，一直将"屋漏无碍学业，榻破更助深思"奉为座右铭，因工作优秀，多次被评为先进工作者。在林区工作时，深受百姓尊敬，与当地民众结下了深厚的情谊，这50多年来，还经常有林区的乡亲来京出差时到广安门医院看望他。

1978年，李博鑑得知国家首次招考中医研究生时距离考试仅有1周时间，在没有任何辅导书的情况下，凭借扎实的医学知识，以优异的成绩考入中医研究院首届中医研究生班，拜入中医泰斗朱仁康教授门下，获首届中医硕士学位，毕业后留任皮肤科。兹后又参加中华医学会举办的西医皮肤科基础及临床、性病、组织病理学培训班，系统学习西医理论。当时的教师有李洪迵、王光超、陈集舟、林秉端、李世荫、龙振华等西医大家，为后来的西医知识打下了扎实的基础。

中医对许多皮肤病的记载远早于西医，有些堪称世界首创。但由于历史条件所限，许多病名未能统一，造成了一病多名或多病一名。并且皮肤病的许多珍贵资料散在于外科、内科等书籍中，鲜有人系统整理。李博鑑利用诊务之余，做了大量皮肤病的古籍文献整理工作，由于广安门医院图书馆参考资料有限，只有利用周末时间到北京中医药大学图书馆、中国中医科学院图书馆、国家图书馆里学习，常常带着两瓶葡萄糖和两个白馒头到图书馆就是一整天，因其为常客，中午图书馆闭馆清场时管理人员同意他中午在馆中学习。

1984年写出了第一本书《皮科便览》后，他登门拜访任应秋教授，想请他题写书名，当时任老已抱病在身，但得知来意后，非常高兴，欣然为之。并用浓重的四川话说：我的学生都开始写书喽！我的日子也不多喽！中医全靠你们喽！题写书名后任老心情大好，打开茅台酒，请他在家里吃饭。任老的题词，李博鑑至今珍藏着。

1988年又写出《皮科易览》后，他请导师朱仁康题名。当时朱老在家看书，听明来意后，朱老倍感欣喜，言道：次日来取。他问道，今天可以吗？朱老笑着说：行啊，就今天！今天请你在我这里吃饭。他受宠若惊，因为朱老很少请人在家吃饭，有客到来，待人总是清茶一杯，而他却有此殊荣，每每想到此仍感自豪。任老、朱老两位不同学科的老师，听说学生要写书，竟都是如此兴奋热情，提携后学，至今令他难忘。

1996年出版的第三本书《皮科百览》是由他的父亲李伯纯教授题词。从小李父让其立志学习中医，继承他未竟之志。多年来一直鼓励其多读书，勤写作，做个明医，不务虚名，踏实工作，解除患者疾苦为首任。

数十年的钻研积累，除《皮科便览》《皮科易览》《皮科百览》三部外，1999年完成《皮科证治概要》，2007年完成《皮科精方心典》，现这五本书已成为许多中医皮肤科工作者必备的工具书。此外，还主编了《皮肤病防治358问》《银屑病》《痤疮》等8本著作，任副主编的有4部著作，参编了《中医外科学》《中医症状鉴别诊断学》《中医证候鉴别诊断学》《中国基本中成药》等大型医学著作共70余部，发表论文60余篇。如今除诊务之外，每日仍研读古籍，有皓首穷经之范。现如今，仍然每日坚持读书约1小时，深信"天道酬勤""以勤补拙"之理，从古籍之中寻乐趣。即使条件艰苦，亦有可取之处。近两年他全身心地投入到修订《皮科证治概要》中，他还将中医对皮肤科的贡献悉数列出，其拳拳之心，感人至深！

李博鑑精于业务，北京许多医院的中西医皮肤科骨干大多都曾跟随其抄方学习。他曾多次赴我国港、澳、台地区，以及马来西亚、澳大利亚、新西兰、越南、拉脱维亚等国讲学、行医。他敬业乐群，性格幽默豁达，门诊时常逗得患者开怀大笑，谈笑间患者心结开，病也去大半！他平时涉猎交友甚广，于体育、音乐、外语、市井风俗无不知晓，李博鑑堪称雅俗共赏，博学多才之士！好友诚赞其"真北斗以南一人耳"！

（五）刘瓦利

刘瓦利，女，主任医师，博士生导师。曾任广安门医院皮肤科主任，为国家中医药管理局中医皮肤病学学科带头人、中国民族医药学会皮肤科专业委员会副理事长、世界中医药学会联合会皮肤性病专业委员会常务理事、中华中医药学会皮肤性病专业委员会常务委员、北京中医药学会第一届皮肤性病专业委员会主任委员、北京市健康咨询专家。

刘瓦利于 1977 年考入北京中医药大学中医系，1982 年毕业获医学学士学位，同年考入中国中医研究院广安门医院中西医结合皮肤科专业研究生，跟随朱仁康、庄国康、张作舟三位教授学习中西医结合治疗皮肤病的临床和科研。在研究生期间，主要从事中医外用药治疗湿疹皮炎的研究。她对中药外用药制作有一定的经验，探讨了外用药的安全性，发表《外用含铅方剂治疗湿疹皮炎临床观察及血尿铅察及血尿铅测定》论文。1985 年毕业，获医学硕士学位，毕业后在广安门医院皮肤科从事临床工作。1991 年作为全国著名老中医皮肤科专家张作舟主任的学术经验继承人，经 3 年跟师学习，系统整理了张作舟教授的临床医疗经验，发表了有关张老治疗白癜风、顽固性湿疹、荨麻疹、银屑病等疾病经验的高质量论文，并协助张老撰写《中医皮科外治法系列讲座》，于 1994 年 10 月顺利出师。1995 至 1996 年赴英国"中国医药诊疗中心"工作，运用中医中药治疗各种皮肤病以及内科、妇科等疾病，取得了较好的疗效。

在从事医疗工作 40 余年中，刘瓦利在临床和科研方面都取得了显著成绩。临床中，经多位名医的教导及个人的努力钻研，打下了扎实的中西医基础知识，通过长期的皮肤科实践，能灵活运用中医理论辨治疑难皮肤病，在治疗银屑病、脂溢性皮肤病、变态反应性皮肤病、病毒性皮肤病和自身免疫性皮肤病等方面积累了丰富的经验，有独到的见解。如部分斑块型银屑病，从血热论治疗效不显，刘瓦利认为其发病以风寒为先，阳气闭郁、寒凝血瘀是其发病原因之一，因此执简驭繁将其分为阳气闭阻型和寒凝血瘀型，治疗主要运用"温散法"以宣通腠理、温经通络，兼清热解毒。她认为银屑病的本质是毒热内蕴，所有证型中毒热表现始终存在，所以在银屑病的治疗中，清热解毒凉血治则贯穿始终。如在清热凉血的基础上加温阳、散寒、宣通腠理之品，往往能取得很好的疗效。临床中需要全身辨证和局部辨证相结合，抓主证才能正确使用温阳宣散药物；其次，在长时间的治疗过程中，根据患者的情况及时调整药物，避免长期使用辛温之品，耗散阳气。

科研方面，对银屑病和痤疮、荨麻疹、湿疹等疾病做了大量的科研课题，进行了深入的临床和机制研究。曾经与挪威科技大学、法国高德美制药公司进行银屑病的中药干预机制及临床研究的科研合作，取得了较好的成绩。承担国家自然科学基金等各种科研项目 10 余项，其中"寻常型银屑病的中医整体治疗及基础研究"荣获中华中医药学会科学技术奖二等奖，"痤疮的临床和实验研究"荣获中国中医科学院科技进步三等奖。在国内外杂志和学术会议上发表科研论文 50 余篇，主编和参编学术专著 10 余部。

在教学方面，先后培养多名中医皮肤科专业的博士、硕士研究生，带教了大量的进修生、实习生，可谓桃李满门。如今仍然承担了广安门医院皮肤科大量的临床科研工作。

三、传承图谱

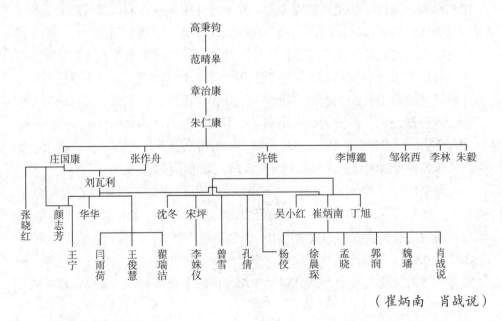

（崔炳南　肖战说）

第二章
流派学术体系及学术特色

第一节　流派学术体系

北京广安皮科流派开创者和代表人物朱仁康，师从外科"心得派"传人江南名医章治康，最为推崇高锦庭所著《疡科心得集》中的学术思想。本流派学术上以《疡科心得集》为宗，传承"心得派""外疡实从内出"的学术思想，以及在疡科中应用温病理论的学术特色，经过近百年的发展，形成了完整的皮肤病诊治体系，强调内外一体的整体观，将温病学卫气营血理论融于皮肤病辨治中，开创性地提出皮肤病的皮损辨证体系。

一、学宗"心得派""治外必本于内"思想，强调内外整体论治皮肤病

北京广安皮科流派源于外科"心得派"，并传承、发展、创新了其学术思想及理论在皮肤病诊疗中的应用。

高秉钧，字锦庭，是明清外科三大学派之一"心得派"的开山鼻祖和代表人物。他申明"外疡实从内出"，主张"治外必本于内"，这是高氏疡科的核心学术思想，也是心得派有别于"正宗派"和"全生派"的主要特征。孙序中曰"高子是书出，使人知必深明内科，始可言外科""治其外而不知其内，循其末而不论其本"。《疡科心得集》卷上《疡证总论》中又言："经曰：本者何？曰脏也，腑也，阴阳也，虚实也，表里也，寒热也。得其本，则宜凉、宜温、宜攻、宜补，用药庶无差误；倘不得其本，则失之毫厘，谬以千里，可不慎诸。"因此，高氏疡科学说，是以内治为体，阴阳表里寒热虚实为用，以外治法为补充。

朱仁康师从"心得派"传人章治康，师承相续，最为推崇高锦庭的《疡科心得集》一书。他对此书反复研读，在临床辨治皮肤病过程中，赞赏高锦庭的"无论内外科疾病，均为内外因所致"，治疗应以"治病求本"为原则。认为皮肤病在临床诊治中，应从整个机体的阴阳表里、气血营卫、脏腑经络审证求因，循因施治，在中医整体观的指导下辨证论治。朱仁康学宗高氏，"夫病之来也，变动不一，总不越乎内证、外证两端。而其致病之由，又不越乎内因、外因二者。"他认为皮肤病的发生有外因、内因，内外因不能截然分开，而内因是根本，是皮肤病内治法的主要依据；外因通过内因及个人体质起作用。在皮肤病的病因病机方面，他结合温病卫气营血理论及脏腑辨证、八纲辨证、六淫辨证的思想，形成了较完善的皮肤病辨治体系。例如对于"百病之长"风邪，朱仁

康认为内风的产生与营血变化有关，"皮肤病的发生，与营血的关系甚为密切，临床上大致可分血虚、血热、血瘀、血燥四者"。血虚、血热、血瘀、血燥皆可生风，进一步发挥了前人"治风先治血，血行风自灭"的理论，揭示了皮肤病内风的产生机制，指导皮肤病临床治疗的遣方用药。

（一）从整体观出发认识皮肤病的病因病机

"皮肤病虽发于外，肌肤乃机体的一部分，故与整个机体营卫气血、经络脏腑，息息相关"，这是朱仁康对皮肤病发病机制的基本观点。他既注意到了皮肤病体表局部的病理改变，又重视体内脏腑、气血、经络功能失调对皮肤造成的影响。对于皮肤病的发病原因，他认为内因与外因是不能截然分开的，往往是内因与外因相互结合而成病，强调内因是主要因素。皮肤病大多由内而生，或外因通过内因起作用而致病。例如精神受刺激，过度紧张，或恼怒生气、受惊恐惧等七情上的变化可引起斑秃；由于营卫气血失调，卫气不固，外风易袭，以致营卫失和而起的荨麻疹；又如脏腑功能失调，引起气机失调，气滞则血瘀，瘀为有形之物则起结节性红斑等，均是由内因所主而发病。朱仁康认为皮肤病多因"卫气营血之不和"及"脏腑病机失调"所致，其致病的内外因以"风、湿、热、燥"为主。皮肤病的发生，与人体气血及经络的关系也密不可分。

（二）强调皮肤病的脏腑病机

"痈疽"既是外科疾病的总称，又分别代表两种不同类型的疮疡。《诸病源候论》卷三十二《痈候》言："痈者，由六腑不和所生也。""疽者，五脏不调所生也。"指出痈疽之生源于脏腑。《疡科心得集·疡证总论》辨析更详："发于脏者，其色白，其形平塌，脓水清稀，或致臭败，神色痿惫，阴也；发于腑者，其色红，而形高肿，脓水稠黏，神气清朗，阳也，此其大概也。"

作为中医外科疾病的重要组成部分，皮肤病的发生与脏腑病机失调亦有密切关系。《外科启玄》卷一有云："疮虽生于肌肤之外，而其根本原集于脏腑之内。"又云："大凡疮疡皆由五脏不和，六腑壅滞，则令经络不通而所生焉。"《疡科心得集·辨诸疮总论》云："夫恶疮，诸痛痒疮，皆属于心；诸湿肿满，皆属于脾。心主血，脾主肉，血热而肉湿，湿热相合，浸淫不休，溃败肌肤，而诸疮生矣。"指出脏腑功能失调与皮肤病发生的密切关系，如脾虚运化不调，水湿停滞，外溢肌肤可生湿疹。此外，五脏各有开窍，五官诸窍所生皮肤病，亦与五脏功能失调有关。如肺开窍于鼻，肺经血热，蕴郁于鼻部则生酒渣鼻；脾开窍于口，胃之经脉环唇挟口，脾胃湿热上攻，凝滞于口唇则生须疮或唇风；筋为肝所主，爪为筋之余，若肝血不足，爪甲失养则枯槁或变形，因此临床甲病多可从肝论治。朱仁康教授曾治一例甲剥离症，双手十指指甲发白，缺乏光泽，指甲游离缘与甲床部分分离，用加味逍遥丸调肝养血，两旬获愈。肾藏精，其华在发，若因精血亏虚而致毛发脱落者，多从肾治。朱仁康教授每用生熟地、当归、白芍、女贞子、黑芝麻等药制成丸剂，滋阴养血，缓缓图治，毛发自然渐生。

朱仁康教授关于脏腑病机与皮肤病的关系，论述如下。

1. 心主火

《素问·至真要大论》谓："诸痛痒疮，皆属于心。"由于心绪烦扰（精神因素）可产生心火。心主血脉，心火亢盛则致血热，外发疮疡。皮肤病属于血热的居多数，心火上炎，可见于狐惑、天疱疮；心与小肠相表里，心遗热于小肠，则小便短赤、阴茎糜烂，见于固定型药疹。心火亢盛还常见于红皮病、血管炎、赤白游风等。

2. 肝主风

血虚则肝失所养，风从内生，此属内风。皮肤干燥发痒，称为风瘙痒（皮肤瘙痒症）。肝主筋，其华在爪，爪为筋之余。肝血不足，肝经血燥，则爪甲枯槁，甲病生焉，例如匙形甲、甲分离、指甲不长等症。肝开窍于目，肝火上炎可见眼部带状疱疹。

3. 脾主湿

《素问·至真要大论》谓："诸湿肿满，皆属于脾。"由于饮食不节，过食鱼腥、海味、膏粱厚味、茶酒五辛之品，致脾失健运，产生内湿。脾主肌肉，脾湿浸淫则生湿疮；脾主四肢，湿疮多见于手足等处。脾开窍于口，其华在唇，脾胃经积热则口唇生疮，如单纯疱疹等。脾虚易于蕴湿生痰，流注肌肤，可见皮肤囊肿、结节、肿瘤等皮肤病表现。

4. 肺主燥

肺主皮毛，肺经阴伤则毛发干燥，可见毛周角化、毛发红糠疹等角化性皮肤病。皮毛有卫外固表作用，与卫气有关，肺气不足，卫外不固，感受外风易生荨麻疹。肺开窍于鼻，肺经有热则起酒渣鼻、粉刺等症。

5. 肾主水

其色黑，肾水上泛，或水少火盛，则面目黧黑，可见黄褐斑、黑变病等色素性皮肤病。肾其华在发，肾虚则发枯发落，可见脱发、斑秃等。

（三）重视内因致病，尤其是内生风、湿、热（火）、燥之邪气

中医外科历来对病因的论述，大致可概括为六淫侵袭、感染毒邪、饮食不

节、房劳损伤、七情郁结等内外因素。

朱仁康教授认为"内因外因互相关联，不能截然分开，而以内因为主"。所谓外因，即指外感六淫之邪、疫疠毒邪等一切外来致病因素；所谓内因，即指由七情、饮食、劳倦等原因引起脏腑气血功能失调，产生的风、湿、热、火、燥、寒、痰、瘀血等内在致病因素。朱老强调内因在疾病发生发展过程中的重要性，认为内在致病因素的产生和外发体表肌腠，是皮肤病的主要病因，所谓"邪之所凑，其气必虚"。皮肤病的发生以内因为主，但亦不排除外因的影响，前者为发病的基础，为本；后者为致病的条件，为标。例如荨麻疹的病因总不离风，内风是发病的根本，但常常由于受外风侵袭，外风引动内风，因而促使此病不时发作。又如湿疹的病因以内湿为主，而居住湿地、洗衣浴澡、涉水淋雨等外界湿邪侵袭体表，内湿与外湿相搏，作用于肌肤因而发病。再如植物 - 日光性皮炎，由于素体阳热偏盛，内服某些菜蔬生热化火，外受烈日曝晒，内火与外热，以胜相加，因而发病。

朱仁康教授认为在风、寒、暑、湿、燥、火六邪中，与疮疡皮肤病有关的，以风、湿、热（火）、燥为主，并将其分为内、外两方面。风、湿、热、燥各有不同的致病特点，但也常会相兼为病。或风湿相兼，或风热相搏，或风湿热燥杂致，因此所引起的病证是多种多样的。朱老强调临证时应审证求因，辨证论治。

1. 风邪致病

"风为百病之长""风为六淫之首"。外科皮肤病中，以"风"来命名的不下几十种，其含义不仅指病因，且在治疗上具有指导意义，凡风邪致病均可以祛风药治之。朱仁康认为风在疮疡皮肤病中占主要地位，在其主编的《中医外科学》中单列风类疾病，包括大麻风、风瘙痒、四弯风、白驳风、白屑风、赤白游风等 10 余种，对风类皮肤病进行了完整的概括。而在其他类别中，也不乏以"风"命名的疾病，如油风（斑秃）、赤油风、肾囊风等。除了病名中多见"风"外，整本书中病因病机涉及"风"的疾病多达 70 余种。足见"风"在皮肤疾病的发生中的重要性，也能看出朱仁康十分重视皮肤疾病的从风论治。

朱仁康认为，风可分外风、内风两类。外风除六淫之风，也包括其他外来致病因素，如接触物、花粉等，故常出现过敏类皮肤疾病，有皮损局限、不对称，或发病急骤等特点。内风的产生多责之于肝，肝主风，所谓"诸风掉眩，皆属于肝"。肝藏血，若营血不足，血不养肝，则风从内生。朱老强调内风的生成多与营血变化有关。内风所致皮肤病的表现特征如下。

（1）风善行而数变：表现为倏现倏隐，如瘾疹（荨麻疹）；游走无定，如赤白游风（血管神经性水肿）；突然而起，如风毒肿（过敏性皮炎）；多形性皮疹，如红云风（多形红斑）。

（2）风性趋上：皮疹多见于头面及上半身，如白屑风、面游风（脂溢性皮炎）等。

（3）风胜则燥：表现为层层脱屑，皮肤干裂，如白疕风（银屑病）、鹅掌风（手癣）等。

（4）风为阳邪，易于化火化热：如风毒肿（过敏性皮炎）。

（5）癣常有形，风常无形：风盛则痒，初起皮肤表面毫无迹象，但肌肤淫淫作痒，有如虫爬，如风瘙痒（皮肤瘙痒症）。

朱仁康根据皮肤病内风形成的原因，将内风致病的证候特征分为以下几类。

（1）血虚生风：营血不足，血不养肝，风从内生，肌肤失养，则多发瘙痒。常见病如皮肤瘙痒症。血虚不能上荣，则可见脱发。

（2）血热生风：邪热入于营血，血热炽盛而生风，常见病如神经性皮炎。或青年人血气方刚，血热偏盛伤营，而致白发。

（3）血瘀生风：经络乃营卫气血循行之道，若由于瘀血凝滞，阻于经隧，营血不得宣通，血不养肤亦可致风从内生。如常见血瘀型皮肤瘙痒症和荨麻疹，以及斑块状银屑病等。

（4）血燥生风：一般由血热和血虚转化而来。前者属血热风燥，后者属血虚风燥。

朱仁康治风，讲求辨证施治，认为外风宜驱宜疏，风邪久羁宜用虫类药搜剔；内风宜潜宜息。常用治法有祛风清热、祛风散寒、祛风胜湿清热、凉血消风、活血祛风、息风六法。祛风清热法包括疏风清热、驱风清热、搜风清热、搜风流气法；祛风散寒法包括解表祛寒、驱风散寒、健脾祛风、固卫御风法；祛风胜湿清热法包括祛风胜湿、祛风燥湿、祛风清湿；凉血消风法包括凉血消风、凉血清心法；息风法包括养血息风、潜阳息风法。搜风清热法尤值一提，是朱仁康针对风邪蕴久化热，单用一般祛风药难以奏效的顽固性瘙痒性病症，如慢性荨麻疹、皮肤瘙痒症、结节性痒疹等设立的，先以乌蛇、蝉蜕等虫类药搜剔隐伏之邪，再重用荆芥、防风、白芷等祛风药以疏风透邪，内、外风同治则风去痒止。朱老治疗风邪所致皮肤病，遣方用药还有以下特点。

（1）见风治风，别内外以用药。外风致病，灵活使用荆芥、防风、蝉蜕、蒺藜、薄荷、桑叶等药以疏风外泄。内风致病，风邪久羁，缠绵不愈者，多用虫类药如乌蛇、僵蚕、全虫等搜剔风邪，祛风通络；肝阳上亢，肝风内动者，则采取滋阴潜阳，镇惊息风之药如灵磁石、龙骨、牡蛎等。

（2）见热不治风，恐风势蔓延。临床常见各种接触性皮炎，以及植物－日光性皮炎，或因外感"风毒"如接触油漆、燃料等，或因多食发风动气之物，复因外受风热日晒导致外邪蕴于肌腠，化火化毒，从而致病。风为阳邪，往往从火从毒而化，此类疾病多火势凌厉，朱仁康认为此时应忌用辛温散风之药，以免风助火势，当另辟蹊径，以清热解毒凉血为法，使风随火消，风随毒解。

（3）治风与其他方法合用。风邪致病，多夹他邪，如寒、暑、湿、燥、火、痰、毒等，治风的同时，应辅以治疗他邪之法，可以加强治风的效果。内风的产生和营血变化有关，而内风本身又会引起气血的变化，故临床治风结合治血、治气等法，祛风兼以凉血、胜湿、清热、潜阳，多得良效。朱仁康创制多种消风类方剂如活血祛风汤、祛风胜湿汤、消风清热饮、乌蛇驱风汤、搜风流气饮、止痒息风汤等。

2. 湿邪致病

湿亦是皮肤病发病原因之一。《素问·阴阳应象大论》谓："地之湿气感则害皮肉筋脉。"《素问·生气通天论》谓："汗出见湿，乃生痤痱。"最早描述了湿邪与皮肤病发病的关系。湿亦有外湿、内湿之分，内湿是主要的。

外湿，湿从外来，如坐卧湿地，或久居东南方地处偏湿之处；或冒雨涉水、汗出沾衣等而得，邪自皮肉筋脉而着。外湿引起的皮肤病，如水中作业、水湿浸渍而起的水渍疮（水田皮炎）；又如幼儿流涎引起的面湮疮；尿水浸渍的湮尻疮（尿布皮炎）；水湿浸脐引起的脐疮；雨后湿蒸，赤足涉于桑田而起的粪怪毒（钩虫皮炎）；此外还包括一些真菌性皮肤病在内。

内湿的形成多责之于脾。脾为湿土，易于生湿，脾虚失运，则水湿停滞。由于饮食失当，多饮茶酒而生茶湿、酒湿，多餐油腻五辛、鱼腥海味、甜腻之物（甘伤湿），又有生冷水果，损伤脾阳，脾阳不振，水湿不运，都可使脾湿内生。脾主肌肉，脾湿浸淫而生湿疮，湿常与热结，湿热浸淫而发全身则成浸淫疮（泛发性湿疹）。

湿邪所致皮肤病特征如下。

（1）脾主四肢：湿病常见于手足等处，如湿疮（手足湿疹）。

（2）湿为重浊之邪，湿性趋下：伤于湿者下先受之，如水湿多停滞于低洼之处。湿病多见于下部，例如湿脚气（足癣）、湿臁疮（小腿湿疹）、胞漏疮（阴囊湿疹）等。

（3）湿亦可浸淫上行：如湿与热结，湿化水气，易于上蒸，发为旋耳疮（耳廓湿疹）、羊须疮之类。

（4）湿为阴邪，黏滞难化：因此病多缠绵，如湿疹常为亚急性或慢性。

湿邪还常与风、寒、热邪兼夹为病。如湿热郁于肌腠，则发为下肢流火；湿热下注，阻于下肢，则患臁疮；蕴结于阴囊，红肿焮热者，则患囊痈；湿热稽留于肌肉之间，寒热持续不解，则可蕴发为瓜藤流注。

朱仁康教授临床从内外两方面论治湿邪，祛湿法有利湿、化湿、燥湿、渗湿之分，湿重宜燥宜化，湿轻宜利宜渗，治法包括利湿清热、健脾化湿、清热燥湿、淡渗利湿、滋阴除湿等。特别是朱仁康创制的滋阴除湿一法，看似矛盾，滋阴可以助湿，利湿可能伤阴，然滋阴除湿汤之药物配伍，滋渗并用，标本兼顾，使湿去而无伤阴之弊，阴复而无助湿之嫌。此方临床应用于临床渗液日久，阴伤湿恋之证，屡奏奇效，反映出朱仁康师古而不泥、不拘成法的治疗特色。

3. 热（火）邪致病

火与热为同类，火为热之渐，只是程度不同而已，热盛则化火化毒。火热亦有内外之分。

外火，即为外邪所感，气血壅聚而成火毒。外感之热，常与风、湿、暑等阳邪结合而化为风热、湿热、暑热，且此三类皆易化毒，如颜面丹毒为风热化毒而成；湿热化为火毒则为下肢丹毒；暑热化为火毒则成汗腺炎、疖肿。

内火，则由五志、五脏之火而化，如心经有热，心火亢盛，产生血热，发为疮疡；脾经积热则易成单纯疱疹；带状疱疹则多为心肝之火；酒渣鼻、粉刺则由肺火上扰而致。心主火，由于心绪烦扰，内生心火，又因心主血脉，心火亢盛，导致血热，外生疮疡，常见病如红皮病、血管炎等。阳热偏盛之体，遇外邪诱发，禀性不耐，可致各种皮炎。

火热之邪所致皮肤病的特征如下：

（1）火性炎上：《素问·至真要大论》云："诸逆冲上，皆属于火。"火炎上窜，热气上腾，常见于头面诸病，如抱头火丹（颜面丹毒）、面游风毒（过敏性皮炎）。

（2）火为阳邪：发病多暴速，火淫所胜，来势多急，而症状多猛，蔓延极快如火燃纸片，皮肤鲜红，色如涂丹，如丹毒、流火。

朱仁康认为，血热宜凉血清热，热毒宜清热解毒，毒热入营宜清营解毒，毒热伤阴宜增液解毒。凉血清热法包括凉血清热、凉血清肺、凉血清经法；清热解毒法包括清热化毒、清热散风、清热化斑法；清营解毒法包括清营败毒、清温败毒法。这几种清热之法常联合使用，以抑其火势炎炎之势，从而达到祛除毒邪之目的。如遇到风热所致皮肤病，当投疏风清热之剂，佐以凉血。在临证治疗颜面丹毒时，朱老认为，虽然此病由风热外袭所致，但风温之邪已经化火化毒，若用风药，极易风助火势，加重病情，此时治疗应以清热解毒为重，方用普济消毒饮，板蓝根可以用到 15~30g，若火毒炽盛，正不胜邪，则须清瘟败毒饮加减。清热解毒之剂多苦寒败胃，故应中病即止，以防损伤后天运化之本。

4. 燥邪致病

燥令行于深秋，久晴不雨则燥生，西北地区高原地势，故燥令较东南为长。《素问玄机原病式》卷上云："诸涩枯涸，干劲皴揭，皆属于燥。"燥胜则干，干则肌肤开裂，而成皲裂症。由于皮肤的开裂，易致外邪乘机侵入局部而引起感染成疮。燥亦有外燥、内燥之分。

（1）外燥：秋令主气，燥盛则干，常见皮肤干燥发痒、皲裂等症。

（2）内燥：肺主皮毛，肺阴不足，可见皮毛干燥；或因热盛日久、久服祛湿之剂，伤阴耗血，导致血热风燥、血虚风燥，可见脱屑层层，如银屑病等症；或脾不能为胃行其津液，输布全身，亦可见皮肤角化、皲裂、脱屑诸症。

总之，皮肤是机体的重要组成部分，与体内脏腑气血经络有着十分密切的内在联系。皮肤病的发生不是孤立的，与气血阴阳失调、脏腑功能失衡均息息相关，是内外因共同作用的结果，因此必须从整体观出发来认识皮肤病的发病机制。

二、发扬"引温病之理论入疡科"传统，创新卫气营血辨治皮肤病

朱仁康反复研读《疡科心得集》，受益匪浅，北京广安皮科流派亦渊源于此。朱老继承"心得派"以温病理论论治疡科的传统，将其发扬拓展，用于辨治皮肤病，创新并系统完善了卫气营血理论在皮肤科的应用。

（一）"心得派"首用温病理论于疡科证治

高锦庭"不胶于成见，不涉于附和"，十分强调临证心得的融会贯通。他首先将温病理论应用于疡科证治，是其一大贡献，是对前人理论和临床用药的创新。这不但提升了中医外科的诊疗水平，同时也扩展了温病学说的应用范围，为温病学说的发展做出了贡献，对后世医家产生了深远的影响。其学术经验、学术思想为后世医家效法，如近代曾懿的《外科纂要》、张山雷的《疡科纲要》等，均能看出"心得派"对他们的影响。

高氏在疡科应用温病理论，主要体现在病因、病机及治疗等几个方面。

1. 病因

高氏重视温热病因在疡科发病中的作用，认为感受"风温""风热""湿

热""温邪""暑热"等温热之邪是疮疡发病的重要因素。他发现时令变化对疮疡发病的影响，将以上时令之邪作为疮疡的病因，发前人所未发之论，是对外科疾病病因认识的创新。高氏将温病学的病因学说引入疡科，为外科疾病的辨治提供了新的思路和理论基础。

2. 病机

高氏受温病三焦辨证理论启发，根据疮疡的发病部位，首创疡科三部病机学说。《疡科心得集·例言》谓"疡科之证，在上部者，俱属风温风热，风性上行故也；在下部者，俱属湿火湿热，水性下趋故也；在中部者，多属气郁火郁，以气火俱发于中也。"将疮疡按部位归为上、中、下三部，分别立论其病因病机，指导治疗。上部疮疡多采用牛蒡解肌汤等辛凉解肌，中部疮疡多用柴胡清肝汤以散火解郁，下部疮疡多用萆薢渗湿汤、四妙丸、二妙散等清热利湿。

3. 治疗

高氏根据疮疡发病的不同阶段，灵活运用温病治则。初起阶段，多采用辛凉解表法；邪毒炽盛阶段，多用"清火彻热""清热解毒"和"通腑泄热"等治法；邪入营血阶段，则用"清凉气血""凉血解毒"之法。治疗疮疡时遣方用药，大量采用常用的温病方药，如清燥救肺汤、犀角地黄汤、黄连解毒汤、凉膈散等。

另有江苏宜兴的余听鸿，收集了叶天士、薛生白、陈学山及缪宜亭等温病学者医案中的外科案例，编成《外证医案汇编》，记录了运用温病的卫气营血学说辨治外科疾病。其中"时毒"一案："风温先犯肺卫，热阻上焦气分……急宜轻清辛凉解上焦之邪……热邪内陷，传入营分……热在气分者，羚羊等撤之，传营分者，犀角地黄等凉之。"这也是外科运用卫气营血学说的典型病案。

（二）承续"心得派"传统，创新卫气营血辨治皮肤病

卫气营血辨证理论，将温病病程分卫、气、营、血四个阶段，并为后人治疗温病指出了清气凉血的治疗原则。内科主要用于急性外感热病，自《疡科心得集》起，近代开始用于疔疮、脑疽、背疽、流注、附骨疽、环跳疽、颈痈等感染性外科疾病。朱仁康教授细心揣摩高氏组方用药，厘清清营解毒汤、银花解毒汤、羚羊角散等偏重于清热解毒为主的治疗思路，认为高氏学术思想是受到温病学思想的影响，并加以发展而形成的。朱老深受高锦庭影响，在辨治皮肤疾病时，亦借鉴了温病学派的理论。温病诸家中，他最为推崇叶桂。随着皮肤科逐渐从中医外科中独立，以及疔疮疖肿等感染性疾病逐渐减少，疾病谱发生了很大变化，发疹性、炎症性皮肤病占据了很大比重。在这种情况下，朱老

不仅将温病学理论用于治疗疔疮走黄等危急重症，还大胆创新，首次将叶桂卫气营血的温病辨证理论应用于发疹性皮肤病。

朱仁康认为"营卫不和""气血违常"是皮肤病发生发展的重要病因病机。

1. 营卫不和

营卫都来源于水谷精微，"清者为营，浊者为卫；营在脉中，卫在脉外"。《素问·阴阳应象大论》谓："阴在内，阳之守也；阳在外，阴之使也。"卫有捍卫于外的保护作用，营有充盈于内的调和作用。营卫不和，则病生焉。

（1）卫外不固：《灵枢·本脏》载："卫气者，所以温分肉，充皮肤，肥腠理，司开阖者也。"卫气充足则皮肤润泽，腠理致密，外邪不易入侵。朱仁康教授认为寒冷性荨麻疹，属卫气不足，卫外失固，腠理不密，风寒外袭，营卫不和所致，拟定固卫御风汤，以固卫和营、御风散寒，通过补卫气之不足，兼调和营血，使寒邪不能外袭，皮损自可消退而愈，即《素问·生气通天论》谓："阳者卫外而为固也。"

（2）营卫不和：对于痈疮疔疖，根据《素问·生气通天论》："营气不从，逆于肉里，乃生痈肿。"《灵枢·痈疽》："营卫稽留于经脉之中，则血泣而不行，不行则卫气从之而不通，壅遏而不得行，故热。大热不止，热胜则肉腐，肉腐则为脓。"朱仁康教授认为痈肿发生的机制乃营卫不和。凡风、湿、热、毒诸邪，阻滞经络肌腠之间，都可肇致营卫不和而发疮疡红肿、皮炎等病变。如痈疽、肿毒诸症，在治疗上除了应按不同病因，选用祛风、利湿、清热药之外，还需配合和营之剂，即调和气血之法。

2. 气血违常

气血在人体中运行，内注于五脏六腑，外输于皮肤肌腠，无所不在，人体生命活动均赖于此。《灵枢·邪客》说："营气者，泌其津液，注之于脉，化以为血，以营四末，内注五脏六腑……"在气的推动作用下，营血周流循环，营养全身，五脏六腑以及肌肤毛发，无不受其滋润，因此疮疡皮肤病与营血的关系尤为密切。气血相互依存，一旦气血违常则病生。

（1）血虚：肇致血虚的原因，不外脾胃运化失职或纳谷不馨，水谷精微无以化生营血；大病之后，气血大伤；冲任为血之海，妇女冲任失调亦可致营血亏虚。营血充足，则皮肤润泽，毛发乌黑；反之，营血不足，如地之缺水，皮肤枯燥干坼，又如地之不毛，毛发枯落不长，常见下列诸症。

血虚肤失所养，风从内生，风胜则燥，则成风瘙痒（皮肤瘙痒症）。老年气血日衰，尤易致病。

发为血之余，虚则血不上潮，发失所养，则头发枯黄易落（脱发）或生白发。《诸病源候论·毛发病诸候》云："若血气盛则肾气强，肾气强，则骨髓充满，故发润而黑，若血气虚则肾气弱，肾气弱则骨髓枯竭，故发变白也。"

营血虚弱，肝经血亏，爪甲失养则爪甲枯槁，则生甲病。

（2）血热：由于情绪紧张，心中烦躁，导致心火炽盛，产生血热。常见下列诸症。

青年人血气方刚，性情急躁，心火亢盛，血热生风，风动叶落，头发突然成片脱落，重者须眉俱落，称为油风（斑秃）；或血热伤营，而致少年白发。

风热或湿热内蕴，热伤营血，血热妄行，血溢成斑，则发紫斑（紫癜）。

对于银屑病、皮炎、玫瑰糠疹、红皮病等很多炎症性皮肤病，朱仁康受叶桂治疗温热病热入营血，用清营凉血散瘀之法的启发，多年丰富的临床经验，认为炎症性皮肤病大多是由气分有热，郁久化毒，毒热波及营血而致气营两燔的血热证，治疗以清热凉血为主，气营两清则炎症消退，皮肤复常。

（3）血瘀：经络乃营卫气血循行的径路，正常时畅通无阻，如因风寒湿热之邪阻于经络，气滞血瘀，运行不利，痹阻不通而变生诸症。风湿阻于经络，气滞血瘀，而成结节性红斑。风寒湿阻于经络，气血壅滞，营卫不和着于皮肤，则为皮痹（硬皮病）。血郁于上，瘀血不去，新血不生，发为血之余，发不得血养，头生斑秃，日久不长。肺经血热，外为风冷所乘，热血因寒而凝，症见鼻色暗紫（酒渣鼻）。瘀血阻滞，血不养肤，风从内生，而见风瘙痒（皮肤瘙痒症）、瘾疹（慢性荨麻疹）等症。

（4）血燥：造成血燥的原因，一般由血热或血虚二者转变而来，前者属血热风燥，后者为血虚风燥。

血热风燥。血热生风，风盛则燥，如白疕（银屑病）初起红点成片，层层脱屑。又如白屑风、面游风（脂溢性皮炎）等症。凡皮肤潮红，发痒脱屑，均属血热风燥。

血虚风燥。病久风燥伤血，血虚皮肤失润，皮燥发痒，如白疕日久，白屑飞舞；面游风，痒如虫行；风瘙痒（皮肤瘙痒症），无明显皮损，但瘙痒难忍。凡皮损不红，但见瘙痒无度，属血虚风燥。

（5）气滞血瘀：气行血亦行，气滞则血瘀。气滞不行是因，血瘀血凝是果。血瘀经络，脉络不通，不通则痛，如瓜藤缠、恶脉、血管炎等症。

（6）气不摄血：气虚不能统摄血脉，血不循经，血溢脉外起紫癜等症。

（7）气血不和：可发生色素改变如白癜风、疬疡风、色素沉着等。

另外，朱仁康在治疗一些顽固性皮肤病时，借鉴并灵活运用叶桂治疗疑难杂证的经验。根据叶桂提出的"久病入络"理论，擅长应用虫类药活血搜剔治之，如《朱仁康临床经验集》中一例慢性荨麻疹的患者，朱老辨证为风邪久羁，郁而化热，认为只用一般风药难以奏效，非用虫类药搜剔不可，故拟搜风清热法，给予乌蛇驱风汤，10剂后不再复发。

对于炎症性皮肤病，红肿热痒明显者，朱仁康又根据叶桂"卫之后方言气，营之后方言血"的温病学说，将其治法归纳为"在卫汗之，到气清气，透热转气，凉血散血"的原则。并对银翘散、白虎汤、清营汤、犀角地黄汤、竹叶石膏汤等综合分析，撷其要领，创制经验方"皮炎汤"，清营凉血解毒，对药物性皮炎、接触性皮炎、日光性皮炎、过敏性皮炎等多种皮肤病症实有卓效，应手而愈。皮炎汤是朱仁康根据叶桂卫气营血的温病理论，结合皮肤科临床实践而创制的，也是把温病学说中的"气营两清法"应用到皮肤科中的尝试，从而扩大了温病学说的应用范围。皮炎汤创立之后，临床应用范围不断扩大，尤其用于以热为主的炎症性皮肤病，皮损多表现为红、肿、灼热之斑疹等。从皮损辨证角度，皮损色红多为热入营血征象，故以生地、丹皮、赤芍清热凉血。这也体现了朱仁康教授提出的皮损辨证学术思想。

朱仁康认为皮肤疾患与心火、血热关系极大，故最喜用清热凉血法治疗各种炎症性皮肤病。但热邪日久易伤阴，因此对于慢性炎症性皮肤病，他在清热的同时注重顾护阴液，临床中常选用滋阴除湿法、滋阴降火法等。

三、引进"西医皮科的皮肤损害"概念，首创皮肤病皮损辨证体系

朱仁康教授认为，皮肤病发于体表，其自觉症状或皮损形态，有形可见，可以直接观察到，是皮肤病不同于其他科疾病的特点。他借鉴前人有关疮疡辨证的经验，明确而系统地提出了疮疡皮肤病的局部辨证，注重皮损的病变表现，包括辨痒痛麻木，辨形色（辨肿、辨皮损）。尤其是其皮损辨证的学术思想影响深远，本流派又将其进行了拓展和发扬。

（一）四诊尤重望诊，辨疮疡皮肤病之形色

中医学诊断的主要方法是望、闻、问、切四诊法，清代名医林之翰曾谓："四诊为岐黄之首务，而望诊尤为切要。"朱仁康重视辨证论治，主张四诊合参，认为治疗疮疡皮肤病应以望、闻、问、切为四要诀，但因疮疡皮肤病发于肌表，有形可见，更应重于望诊。临证中朱老特别着重用望诊来辨别皮肤形态、色泽和部位，以了解病证的性质和测知内在脏腑的情况。

朱仁康在临床辨治过程中，主张皮肤病虽发于外，但与整体营卫气血、脏

腑经络息息相关，外在的皮肤病表现反映内应之脏腑功能失调。正如朱丹溪所说："欲知其内者，当以观乎外；诊于外者，斯以知其内。盖有诸内者形诸外。"《外科启玄》卷一曰："外有部位，中有经络，内应脏腑是也。……如有疮疡，可以即知经络所属脏腑也。"把皮损所在部位及其形色表现结合起来分析，对皮肤病的性质和所属脏腑病变就有了初步了解，再据全身症状分析，综合判断，就能透过现象看本质，得出正确的诊断，从而提高中医皮肤病辨证水平。如皮损生于面部属胃经，生于胸胁部属肝胆经，生于鼻部属肺经等。朱仁康从肝肾两脏辨黑斑，从卫气营血辨红斑的局部辨证经验，就体现了其重视整体，重视内因的学术思想。

皮肤病的望诊主要是辨皮损的形色，即辨肿和辨皮损。辨肿，朱仁康认为与疮疡皮肤病有关的肿包括实肿、湿肿、风肿、痰肿、瘀肿等。辨皮损主要是根据局部皮肤皮疹形态来进行辨证治疗。皮损形态包括皮疹的类型、大小、色泽、部位等，以及痒痛麻木等自觉症状。

1. 辨肿

肿与痛关系密切。人身气血，周流不息，稍有壅滞就会发生肿痛。肿可分为虚肿、实肿、火肿、寒肿、湿肿、风肿、痰肿、气肿、郁肿、瘀肿等。

（1）火肿：皮肤焮热，颜色红赤。肿块表浅者，则皮肤红肿灼热明显；病灶深在者，则微红、微热。以红为火之象，热为火之性，故红与热为火肿特征。临床上广泛见于急性感染性皮肤病。

（2）寒肿：肿处发凉，怕冷，得热则缓，因寒凝气滞则颜色苍白，因寒凝血瘀则青暗。主要见于脱疽、冻疮、肢端动脉痉挛症等病。瘿、瘤、瘰疬、流痰等病，皮色与温度不变，亦可归属寒肿。

（3）实肿：气盛则肿形高突，疮肿肉不肿，血盛则根盘收束，此为气血旺盛，正气充足，能约束毒气的表现。

（4）虚肿：气虚则肿形平塌，血虚则根脚散漫，此为气血虚弱，正气不足，不能约束毒气的表现。

（5）风肿：肿处较宣浮，即肿胀浅表柔软，微热、微痛；肿胀来势急速，蔓延发展较快，随处可见，游走不定，忽起忽消，如风疹块、血管神经性水肿，以及风温时毒引起的痄腮、抱头火丹等。

（6）湿肿：皮肤潮红或淡红，肿而脂水频流，按之有可凹性水肿。水湿溢于皮肤，皮肤起白色或黄色水疱，破则糜烂渗水，见于湿疹、疱病等；水湿集聚，如囊裹水，甚则皮肤光亮如水晶，如水疝、水瘤、水鹤膝等；水湿渗于腠理，肢体肿胀，按之凹陷如泥，如大脚疯、反复发作之丹毒等病。

（7）痰肿：肿处不红不热，正常皮色，按之有块。软如棉、硬如馒的肿块，统称为痰包或痰块，如舌下、结喉之痰包，背部之肾俞虚痰、痰注发，手足部之胶瘤；果核状的肿块，统称为"痰核"、"结核"，如颈部之瘰疬、风热痰、眼胞痰核、乳中结核等病。

（8）郁肿：皮肤不红不热，肿块坚硬如石，状如岩凸，高低不平，如乳岩、失荣、肾岩翻花等病。也包括由于七情郁结引起的其他肿块。

（9）气肿：肿块的特点是皮紧而内软，遇喜则缓，遇怒则长。如颈部的气瘿，可在激怒之下增大，精神愉快时舒缓。

（10）瘀肿：肿处皮色紫红或暗红，触之发硬，固定不移。常见于跌打损伤引起的瘀血作肿，浅者皮肤可见青紫瘀斑；深者肿块按之应指。其他凡皮肤颜色红紫或青黑者，都属瘀血作肿，如结节性红斑、硬红斑、血管炎等病。

2. 辨皮损

皮肤病，有形可见，着重望形色、辨皮损，次为辨舌苔，以别其风、湿、热、燥及血热、血虚、血瘀、血燥。主要根据局部皮肤皮疹形态来进行辨证治疗，朱仁康认为这是中医皮肤外科临床施治的重要依据。

（1）辨斑：凡摊于皮肤之上，斑斑如锦纹，抚之不碍手者为斑。

①辨红斑：一般红斑均属血热之象。如温热发斑者，弥漫性潮红及大片之红斑，伴有身热（或不伴身热）等全身症状者。例如药物性皮炎、红皮病、系统性红斑狼疮等。可按中医温热病卫、气、营、血传变学说来指导治疗，以凉血、清热、解毒为主。温邪入里，波及营血，容易伤阴灼液，除斑疹隐现外，尚可见内热伤阴证候，如见舌质红绛或紫晦，脉沉细而数，身热或其他血热妄行等症状；治宜凉血清热，佐以滋阴增液。热毒之邪，浸淫肌肤，可引起焮肿成片，赤热疼痛，伴有身热、口渴、大便干，脉洪大，舌质红，苔黄燥，如丹毒、带状疱疹等；治宜清热解毒法，投以苦寒清热药为主。如红斑上见有水疱可加以利湿之剂。此外尚有因烤火而得的火激红斑。

②辨紫红斑：斑色红而带紫或暗红。正常肌肤，皮肤红润光泽。如气血不和，引起气血瘀滞，即现紫斑、紫红斑，重则转为黑斑。因湿热下注，致气血郁滞，阻于脉络，下肢出现结节、紫红斑、浮肿等症状，如结节性红斑、硬红斑等病，治宜祛瘀活血，佐以清热利湿之剂。因气血郁滞，郁久化热，所引起之紫红斑或紫红色斑丘疹，如扁平苔藓、多形红斑等，治宜凉血活血。因血分蕴热，逼血外溢络脉，引起紫癜、血管炎，治疗亦以凉血、活血为主。因寒邪外束而致寒凝血滞引起之紫斑，如冻疮，治宜温经散寒、祛瘀活血。

③辨青紫斑：血分有热，溢出脉络，初为红斑，继成紫斑，如紫癜。若身起

青紫斑点，色如葡萄，腿胫居多，牙龈溢血，臭秽难闻，此为青腿牙疳，即坏血病，乃胃火上炽或邪热伤络所致。此外尚有鲜红斑痣、太田痣等，均见青紫斑。

④白斑：皮肤出现成片白斑，或大或小，界线清楚，平滑无屑，此为风邪外搏于肌肤，致令气血失和所致，如白癜风。若点、片白褐相间，点缀相连，由热体汗出，风湿之气搏于肌肤所致，如花斑癣，治宜祛风和血为主。

⑤黑斑：一般多从肝肾两脏来辨证。从肝脏辨证，肝藏血，凡是忧思抑郁引起之肝气郁滞，郁久化热，伤阴灼血，血弱无华，颜面部发黄褐斑，治宜养血平肝。从肾脏辨证，肾色为黑，凡肾阴、肾阳不足均可引起皮肤色素沉着。肾阳不足或命门火衰，可使虚阳上越，肌肤黏膜出现黧黑斑。除皮肤黏膜色素沉着外，尚可见阳痿、早泄、五更泄泻、困乏无力、腰酸背痛等症状，如原发性慢性肾上腺皮质功能减退症、黑毛舌等，治拟温肾助阳。凡肾阴不足，水亏火滞，火郁于孙络血分，肾的本色即显露于外，如里尔黑变病、中毒性黑变病等，治拟滋肾降火。

（2）辨疹：疹为小点，形如粟米，或略高于皮肤，抚之碍手。色红者多属血热，发痒者属于风热，渗水者属湿热，如风疹、湿疹、银屑病等发疹性皮肤病，治拟清热凉血利湿。

（3）辨水疱、脓疱：包括丘疱疹、水疱、大疱或浸淫湿烂等，均属水湿为患，湿邪外淫，轻则起疱，重则浸淫湿烂。例如水湿上泛则发耳部湿疹，湿热下注则发阴囊湿疹。凡脾经有湿，肌中蕴热，湿热相搏而引起皮肤潮红渗水，治拟利湿清热或淡渗利湿。又有毒热内炽而发生大疱如天疱疮，则宜清热败毒。如因脾湿内蕴而发生水疱，则宜健脾除湿。

脓疱或丘脓疱疹周边常见有红晕或伴有全身发热不适，如黄水疮、脓疱型银屑病等。《内经》云："热胜则肉腐，肉腐则为脓。"故热毒炽盛是脓疱形成的原因，治宜清热解毒排脓。

（4）辨风团：多为风邪外搏所致，如荨麻疹，色红者属风热，色白者属风寒。亦有内中药毒，毒热入营，热盛生风所致者。

（5）辨结节：皮色红而有核者为气滞血瘀，见于结节性红斑等，拟活血化瘀为主；皮色如常，按之有小核，为痰湿凝聚或痰瘀交结，如脂肪瘤、表皮囊肿、结节病等，治拟消痰软坚。又有结节剧痒皮色不变，此风湿结聚而成，如结节性痒疹，治拟搜风除湿清热。

（6）辨鳞屑：鳞屑多属于燥证。基底鲜红而起屑为血热风燥，见于银屑病初期；基底淡红而屑多为血虚风燥，见于银屑病稳定期。凡急性热性病后，皮疹消退而脱屑，皮肤干燥如甲错，此系余热未清，拟清热滋阴润燥。年迈或慢性皮肤病引起肌肤甲错，干燥脱屑，多为血虚生风，肌肤失养，治以养血润燥。

（7）辨抓痕：身起红粟，抓痒，血痕累累，为血热风盛，如痒疹、湿疹；皮色如常，瘙痒出血，则为血虚生风，如皮肤瘙痒症。

（8）辨皲裂：燥胜则干，寒胜则裂，如皲裂性湿疹；或为风湿之症，日久伤阴耗血而见皲裂。

（9）辨糜烂：多有湿邪为患，渗水湿烂为脾湿；黄水淋漓而烂，脱皮为湿热俱盛，见于湿疹；又有在稻田水中作业，手足指（趾）间浸淫湿烂，如稻田皮炎；小儿尿水湮淹臀腿之间，如尿布皮炎；汗液浸渍所致的间擦疹等。

（10）辨结痂：渗水后结成黄痂，为湿热俱盛，见于湿疹、皮炎；脓痂为热盛成毒，如黄水疮、脓疱疮等。

3. 辨自觉症状

（1）辨疼痛：疮疡有先肿而后痛者，一般原因是病灶浅表，先出现肿块，而后出现由轻而重的疼痛，如疔、疖、痈、丹毒、脑疽之类。也有先痛而后肿者，一般原因是病灶深在，开始既扪不到肿块，也看不到明显的肿胀，只有疼痛和触痛，而后逐渐出现肿胀，如附骨疽、环跳疽、流注、附骨痰之类。疮疡有的痛而不肿，疼痛剧烈而肿胀不显，典型者如脱疽。也有肿而不痛，或到晚期才出现疼痛，如瘿、瘤、瘰疬、赘疣、岩肿之类。这可以了解疮疡轻重与性质，审证求因，通过对疼痛的辨证，对了解病因病机有所裨益。

凡气血壅滞，不通则痛，疼痛是气血凝滞、脉络瘀阻所致。由于发病的原因不同，疾病不同，疼痛的特点也不一样。痛可分为寒痛、热痛、实痛、虚痛、风痛、气痛、瘀血痛等。其中以寒痛、热痛、瘀血痛与疮疡皮肤病关系密切。

①热痛：皮色焮红赤肿，痛而灼热，喜冷而恶热，凉药冷敷则痛势缓和。因心肝火旺引起，如带状疱疹；或因热毒壅盛，经脉阻塞，气血不行引起之疼痛，如痈疖疔疮，阳证之疼痛。

②寒痛：固定不移，痛而畏冷，遇风受凉则痛甚，温药热敷则痛缓，临床多见于脱疽、冻疮、血管炎等。

③瘀血痛：气滞血瘀，初起隐痛，微肿微热，皮色暗红，继则青紫胀痛或有结节，或如索如条，痛处不移，痛而拒按。如结节性红斑、血管炎等。

④虚痛：痛势和缓、不胀不闷、揉按抚摩则痛缓，外科病中少见。

⑤实痛：痛势紧张，胀闷疼痛，不论疼痛轻重，都痛而拒按。外科疾病之疼痛，大多属于实痛，包括急腹症等。

⑥气痛：痛而流窜，常因情志的变化加重或减轻。如胆囊炎胁痛流窜于肩背（气滞型），肠痈开始绕脐疼痛（气滞型），肠结气窜攻注疼痛，乳癖之痛牵

胸胁等。

⑦风痛：没有固定点，发生快、游走迅速。外科都有固定病灶，所以风痛少见。行痹、历节风、股骨风（坐骨神经痛）等，具有风痛的特点，但不属于外科范围。

⑧脓痛：跳痛如鸡啄或胀痛而紧张。生于皮肉浅薄之处，其痛剧烈，如手部疗疮；生于肌肉丰满处，其痛和缓，如流注。阳证脓肿其痛较剧，阴证脓肿其痛和缓。

（2）辨麻木：感觉减退，不知痛痒为麻木。《疡科纲要》论之较详，将麻木与不痛并论，只是与疼痛相对面言。麻为血不运，木为气不行，故麻者木之轻也，木者麻之重也。凡是肌肤已死，气血不运，就感到麻木不仁，如大麻风。若肿疡之现麻痛者，系疮毒壅塞，气血失运所致，如疗毒。若溃疡见麻木者，系气血亏虚之表现。又有顽癣日久，皮肤顽厚如同枯木，感觉迟钝，抓不知痛。

（3）辨痒：痒为皮肤病的主要症状，因剧烈瘙痒，影响睡眠与工作。大致有下列之分。

①风痒：风性易动，善行数变，如荨麻疹瘙痒无定。风性上行，头面为多，或起丘疹，或起白屑。如头面部皮炎、脂溢性皮炎等。

②湿痒：常起水疱、糜烂、渗水黄黏，浸淫成片，如湿疹。因湿性下趋，故多见于人体下部的皮肤病。

③风湿痒：风湿入于腠理，或起苔藓，或起丘疹，或起结节。如神经性皮炎、痒疹、结节性痒疹等。

④燥痒：又分虚实二种。实为血热风燥，皮肤灼热，干燥脱屑，如初发银屑病；虚为血虚风燥，肤失血养，干燥发痒，脱屑层层，如稳定期银屑病。

⑤热痒：皮肤发红，丘疹成片，剧烈瘙痒，遇热加重，搔破出血。如丘疹性湿疹。

⑥虚痒：气血不足，肝失所养，虚风内生，肌肤失润，干燥发痒，日轻夜甚。如皮肤瘙痒症。老年多见。

⑦虫痒：如虫行皮中，奇痒难忍，如疥疮。

（二）引用西医皮科皮损概念，首立皮损辨证体系

皮损辨证是皮肤病辨证体系的重要组成部分。皮肤损害，简称皮损，是皮肤病最主要的临床表现。西医皮科对皮损分类、定义清晰明了。朱仁康教授通过大量皮肤病皮损观察和临床实践，在中医理论的指导下，基于皮肤病的临床特点，明确提出了皮损辨证，并在此基础上执简驭繁地将皮肤病的辨证和治疗

清晰化，形成了完善的皮损辨证理论体系。皮损辨证是通过观察皮肤病的皮损，了解疾病性质，把握皮肤病的病因病机，结合传统辨证方法并加以发挥创新，是一种有皮肤病诊疗特色的辨证方法。这既是传统辨证方法的延续，又是对皮肤病辨证方法的创新。皮损辨证包括辨斑疹、斑块、丘疹、风团、水疱、脓疱、结节、囊肿、糜烂、溃疡、鳞屑、浸渍、裂隙、瘢痕、萎缩、结痂、抓痕和苔藓样变等。朱仁康教授对上述大多数皮损的病因病机进行了系统性论述。皮损辨证使皮肤病的辨证论治更加有针对性，更加精准化。这既遵循了传统中医整体观念与辨证论治，同时又卓有创新。

朱仁康教授认为内生之风、湿、热（火）、燥邪气，是皮肤病主要致病病因，从皮损辨证角度，其皮损表现及自觉症状各具特点。

1. 风邪致病

风邪致病的皮肤病皮损表现主要为风团、鳞屑、皲裂、抓痕、苔藓样变，以及皮肤局部肿起宣浮，瘙痒与风邪亦密切相关。血热、血虚、血燥、血瘀皆可生风。

风善行而数变，故风团随处可见，游走不定，忽起忽消，色白或浅淡者为风寒，色红赤者为风热。风为阳邪，其性轻扬升散，易伤人上部，头面部皮肤病应考虑风邪致病因素，尤其是伴有宣浮水肿征象者。如血管神经性水肿、头面带状疱疹、染发皮炎等，治疗时宜佐以祛风之剂。风为阳邪，风盛则燥，燥盛则干，表现为皮肤干燥、皲裂、肥厚、苔藓样变。若皮损色红，可责之血热风燥；若皮损浅红或不红，可责之血虚风燥。

瘙痒与风邪致病关系密切，搔抓可见抓痕。《外科大成》卷四曰："风盛则痒。"《灵枢·刺节真邪》曰："或痒或痹，或不仁，变化无穷，其故何也？岐伯曰：此皆邪气之所生也。"这里所指的邪即风邪。祛风之法在瘙痒性皮肤病中应用广泛。

肝属木，木生风，肝为风脏，风气通于肝，肝病可以生风，脏腑辨证属肝的皮肤病，也应注意有无肝风内动之象，防患于未然。风邪还易与他邪相合，如风热、风湿、风燥等。

2. 燥邪致病

燥邪致病的皮肤病皮损表现主要为皮肤干燥粗糙、鳞屑、皲裂、结痂、抓痕、苔藓样变和毛发干枯等，均为阴血不能荣养肌肤毛发所致。所谓"诸涩枯涸，干劲皲揭，皆属于燥"。造成血燥的原因，或因血热生风，风盛则燥，为血热风燥；或因病久风燥伤血，血虚皮肤失润，为血虚风燥。肺属金，而金主燥，燥易伤肺，肺主皮毛，肺经阴伤则毛发干燥，可见毛周角化、毛发红糠疹等角化性皮肤病。

3. 湿邪致病

湿邪致病的皮肤病皮损表现主要为水疱、丘疱疹、脓疱、浸渍、糜烂、溃疡等有渗出倾向的皮损和水肿。因各种原因导致水湿内停，发于肌肤，浸淫不止，可上蒸头面，亦可下注阴位。《疡科心得集》卷下："湿毒疮……此因脾胃亏损，湿热下注，以致肌肉不仁而成。"湿性趋下，易袭阴位，发病以下肢为主的结节性红斑等皮肤病，应注意湿邪蕴阻之象。湿性黏滞，病情日久，缠绵反复的皮肤病，多有湿邪为患。湿邪蕴久，易于郁而化热，湿热相合，胶着难解，辨治需分清湿热轻重之别。"诸湿肿满，皆属于脾。"临证时，湿邪为患所致上述皮损，应不忘健脾除湿之法。

4. 热（火）邪致病

热邪致病的皮肤病皮损表现主要为炎性红斑、丘疹、丘疱疹、脓疱、糜烂、溃疡、紫癜、瘀斑及皮肤红肿等。陆子贤《六因条辨》卷下所言："斑为阳明热毒，疹为太阴风热，总属温热所化，发泄于外。"炎性斑疹为肺胃热盛，热入营血，发于肌肤脉络所致。心属火，心主血脉，"诸痛痒疮，皆属于心"，斑疹鲜红成片，皮肤糜烂溃疡者属血分有热，多伴有剧烈瘙痒；红斑上见有水疱为湿热；脓疱周边有红晕为毒热；红斑结节属湿热蕴结、气滞血瘀。火热易致肿疡，发为痈肿疮疖，表现为局部红、肿、热、痛。火为阳邪，其性炎上，常见于头面部的皮肤病。火易生风动血，热盛迫血妄行，溢于脉外，则见紫癜、瘀斑。火易耗气伤津，使人体阴津耗伤，临证应注意顾护阴液。

（三）庄国康教授"审疹论治，辨病为先"，发展"皮损辨证"学术思想

庄国康教授毕业于西医院校，经过西学中班的系统学习，以及几十年中医皮肤科的临床实践，传承发展了本流派"皮损辨证"体系，提出了"审疹论治，辨病为先"的学术思想。

庄国康教授认为无论中医还是西医，皮肤科学都源自外科学，是医学水平发展到一定程度的必然转归。皮肤病之所以独立于内科，独立于其他外科系统疾病，就在于其可见性与特异性，即皮肤病病变在于肌表，可用肉眼直接观察，且每种皮肤病都有其独特的表现和特点。如《外科大成》卷四谓"白疕，肤如疹疥，色白而痒，搔起白皮，俗呼蛇虱"，即西医所称的银屑病。经云"盖有诸内而形诸外也"，皮肤病明显的外在表现反映了机体内部的正邪变化。庄国康教授师承阎效然、朱仁康、段馥亭等名家，在近70年临床实践中，经过不断地摸

索，在朱仁康皮损辨证理论基础上，总结出了一套有别于内科"望闻问切"四诊合参的诊断模式，以皮损的不同表现、特点为主，以舌苔脉象为辅，提出了"审疹论治、辨病为先"的皮肤病辨治方法。

庄国康教授强调，审疹论治是中医皮肤病学的特色思想。皮损红赤肿痛，多属火热毒邪；渗液水疱明显，则为水湿泛泛；若皮疹时隐时现，或骤然泛发周身，则为夹有风邪；皮损固定、肥厚，色紫暗，为血瘀之征象等。

庄国康教授在临床辨治皮肤病时，首先审疹，再根据整体辨证论治或结合八纲辨证、脏腑辨证、卫气营血辨证、三焦辨证等论治，确定相应的治疗原则。庄老注重临证中辨别患者标本虚实，注意"审疹论治、以疹为主""舍舌从症、舍脉从症"，如银屑病红皮病患者，即使有舌淡、苔薄白、脉细软弱等虚象，辨证组方用药时仍应抓住其皮损红赤的主要矛盾，予以大剂量清热凉血之品，切不可因其舌脉为阳虚体征而重用温热回阳之品，同时关注患者舌脉特征，强调中病即止，需根据皮损变化及时调整治疗方案。

中医治病在于辨证施治，在中医理论的指导下，同一种病因病机引起的不同症状，可以应用同样的方法，乃至同样的药物进行治疗；反之，由于不同的病因病机导致的相同的疾病和症状，就需要不同的方法和药物进行治疗。例如荨麻疹遇热发病者有之，遇寒发病者亦有之，中医将前者辨为热证，通过清热法用寒凉药进行治疗；后者辨为寒证，通过散寒法以温热药物治疗，若将二者药物用错，使寒者更寒，热者愈热，症状势必会加重。故在中医临床，想要取得有效的治疗，必须进行辨证分析。因此，庄国康教授在临床中强调必须将辨病和辨证有机地结合起来，才能取得满意的疗效，必须要进行正确的辨病诊断，诊断依据充分，诊断明确，方能疗效确切，判断预后转归。庄国康教授认为这也是发展中医中药，引领中医中药迈出国门的必由之路。

（四）拓展皮肤病的中药外治理论，丰富"皮损辨证"学术思想

皮肤病的中药外治法运用广泛、疗效较好。但中药外治法治疗皮肤病以经验用药为多，各家学说纷繁驳杂，理论并不完善，难以用统一的理论来指导皮肤病的外治临床。因此需要一种适用于皮肤病的外治理论来指导外治法的实施。

皮肤病中药外治法的传统理论，多源于清代医家吴师机《理瀹骈文·略言》中提到的"外治之理，即内治之理；外治之药，亦即内治之药。所异者法耳""虽治在外，无殊治在内也"等理论。传统理论认为外治与内治在病因病机、辨证论治、遣方用药等医理上几乎是相同的，只是方法不同而已，其内在机制是统一的。

但临床实践发现，"内治之理"不能完全涵盖皮肤病的"外治之理"。皮肤病属于中医外科疾病范畴，其病因病机有别于内科疾病，因此其外治的治法治则也与内科疾病有所不同，不仅需要整体治疗，外治法的直接作用也非常重要。皮肤病最重要的症状是皮肤损害，可出现红斑、丘疹、水疱、鳞屑等临床表现。皮损表现相同的患者整体辨证可能不同，而不同皮损表现的患者整体辨证亦可相同。因此内治的辨证理论并不能完全适用和涵盖皮肤病的外治，需要一个更适合于皮肤病外治法的辨证体系。皮损辨证思想则为中医皮肤病的外治辨证提供了理论依据。

"内治之药"也并非全是皮肤病的"外治之药"。传统中药理论的形成是在以内服为主的前提下形成的，中药大部分的功效也是建立在内治辨证理论体系上的，主要用来指导内治法。将以内服为基础形成的中药理论外推，机械地将其功效运用于外治法，"外治之药，即内治之药"，这并不符合临床实际情况，很多药物的内治功效与外治功效是有差异的，甚至完全不同。如半夏内治能够燥湿化痰止呕、降逆消痞散结；外治却是消肿止痛，治痈疽发背、蛇毒咬伤。此外，外用功效较为明确的中药所占比例并不高，局限于解毒、祛湿、止痒等方面，而皮肤病表现各异，仅此不能满足其外治的需要。

将皮损辨证运用于皮肤病的中医外治，能够补充和完善中医外治理论，更加有效地指导临床选药组方。依据皮损辨证的思路，观察皮肤病的皮损表现，可从皮损的颜色、干燥或潮湿、瘙痒等方面入手，归类为最常见的三种类型。第一类为皮损颜色偏红的，以炎症性皮肤病为主，红色的斑片、丘疹、结节等，皮损辨证为热证；第二类为干燥性皮损，多为慢性、复发性皮肤病，可表现为角化、皲裂、肥厚、粗糙、鳞屑、苔藓样变等，皮损辨证为燥证；第三类为有渗出或渗出倾向的皮损，包括水疱、脓疱、糜烂、浸渍等，皮损辨证为湿证。根据热、燥、湿这三种皮损辨证证型，设立清热、润燥、除湿之法，随法有针对性选择药物，可再佐以止痒之药，组成外用方剂。以皮损辨证指导皮肤病的中药外用，在临床中简便易行，疗效上可重复验证，有利于形成可靠的皮肤病中药外用体系。

皮损辨证有着鲜明的中医皮肤科特色，在中医皮肤病诊疗中有着重要的意义，既往一般用于内服方药。北京广安皮科流派将皮损辨证理论体系，用于指导皮肤病的中药外治，使皮肤病的中药外治更有条理、更规范、更精准。深入研究和探讨中药外治法的皮损辨证理论体系，对发展皮损辨证理论，丰富皮肤病外治方法，以及中药外用功效的研究，都具有重要的意义。

（崔炳南　杨佼　徐晨琛）

第二节　流派学术特色

北京广安皮科流派，学宗外科"心得派"学术思想，系统搜集、整理皮肤病的古今文献，衷中参西，兼收并蓄，融会贯通，创新皮肤病治法方药，用药经验独具特色。

一、古籍文献整理

朱仁康教授发扬高锦庭重视辨病和鉴别诊断的学术贡献，整理参详文献古籍，对疮疡皮肤病进行了初步的归类分析，并就此发端了皮肤病的中西病名对照研究。而后李博鑑教授数十年潜心贯注，埋首于古今典籍，铢积寸累，搜集、整理、总结了散在其中的皮肤病病名、证治方药及对应西医诊断等，对中医皮肤科的发展卓有贡献。

（一）承袭"心得派"鉴别诊断思想，重视辨病异同

朱仁康教授学宗"心得派"，高锦庭《疡科心得集》首创两病或三病骈列立论，辨其异同，条分缕析，既便于辨病，更有助于辨治，其发前人所未发，被后世医史学家认为是首部以鉴别诊断为编排体例的外科著作，开创了中医鉴别诊断的先河。高氏在该书"例言"中说"是集编次诸证，不循疡科书旧例，每以两证互相发明"，指明了该书在外科著作体例上的创新之处。

中医学认为凡在人体体表，有形可见的一切疾患属于中医外科学范畴。中医外科，古称疮疡科，所谓"疮者皮外也，疡者皮内也，痈者肉之间，疽者骨之里"。《疡科心得集》以鉴别诊断立论，体现在"同病异治""异病同治"两个方面：①将发病部位相同或相近，但症状、治法不同的疡科疾病放在一起论述，书中大部分篇名属此类编排，如"乳痈、乳痰及颈项火痰、病痰、即发一处，而治法各异"；②将发病部位不同，但治法相同的疾病也放在一起论述，即"异证同治"，这类鉴别诊断书中不多，计有《辨鸬瘟耳根痈异证同治论》《辨发背搭手阴阳虚实异证同治论》《辨流注腿痈阴阳虚实异证同治论》几篇。全书通过上述鉴别诊断编排方式，对不同的疾病进行反复对比分析，执简驭繁，使许多不易鉴别的复杂疮疡病辨治变得简单清晰，便于阅读者快速参习掌握。这种外科著作编排体例上的创新，给后世医家著书立说以很大启发，为提高外科诊断水平做出了很大的贡献。

朱仁康教授深受高氏影响，发扬其中医鉴别诊断的学术思想，搜集历代外科医籍所载病名，进行了初步的归类分析。朱仁康教授指出："疮为皮肤病的总称。包括癣、疥、疮、风、丹之类。……疡，指肿疡、溃疡及一切外科疾患。包括疽、疔、疖、瘰疬之类"。其中大多依据疮疡皮肤病的皮损表现进行分类，即疮、疥、癣、丹、斑、疱、痘、疣、疳、风等大类。以"丹"为例，"凡是皮肤如丹涂之状，焮红成片均称为丹。例如火丹（丹毒）、流火（下肢丹毒）、缠腰火丹（带状疱疹）、石火丹（固定型药疹）、梅核丹（结节性红斑）等"。这些工作对后世系统整理中医皮肤病学奠定了基础和方法路径。

《中西医学汇综》由朱仁康编著，于1933年由上海广益书局出版，是近代一部重要的中西医汇通著作。该书分上、下编，上编第1篇绪论，第2篇内科；下编第1篇妇科，第2篇儿科，第3篇外科，第4篇伤科（创伤）附骨之疾患，第5篇皮肤科，第6篇花柳科（毒门），第7篇眼科。其中皮肤科部分按皮损形态作为分类依据，分为：①疫毒类；②癣疥类；③风湿类；④斑疫类；⑤杂症。该书以中医为经，西医为纬，中西医病名互相对照，中西医论述互相参验，对于症状的描述，多采自西医书籍，取其简短明了，治疗则在中医处方之后，"兼采西法，补国药之不及"。

朱老临证，既重视中医辨证，也不忽视西医辨病和中医辨病，互参互验。中医的"病"是以突出的临床症状和体征为依据，概括某一疾病的一般性质和普遍矛盾；"证"则是在"病"的基础上根据体质（因人）、气候（因时）、环境（因地）等情况，具体反映疾病在某一阶段的特殊性和主要矛盾。如"癣病"，应先辨其为"状如牛领之皮"的牛皮癣（神经性皮炎），还是"状如苍松之皮"之白疕（银屑病），然后再辨其属血热证、血燥证、风盛证等。辨病可以明确治疗方向和总的原则，如浸淫疮总以湿邪为患，治疗则以除湿为主；血风疮则病在血分而不离风，治疗当从血分入手，或养血息风，或驱散风邪，或兼而治之。辨病与辨证相结合，治疗上纲目分明才能做到药无不效，治无不验，所谓"病不辨则无以治，治不辨则无以痊"。

（二）精勤皮肤病中医古籍整理，三览方证精要

李博鑑是朱仁康教授首届研究生，承续朱老学术研究，尤其在皮肤病的文献古籍整理和中西病名对照方面，颇有建树，集中体现于所著《皮科便览》《皮科易览》《皮科百览》《皮科证治概要》和《皮科精方心典》五部著作中。

中医皮肤科是在古代疡科基础上逐渐形成和发展起来的，于明清两代得到迅速发展，在皮肤病的病因学、证候学、治疗学诸多方面较前代有很大突破，

并涌现出大量中医外科学著作。然而清代以前既无皮肤病专业，又无皮科专著，文献上对皮肤病的论述，诸如疾病的命名、分类、诊断等诸方面，多来源于外科、内科、妇科、儿科等文献。李博鑑教授统计分析了1500个清末以前中医书籍中收录的皮肤病，发现命名方法有些是以病为名；有些是以症为名；有些以疾病特点，如发病时间、发病部位命名，无统一规范，一病多名的情况常有发生。而目前西医对皮肤病的命名已有2000余个，方法与中医大同小异，有些借用了中医的病名，有些又有自己的命名方式。

皮肤病种类繁多，中西医病名各异，李博鑑教授核纂中西医病名参照近1500条，发现中西医之间有许多疾病，不仅名称相同，内容也一致，如丹毒、麻风，即所谓名实相同；亦有些名虽相同但内容迥别，如中西医皆有牛皮癣，实际上一为神经性皮炎，一为银屑病，即所谓名同实异；还有一些中西医病名虽异，但内容却一致，如中医缠腰火丹与西医带状疱疹，则属于名异实同；又有西医诊断的为同一疾病，但因其发病部位、症状、表现不同，中医则有不同名称，如脂溢性皮炎，中医则有面游风、白屑风、纽扣风、眉风癣等病名，属于一病多名；再如西医某些不同疾病，症状上表现许多共同点，中医则属于一个病，如各型类天疱疮、家族性良性天疱疮等大疱类皮肤病，中医则统称为天疱疮，即所谓多病一名。由于历史条件所限及文献保存不完整，有些中医疾病记述不够详尽，或有症无名，或有名无症，或有症不详，这些亟待被稽考、研究整理，去芜取菁。自20世纪80年代以来，李博鑑教授广阅博览，搜罗古今文献，出版多部著作，先后收录中医皮科临床上常见疾病330余种，中西医病名参照近1500条，并整理详述各病的病因病机、辨证治法、处方药味、护理预防等各项，是近现代对中医皮肤病病名较为完整的一次整理。

"心得派"高氏将三焦辨证引入中医外科，以发病部位论治外科疾病，朱仁康亦常根据皮损分布与经络走行进行辨证用药。李博鑑教授系统整理300余种古籍记载的皮肤病，将其按照传统的"头、面、颈部皮肤病""躯干、四肢、前后二阴皮肤病""发无定处皮肤病"三大类进行分类总结，指导临床治疗。他总结皮肤病命名，包括：形色命名、部位命名、病因命名、病程命名、季节及易感人群命名、人名地名命名、综合命名及其他命名几大类。

另外，李博鑑教授在对"甲病"及"毛发"两个皮肤附属器的中医辨治，进行了系统总结整理归纳，将甲和毛发的病理改变分为色泽、形态两大类，结合症状特点、致病因素及脏腑经络所属进行综合辨证，并梳理治甲方剂30首，治发方剂39首，为近现代中医治疗甲病和毛发疾病较为全面的一次整理，颇切临床实用。

二、治法方药创新

朱仁康教授认为，治疗疮疡皮肤病，首先必须具有整体观念，不能仅仅看作是局部浅表的病，而是要与整体营卫气血、脏腑机制有重要联系。因此在防治上应重视内因，着重于内治法，通过审证求因、辨证论治，既可同病异治，亦可异病同治。朱老临床治疗皮肤病立有十三大法，以清营败毒、消风清热、滋阴除湿三法，及其代表方皮炎汤、乌蛇驱风汤、滋阴除湿汤最具创见。朱老又从脾胃论治，创制苍术膏。他晚年致力于银屑病研究，衷中参西研制"克银方"系列，颇有建树。另外本流派庄国康教授创有"法法结合"治疗皮肤病，尤以重镇搜风法治疗瘙痒性皮肤病，独具特色。

（一）皮肤病内治十三大法

朱仁康教授辨证精准灵活，临证善于透过错综复杂的四诊资料，抓住主要矛盾的变化，直切要害。他根据临床实践经验，常用以下十三法作为皮肤病内治的基本法则。现从理、法、方、药列举如下。

1. 消风清热（用于风热证）

理：（证属）①风热相搏，营卫失和，如风痦瘤（荨麻疹）；②若风热久羁，未经发散则反复发作（慢性荨麻疹）；③内蕴血热，多感外风，如风瘾疹（人工荨麻疹）、风热疮（玫瑰糠疹）、粟疮（丘疹性湿疹）等。

（症见）身起丘疹、红斑、风团、发痒，舌质红、苔薄白或薄黄，脉弦、滑、数。

法：①消风清热；②搜风清热；③凉血消风。

方：①消风清热饮、疏风清热饮；②乌蛇搜风汤；③凉血消风散。

药：轻则用荆芥、蝉蜕、浮萍、白蒺藜轻疏风邪。风重用乌蛇、防风、羌活、白芷搜风散邪。血热用生地、丹皮、知母、生石膏凉血清热。热重用黄连、黄芩、苦参、大青叶苦寒清热。佐以当归、丹参、赤芍和营之品。随证选药。

2. 祛风散寒（用于风寒证）

理：（证属）卫外不固，风冷易袭。

（症见）风痦瘤遇风着冷即起，日久不愈（如冷激性荨麻疹）。舌淡苔薄白，脉紧或缓。

法：①固卫御风；②温经散寒。

方：轻症用固卫御风汤，重症用止痒永安汤。

药：黄芪、防风、白术以固卫；麻黄、桂枝温经散寒；羌活、荆芥、防风、白芷祛风散寒。必要时加当归、赤芍、桃仁、红花。

3. 祛风胜湿（用于风湿热证）

理：（证属）①内蕴湿热，外受于风，如风瘙瘟（丘疹性荨麻疹）；②风重于湿，如肾囊风（慢性阴囊湿疹）干燥发痒；③风湿热俱重，如火赤疮（疱疹样皮炎）。

（症见）风轻则痒轻，风重则痒重。湿热则起水疱，舌红，苔薄白。湿热俱重则起大疱，肤红赤，舌红苔黄腻，脉弦滑数。

法：祛风、胜湿、清热。

方：①祛风胜湿汤；②祛风燥湿汤；③解毒泻心汤。

药：风轻用荆芥、防风、蝉蜕，风重用乌蛇、羌活、白芷。湿轻用陈皮、茯苓，湿重用黄连、黄芩。热轻用金银花、甘草，热重用知母、生石膏。随证选用。

4. 利湿清热（用于湿热证）

理：（证属）①湿热浸淫，如浸淫疮（泛发性湿疹），湿热下注化为火毒，如流火（下肢丹毒）；②脾胃湿热上蒸，如羊须疮（须疮）；③湿热下注，如湿臁疮（小腿湿疹）。

（症见）流水浸淫，或起水疱，焮红发痒。舌红苔薄黄或黄腻，脉滑数。

法：利湿清热。

方：①利湿清热方、龙胆泻肝汤；②芩连平胃散；③萆薢渗湿汤。

药：龙胆草、黄芩、山栀、黄连、木通苦寒清热除湿；赤苓、泽泻、萆薢、滑石、车前子淡渗利湿。

5. 健脾理湿（用于脾湿证）

理：（证属）①脾湿泛滥，如浸淫疮（泛发性湿疹）；②脾经湿热，湿重于热，如缠腰蛇丹（带状疱疹水疱型）；③小儿胎癥疮（婴儿湿疹）。

（症见）身起水疱，流水发痒，皮色不红，或见胃痛，纳呆，便溏。舌淡苔白腻，脉濡、缓、滑。

法：健脾理湿。

方：①健脾除湿汤、芳香化湿汤；②除湿胃苓汤；③小儿化湿汤。

药：苍术、白术、厚朴、陈皮健脾理湿；茯苓、猪苓、泽泻、六一散淡渗利湿；藿香、佩兰芳香化湿；桂枝或肉桂通阳化气。

6. 凉血清热（用于血热证）

理：（证属）①肺经血热，如痤疮、酒渣鼻；②血热风燥，如白疕风（银屑病进行期）；③热重于湿，如粟疮（丘疹性湿疹）；④青少年血热之斑秃或白发。

⑤风热伤营，血溢成斑，如过敏性紫癜。

（症见）舌质红绛，少苔，脉细数。

法：凉血清热。

方：①凉血清肺饮、凉血四物汤；②白疕一号方；③凉血除湿汤；④乌发丸；⑤凉血清热方。

药：生地、丹皮、赤芍、槐花、紫草、侧柏叶、墨旱莲凉血；黄芩、大青叶、知母、苦参、生石膏清热。

7. 清营败毒（用于毒热证）

理：（证属）①中药毒之气，如风毒肿（药物性皮炎）。②温毒入营，壮热发斑，如红斑狼疮。③心火妄动，血热内盛，如寻常性天疱疮。④毒热内炽，伤阴耗液，皮肤失养，如剥脱性皮炎。

（症见）身起红斑或大疱，或皮肤大片潮红脱屑，或皮肤剥脱或伴发高热。舌红或绛，苔黄或光剥，脉细数。

法：凉营，清热，败毒。

方：①皮炎汤；②清瘟败毒饮；③解毒泻心汤；④增液解毒汤。

药：犀角、生地、丹皮、赤芍凉营清热；知母、生石膏清肌热；金银花、连翘、生甘草清热解毒；苔黄用黄连、黄芩、大青叶苦寒清热；舌绛光剥用玄参、沙参、石斛、麦冬、花粉、炙鳖甲等滋阴增液。随证选用。

8. 清热解毒（用于热毒证）

理：（证属）外受风热、湿热、暑热之邪，均能化火化毒，热毒壅聚，营卫不和而成疮，如疖、毛囊炎、脓疱疮、痈、疔、丹毒等。

法：清热解毒，托毒消肿。

方：①消炎方用于治疖、毛囊炎、脓疱疮等；②消痈汤用于治痈；③地丁饮用于治疔疮；④清暑解毒饮用于治热疖痱毒；⑤普济消毒饮用于治颜面丹毒。

药：黄连、黄芩、山栀、大青叶苦寒清热；紫花地丁、野菊花、蚤休、蒲公英、金银花、连翘、生甘草清热解毒；归尾、赤芍和营消肿；皂角刺托毒消肿。

9. 养血息风（用于血虚证）

理：（证属）①血热生风，风燥伤血，如风瘙痒（皮肤瘙痒症）、阴囊瘙痒、女阴瘙痒等；②气血两亏，肌肤失养，如老年瘙痒症、脂溢性皮炎、神经性皮炎、白疕风（银屑病）等，日久均能风燥伤阴耗血。

（症见）皮肤干燥瘙痒、脱屑，重则周身皮肤潮红甲错。舌淡苔净，或舌绛苔光，脉细弦。

法：养血息风，滋阴润燥。

方：①养血消风散；②止痒息风方、养血息风方、风癣汤、养血润肤饮。

药：当归、白芍、生地、熟地、丹参养血；荆芥、白蒺藜消风；煅龙骨、煅牡蛎、珍珠母潜阳息风；玄参、麦冬、麻仁、甘草滋阴润燥；桃仁、红花、茜草活血祛风。随证选用。

10. 活血化瘀（用于血瘀证）

理：（证属）①营卫不从，逆于肉里，乃生痈肿；②湿热下注，瘀阻脉络，结聚成核，如梅核丹（结节性红斑）；③寒凝络痹，气血不能贯注，如脉痹（脉管炎）；④阳气不足，不能达于肢末，气血运行不利，则手足发绀，如雷诺征；⑤风寒湿邪阻络，气血痹滞不行，如皮痹（硬皮病）；⑥瘀血阻于经络，营卫之气不宣，血不养肤，风从内生，而致风痦瘰、风瘙痒，日久发作；⑦瘀血不去，新血不生，斑秃日久不长；⑧酒渣鼻，病程日久，热血因寒而凝。

（症见）舌质紫黯或有瘀斑，脉细涩。

法：活血化瘀，通络行痹。

方：①和营消肿汤；②通络活血方；③当归四逆汤；④阳和汤；⑤独活寄生汤；⑥活血祛风汤；⑦通窍活血汤。

药：归尾、赤芍、川芎、桃仁、红花活血化瘀；牛膝、泽兰、茜草、王不留行行血破瘀；黄芪补气，青皮、香附行气，气行血亦行；肉桂、桂枝、独活、地龙温经通络。

11. 滋阴降火（用于阴虚证）

理：（证属）①肾阴不足，水亏火旺，阴虚内热，见于红斑狼疮阴虚型；②毒热伤阴，如寻常性天疱疮、疱疹样脓疱病等；③阴虚火盛，郁于经络，面现黑斑（黄褐斑或黑变病）。

（症见）面颧潮红，脸起红斑，或起黑斑或身起大疱、疱疹，舌绛苔光，脉细数。

法：滋阴降火。

方：①知柏地黄汤加味；②增液解毒汤；③知柏地黄丸、大补阴丸。

药：知柏八味加青蒿、龟甲、鳖甲、女贞子、墨旱莲滋肾清热；生地、玄参、丹皮、赤芍凉血清热；麦冬、石斛、天花粉滋阴增液；金银花、连翘、甘草清热解毒。

12. 滋阴除湿（用于阴伤湿恋证）

理：（证属）渗水日久，伤阴耗血，如亚急性或慢性湿疹。

（症见）舌淡苔光，脉沉细。

法：滋阴除湿。

方：滋阴除湿汤。

药：生地、玄参滋阴清热，当归、丹参养血和营，茯苓、泽泻除湿而不伤阴，白鲜皮、蛇床子除湿止痒。

13. 温肾壮阳（用于阳虚证）

理：（证属）①肾阳不足，阳气不达肢末，肢端发绀，常见于红斑狼疮、硬皮病等；②肾阳虚，水气上泛，肾之本色显露于外，而现黧黑斑（黑变病），或阿狄森病、黑毛舌等。

（症见）面色㿠白，腰酸腿痛，畏寒肢冷，舌淡而胖，尺脉细弱。

法：温肾壮阳。

方：肾气丸、右归饮。

药：在上方基础上加用淫羊藿、仙茅草、胡芦巴、巴戟天、菟丝子等温肾壮阳之品。

（二）善从风湿热辨治皮肤病，创立三法三方

在致病因素中，朱仁康认为与疮疡皮肤病有关的，以风湿热邪为主，诸邪包括内外两方面，应审证求因，辨证论治。朱老善从风湿热辨治皮肤病，其临床常用方及经验方也以清热类、消风类、除湿类应用最多。据此朱老创立凉血清热、搜风清热、滋阴除湿三法，及其代表方皮炎汤、乌蛇驱风汤、滋阴除湿汤，流传应用甚广。

1. 开拓温病治法，凉血清热皮炎汤

朱仁康教授继承"心得派"以温病理论论治疡科的传统，将其发扬拓展，主要用于辨治皮肤病，创新并系统完善了卫气营血理论在皮肤科的应用。朱老尤善从血论治，依据《灵枢·邪客》"营气者，泌其津液，注之于脉，化以为血，以营四末，内注五脏六腑"，将有关皮肤病的病理变化分为血热、血虚、血瘀、血燥四类。朱老根据叶桂"卫之后方言气，营之后方言血"的温病学说，参考银翘散、白虎汤、清营汤、犀角地黄汤、竹叶石膏汤等，明其治法方义，结合皮肤科临床实践经验，创制皮炎汤。本方凉血清热解毒，初创用于药物性皮炎，疗效显著。

皮炎汤创立之后临床应用范围不断扩大，出现了很多发扬和创新，尤其用于以热为主的炎症性皮肤病，皮损多表现为红、肿、灼热之斑疹等，这也符合朱仁康教授提出的皮损辨证思想。从皮损辨证角度，皮损色红多为热入营血征象，治以清热凉血为法，皮炎汤可用于湿疹、皮炎、银屑病、红皮病、玫瑰糠

疹、紫癜等炎症性皮肤病。

2. 风邪久羁化热，搜风清热用乌蛇

临床表现为游走不定，如倏起倏消的荨麻疹，起病突然的过敏性皮炎，发于头面部的脂溢性皮炎等，朱仁康常从风辨治，包括凉血消风、养血消风、活血祛风、消风清热、搜风清热、固卫御风、息风养血、健脾祛风等治法，其中搜风清热法最具特色，拟有乌蛇驱风汤。

慢性顽固性瘙痒，临床棘手，如慢性荨麻疹、泛发性神经性皮炎、皮肤瘙痒症、扁平苔藓、结节性痒疹、皮肤淀粉样变等皮肤病。这些皮肤病虽临床表现不同，但朱仁康认为治疗的核心问题都是要解决顽固性瘙痒，他提出辨证应为风邪久羁，郁而化热，风湿热蕴伏于肌腠之间，治以搜风清热为法，创立乌蛇驱风汤，异病同治，每奏良效。搜风清热法的特点是先用虫类药搜剔隐伏之邪，常用药为乌蛇、蝉蜕、僵蚕，然后重用祛风药以疏风透邪，常用荆芥、防风、白芷等。

3. 阴虚兼有湿滞，滋阴除湿两不悖

朱丹溪《丹溪心法》卷一云："湿有自外入者，有自内出者，必审其方土之病源……须对症施治，不可执一也。"朱仁康教授临床从内外两方面论治湿邪，祛湿法有利湿、化湿、燥湿、渗湿之分，湿重宜燥宜化，湿轻宜利宜渗，包括利湿清热、健脾化湿、清热燥湿、淡渗利湿、滋阴除湿等。其中滋阴除湿法及其所创滋阴除湿汤最能体现他的学术特色。

朱仁康教授辨证精准灵活，善抓主要矛盾，因时而变，因势利导，用动态发展的观点看待疾病矛盾的转变，这集中体现在朱老创制的滋阴除湿一法。治疗湿疹，特别是滋水淋漓、反复发作的患者，一般医家辨证不离湿，多用苦寒利湿或淡渗利湿法。朱老认为此时病情日久，阴液已伤，证属阴伤湿恋，主要矛盾在于滋阴可以助湿，利湿可能伤阴。他创制滋阴除湿汤，标本兼顾，滋渗并用，使湿去而无伤阴之弊，阴复而无助湿之嫌，并行不悖。

（三）善从脾胃辨治皮肤病，创制苍术膏

朱仁康教授辨治皮肤病重视内因，强调脏腑在疾病中的作用，尤重视脾胃学说，并擅长以此为指导治疗皮肤病。经云："诸湿肿满，皆属脾。"对于湿邪引起的皮肤病，朱老多责之于脾胃，重视调理脾胃功能。临床上表现为水疱、丘疱疹、浸渍、糜烂等有渗出倾向的皮损，多从脾胃着手，应用健脾利湿、温阳健脾、芳香化湿等法，由此创制了健脾除湿汤、芳香化湿汤、小儿化湿汤等经验方。朱老提出角化性皮肤病的病机多属内湿外燥，由此创制朱氏苍术膏，别

具一格，与众不同。

朱仁康教授总结历代经验，并结合自身临床实践，认为角化性皮肤病多属内湿外燥，病机为脾不能为胃行其津液输布全身所致，所创朱氏苍术膏，以健脾助运为法，以输布津液。方中苍术祛风燥湿健脾，当归、白蒺藜养血消风，临床用以治疗毛发红糠疹、毛发苔藓、掌跖角化症、鱼鳞病、特应性皮炎、肥厚性慢性湿疹等角化类皮肤病。

（四）衷中参西攻关银屑病，研制克银方

朱仁康教授认为银屑病实际是由各种病因，导致毒热内伏营血而致"血热"，治疗以清热凉血为主。"血分有热"实际是由气分有热，郁久化毒，毒热波及营血所致。他临床数十年，发现清热解毒法治疗银屑病，疗效较好。朱老采用清热解毒法，着重清泻气分毒热，气分毒热得以清泻，波及营血之毒热随之消减，故可以治"血热风燥证"。而"血虚风燥证"是毒热未尽，阴血已伤，此时徒清热解毒则有苦寒化燥之弊，反而更伤阴耗血；如仅滋阴养血润燥，恐敛邪使毒热难解，故滋阴养血润燥与清热解毒并用，攻补兼施以治之。

朱仁康教授鉴于西医抗肿瘤药物治疗银屑病有效，但副作用较大。取意于此，他选择一些既有清热解毒作用，同时又有抗肿瘤作用的中草药，再根据中医理论辨证组方，组成"克银方"，副作用小，疗效好，为中医治疗银屑病开拓了新途径，为中西医结合治疗皮肤病提供了思路。1984年克银方获得卫生部甲级成果奖，并转让给北京中药五厂制成"克银丸"，得以广泛应用于临床，是国内中医药治疗银屑病领域最早成功转化的科技成果。

1. 克银一方

组成：土茯苓、忍冬藤、北豆根、板蓝根、草河车、白鲜皮、威灵仙、甘草。

治法：清热凉血，祛风解毒。

主治：血热风盛型银屑病。

方解：方中土茯苓甘淡而平，有解毒消肿作用；忍冬藤、北豆根、板蓝根、草河车、白鲜皮均为苦寒之品，为清热解毒之要药；威灵仙性味辛温，辛能走表，温能通络，可以引经达表以清解塞于肌肤之毒热，此外在苦寒药中配威灵仙一味，以其辛温监制苦寒伐伤之弊；生甘草既能清热解毒，又能调和诸药。

2. 克银二方

组成：生地、玄参、丹参、麻仁、大青叶、北豆根、白鲜皮、草河车、连翘。

治法：养血润燥，清热解毒。

主治：血虚风燥型银屑病。

方解：方中生地甘苦寒，能清热凉血，养阴生津；丹参苦微寒，能活血养血；玄参甘苦咸寒，能清热养阴解毒；麻仁润肠通便，滋养补虚。这四味药相合主要取其滋阴养血润燥作用。大青叶、北豆根、白鲜皮、草河车、连翘性味苦寒，主要能清热解毒。以上两组药物，驱邪而不伤正，扶正而不恋邪。

3. 克银三方

组成：土茯苓、北豆根、草河车、白鲜皮。

治法：凉血清热解毒。

主治：血热风燥型银屑病。

方解：克银三方由克银一方精简而来，去忍冬藤、板蓝根之寒，威灵仙之温，甘草之缓，仅余四味药。土茯苓、白鲜皮、草河车均用30g，北豆根10g，虽药味减少，但药量增加，取药精力宏之意，也为便于推广，而后广安门医院第一个转让成果"克银丸"的组成便是克银三方原方。

4. 克银四方

组成：生地、玄参、丹参、麻仁、北豆根、苦参。

治法：滋阴养血润燥，兼以清解。

主治：血虚风燥型银屑病。

方解：克银四方由克银二方精简而来，去掉原方中大青叶、白鲜皮、草河车、连翘四味苦寒直折之药，保留生地、玄参、丹参、麻仁四味重在滋阴养血润燥，佐以北豆根与苦参清解。因此克银四方已从克银二方的养血润燥与清热解毒并重之法转为重用滋阴养血、辅以清解之法。

克银方常用的基础方由土茯苓、草河车、白鲜皮、北豆根组成，原始处方中北豆根为山豆根，因其毒性较大改为北豆根，北豆根也有一定毒副作用，故临床应注意使用。本方是朱老根据抗肿瘤药物能治银屑病的报道，在中医辨证论治的基础上，加用抗癌中草药，组成克银方，用于临床，每获满意疗效。《本草纲目》十八卷草部记载土茯苓能治"恶疮痈肿"，山豆根经现代研究显示也具有抗癌作用。本方剂可作为治疗银屑病的基础方剂，根据患者具体病情及辨证分型，灵活配伍其他方剂和药物。

（五）庄国康法法配伍，立重镇搜风法治疗顽固瘙痒性皮肤病

庄国康教授治疗皮肤病的立法特点是"法法配伍，复方用药"。他确立了很多皮肤病的治疗法则，如疏风清热法、养血润燥法、健脾除湿法、凉血活血法、活血通络法、重镇搜风法等 10 余种，每个治法庄老都有一些相应的常用药物，如活血的丹参、降香、当归、川芎、茜草、三棱、莪术等；滋阴的天冬、麦冬、石斛、黄精、玉竹等。庄老临诊时根据辨证情况，抓住病证主要矛盾，应用上述各法，相互组合，并配伍使用各法相应的药物，即进行法与法之间的配伍，从而组成方药。庄国康教授所创重镇搜风法及重镇活血汤，最有特色。

庄国康教授认为痒必夹风，尤其顽固性瘙痒患者，病程缠绵，易导致情志失调，肝失疏泄，心神浮越，故治疗应重潜搜风。其所创重镇搜风法主要用于瘙痒引起的血虚风燥、心神不宁证，治则为重镇潜阳、平肝息风、安神镇心、搜风止痒。方用重镇汤，由灵磁石、代赭石、生龙骨、生牡蛎、珍珠母、生石决明、紫贝齿等金石、介壳类中药组成。剧烈瘙痒日久，搔抓无度，血脉流通不利，皮肤增生肥厚，则兼有血瘀之证，二者又能相互影响，形成恶性循环。此时若单用养心安神，则瘀血不去，皮损仍在；若单用活血之法，则瘙痒不止，心神不安，病仍不除。庄老治以重镇安神，活血通络之法，创有重镇活血汤，即重镇、活血两法相应药物配伍而成。临床用于治疗皮肤瘙痒症、神经性皮炎、特应性皮炎、结节性痒疹、皮肤淀粉样变、嗜酸性粒细胞增多性皮炎、慢性湿疹、银屑病等皮肤病。

三、用药经验特点

朱仁康教授临证，用药精简，轻清见长。但他喜重用生地，人称"朱生地"。朱老遣方用药灵活圆通，不拘不泥，善于阴阳同调。

（一）药精量少，用药轻清见长

朱仁康教授治疗皮肤病，辨证精准，故临证遣方用药，药味精当，药量轻少，多用轻清之味，平淡无奇，却有四两拨千斤之效。朱老经验方及其常用方，组成药物多在 7~9 味之间。如滋阴除湿汤药仅 8 味，皮炎汤 9 味，而有些经验洗方仅 2~3 味药。朱老选用药物，多为平常之品，较少应用贵重、峻猛之味。他曾自述"值得一提的是我创制的皮炎汤……本方由三方组成，犀角地黄汤，摒弃贵重药犀角不用……"可见一斑。这些与其个人经历及学术渊源不无关系，朱老在江南生活工作半生，学宗无锡"心得派"，加之受温病学派影响甚深。

随着中医皮肤科从外科独立，既往的痈疽疔疮患者渐少，而发疹性皮肤病占了主要地位，病种繁多，形式各异。朱仁康教授精于辨证、重视内治、用药灵活的学术特点，非常适合这种疾病谱的变化，并卓有创新。以前文提及的苍术膏为例，仅苍术、当归、白蒺藜三味药物组成，制成膏剂，功在健脾燥湿、养血润燥，主治各种角化性皮肤病。朱仁康曾有验案，以苍术膏治疗13岁男孩毛发红糠疹1例，2个月即愈。本组方味简药轻，药物均为临床常用之品，但却能奏奇效。

（二）凉血滋阴，善于重用生地

朱仁康教授临床治疗皮肤病，喜用生地，且善于重用生地，往往用至30g或更多，一般与丹皮、赤芍配伍应用，用以凉血清热、活血散血。生地首载于《神农本草经》，性味苦甘而寒，甘寒入血，有清热凉血、养阴润燥之功。凡温病血热发斑者，与丹皮、芍药、犀角配伍组成犀角地黄汤治疗。朱老治疗皮肤病，尤其是皮损以红、肿、热为主的炎症性皮肤病，多重用生地，一般达30g以上，作为清热凉血的主药，且常与丹皮、赤芍二药配伍，取叶天士"热入血分，恐耗血动血，直须凉血散血"之意，最具代表性的是其自创皮炎汤。心主火、心经火旺、血热生风引起的皮肤瘙痒症、皮肤划痕症等病，朱老多用消风散化裁治之，也重用生地，以增强凉血清热之功。另一方面，朱老亦常用生地的滋阴润燥之功治疗皮肤病，如银屑病、重症药疹如见皮肤潮红、大量脱屑，则属血热生风、风燥伤阴之证，重用生地，并与玄参、麦冬、天花粉等配伍。其滋阴除湿汤亦重用生地，以防除湿而伤阴之弊端。

（三）辨证精准，用药灵活圆通

朱仁康教授学宗《疡科心得集》，推崇高锦庭的学术思想。但他并不拘泥，参读《外科正宗》《外科证治全生集》《医宗金鉴·外科心法要诀》等外科专著，兼收并蓄，吸取精华。他重视内科理论的学习，研读《素问灵枢类纂约注》《伤寒论》《金匮要略》《温病条辨》《本草从新》等古籍。在皮肤科的临床实践中，理论联系实际，逐渐形成了辨证精准、用药灵活的学术特色，并创新了很多治法方药。

朱仁康临证组方，配伍圆通，用药灵活。这不但和他辨证的精准直接相关，更能体现其重视人体、疾病、药物之间阴阳调和的思想，所谓"阴平阳秘，精神乃治"。朱老所创苍术膏主治的角化性皮肤病，表现为皮肤角化、干燥等，外燥为标；病机实为脾不能为胃行其津液输布全身所致，内湿是本。选苍术祛风燥湿健脾，脾健津液运行输布正常，内湿去；当归、白蒺藜养血润燥，除外燥，标本兼治，阴阳调和，病可自愈。又如治疗银屑病红皮病等血热之证，朱老常滋阴养血润燥与清热凉血并用，攻补兼施。尤其是龟甲、鳖甲等峻补真阴之品，朱老常放手应用于年老体弱者。

滋阴除湿法最能体现朱仁康教授阴阳调和的用药特色。对于临床阴伤湿恋的病证，滋阴易助湿，祛湿必耗阴，用药实难两全。朱老创制滋阴除湿汤，滋阴、除湿药共用，补泻同施，正邪兼顾。皮癣汤是朱仁康教授所创，功在凉血润燥、祛风止痒，主要用于治疗泛发性神经性皮炎、皮肤瘙痒症、丘疹为主要表现的湿疹（血风疮）等皮肤病。方中以苍耳子、当归佐制诸药寒凉之性，黄芩、苦参、苍耳子、白鲜皮、地肤子味皆苦，张元素有云"苦能燥"，但与生地、赤芍、当归、生甘草共用，刚柔并用，祛风而不燥，滋阴而不腻。皮癣汤药物组方仅9味，寒热并用，补泻同施。皮炎汤是朱仁康根据叶桂卫气营血的温病理论，结合皮肤科临床实践而创制的，源于银翘散、白虎汤、清营汤、犀角地黄汤，体现了朱老既抓主证，又防传变的用药思路。

四、外用药物研究

朱仁康教授治疗疮疡皮肤病，不但重视内治，也不忽视外治，主张内治外治相结合。朱老师从无锡章氏外科，外科丹药的炼制是章氏的一大特色。其师章治康思想开明，朱老得益于师传口授，不断实践，反复试验，掌握了多种膏、丹、丸、散、水、酒等的配方工艺，以章氏外用药为基础，制出了多种疗效确切的皮肤科外用药。朱仁康临证外治剂型丰富，对于传统膏丹丸散的应用有着丰富的经验。《朱仁康临床经验集》总结记载了他创制和常用的外用药物，分为软膏、硬膏、散剂、擦药、泡洗药等几大类，合计78种，详细论述了其配方、制法、功用、主治和用法。其中玉黄膏、五倍子膏、湿毒膏等至今仍在广安门医院皮肤科临床中使用，也为后世皮肤科的外治法临床应用和研究提供了宝贵经验。

朱仁康教授非常重视讲究红升丹、白降丹的炼制火候，火候太过则丹药发黑，弃之无用；火候不足则丹药发黄，功效不著。必须滴水成珠，方是火候到的征候，这时下丹，才能熬成乌黑光亮。朱氏应用升丹类药的经验丰富，尤善用五五丹。如治疗痈已溃，脓尚不多，用重升丹撒疮口上，或用药捻插入疮口内，提脓去腐。待脓腐渐清，改用五五丹拔毒生肌。而手部疔疮已化脓时，主张及早切开排脓，切开后插五五丹药捻，提脓拔毒。对血栓闭塞性脉管炎溃后腐肉不脱，常外掺五五丹少许，外盖凡士林纱条及敷料。

另外本流派张作舟教授，不但精于内调，更擅外治，在皮肤病外治法及外用药制剂等方面有深厚的功力，著有《皮肤病中医外治法及外用药的配制》。张老认为皮肤病的治疗不同于内科杂病，既要注重内治以调理脏腑，也要强调外治以改善皮损。有些皮肤病，如部分真菌性皮肤病、急性湿疹、接触性皮炎等，只需单纯用外用药，即能收到良好的治疗效果。张老致力于剂型改革，他认为传统中药软膏的制作最早是利用动物脂肪和植物油做基质，其渗透性虽好但易腐败氧化而变质，不易保存，且涂展性差；近代改用凡士林作基质不易变质，涂展性亦好，但凡士林基质渗透性差，不利于药物的吸收，涂在皮肤上容易形成一层不透气的薄膜，使皮肤之渗液不易排除而趋于恶化，而且易污染衣物，影响美观。软膏是皮肤科最常用的剂型之一，若能改善其药色、粗糙、黏腻、油污等缺点，不仅可以提高疗效，还可起到护肤驻颜的作用。张老查阅了大量文献资料，结合现代科学知识，亲自动手进行实验研究，提出中药乳膏制剂原理，并摸索出一套制作方法，配制出一系列治疗皮肤病的有效外用药物，取得满意疗效。

五、衷中参西思想

北京广安皮科流派自其创建者朱仁康教授伊始，便无门户之见，吸收各流派精华为其所用，对于西医亦是包容互鉴，主张"中西医兼收并蓄，融会贯通"。本流派庄国康和许铣教授是皮肤科"西学中"的代表人物，是中西医结合思想的践行者。

（一）朱仁康"病证结合，中西互参"

皮肤病与内科疾病不同，疾病种类繁复。中医治病以"证"而立法，临床往往重视辨证而弱化辨病的重要性。而对于外科疾病，尤其是皮肤科来讲，辨病与辨证同样重要。清代徐灵胎《兰台轨范·序》中所述："欲治病者，必先识病之名，能识病名而后求其病之由生，知其所由生……"强调了识病名的重要意义。高锦庭《疡科心得集》卷上《疮疡调治心法略义》曰："凡治痈肿，先辨虚实阴阳……又当辨其是疖、是痈、是疽、是发、是疔等证，然后施治，庶不致于差谬。"

目前西医对皮肤疾病命名已有 2000 余种。对于现代中医皮肤科医生来说，充分掌握西医诊断，再利用中医的治疗方法，临床上辨病与辨证相结合，将中医与西医的各自优势有机地结合在一起，可取得更好的临床疗效。作为北京广安皮科流派的创始人，朱仁康教授受高氏既辨证又辨病思想的影响，认为西医治病，着重辨病，中医治病，着重辨证，两者应互相参验。他认为可以先明确西医诊断，再从中医辨证，病证同辨是做好中西医结合工作的重要环节。

朱仁康教授是中国中西医结合的倡导者之一，他先从中西病名对照入手，20世纪30年代发表的《外科新论》及20世纪50年代撰写的《实用外科中药治疗学》，都采取了中西病名对照、中西学说互参的方式。如《实用外科中药治疗学》论疖："外证中最轻而很容易治好的是疖，疖为皮肤毛囊及皮脂腺周围的一种局限性炎症。病原为葡萄球菌，侵入毛囊或皮脂腺周围而起。"

由于历史条件和学术理论不同，中西医皮肤病的病名各不一致是客观存在的。中医皮肤病是前人对疾病认识的经验总结，有一定的治疗原则，有专方甚至还有专药，大有可取之处。西医对皮肤病的认识，不仅从形态变化去观察，还辅以解剖、病理、生化等检查方法，比较系统深入，有很多长处。因此，在辨病方面亦应互参。唐容川所著《中西医学汇通》对朱仁康启发很大，认为中西医汇通很有必要，应兼收并蓄。他在20世纪30年代所著《中西医学汇综》一书，提出"中西医不可偏废，允宜兼收并蓄，取长补短，融会贯通，共冶一炉"，极力主张中西医携手合作，后又在其主编的《国医导报》中重申此观点。

中西医皮肤病辨病互参是个复杂问题，不能一概而论。朱仁康认为应本着求同存异、取长补短的原则，根据不同情况灵活掌握。有些皮肤病中西医认识大体是一致的，如白疕与银屑病、瘾疹与荨麻疹、缠腰火丹与带状疱疹，辨病并不困难；有些皮肤病中西医认识不尽相同，如中医的鹅掌风大致包括西医的手癣、手部皲裂性湿疹等病；西医的湿疹也包括中医的浸淫疮、旋耳疮、湿疮、肾囊风等病，应当辨病互参，详加推敲；有些皮肤病如西医的系统性红斑狼疮、复发性发热性结节性非化脓性脂膜炎，中医无此病名，辨病则应从属西医，治疗上发扬中医特长，不仅可以提高临床疗效，而且也能丰富中医皮肤科内容。在这方面，朱老在《朱仁康临床经验集》里对近50个皮肤病种，均按西医皮肤病病名加以整理，在"论治"和"按语"中均指出相应的中医皮肤病病名并详加论述，从而较好地反映出朱老的临床经验，便于中西医医师学习掌握。

在临床诊疗工作中，朱仁康既遵循中医辨证论治的基本原则，以辨证为主，同时又吸收现代医学的理论学说，衷中参西，提高了临床组方用药的针对性及整体性。朱老遣方用药在辨证论治的基础上，吸收现代医学病理和药理等方面的科研成果，做到西为中用。朱老治疗各种疣类的经验方去疣二号方、去疣三号方中，含有现代药理证实具有抗病毒作用的马齿苋、大青叶、紫草等清热解毒中药，取得了较好的疗效。又如银屑病，朱老鉴于西医抗肿瘤药物有效，但副作用较大，选择一些既有清热解毒作用，同时又有抗肿瘤作用的中草药，创制"克银方"，为中医治疗银屑病开拓了新途径，为中西医结合治疗皮肤病提供了思路。

（二）庄国康"中西结合，优势互补"

庄国康教授是中西结合思想的践行者。在临床中，庄老认为，中医重视整体观，强调调动机体抗病能力，对患者体质症状、饮食起居、环境影响等综合分析，得出"证"的概念。如皮肤病的风热证、湿热证等，以"证"为核心采用相应的理、法、方、药。西医较重视局部器官功能的变化，观察疾病的病原、病理等各种变化。中医重"辨证"，西医重"辨病"。现代中医皮肤科医生在临床中，应充分掌握两者优势，取长补短，有机结合，发挥各自的优势，以取得更好疗效。

1. 皮肤科辨病与辨证形式

庄老总结多年中西医结合治疗皮肤病的临床实践，提出皮肤科辨病与辨证有下列几种形式。

（1）西医辨病诊断为主，结合中医辨证治疗：这是目前最常见的一种模式，西医诊断明确后，再根据患者症状体征等辨证分型，给予相应的治法方药。如西医诊断为过敏性紫癜，根据中医辨证可分为血热妄行、脾不统血和气不摄血等型，投以活血化瘀药物，配伍化斑汤、归脾汤和补中益气汤化裁。

（2）中医辨治"证"为主，结合西医辨病：无论西医诊断为何病，异病同治，根据患者所辨之证，辨证治疗。如暗紫斑疹，肌肤甲错，梅核硬结，舌质暗紫、瘀斑，脉细涩数等表现为瘀血证的患者，西医辨病可能诊断为紫癜、疣赘、结节性红斑等，但均用活血化瘀方剂，如通窍活血汤、治疣汤、通络方等取效。

（3）"舍证从病"与"舍病从证"：临床上遇到证和病有些矛盾或无所适从时，就要"舍证从病"或"舍病从证"。例如有些系统性红斑狼疮的肾型患者，查尿蛋白（+++）~（++++），如果患者无明显自觉症状，这时就应舍证从病予以施治。而有些皮肤病，西医长期诊断不明确，但是根据中医辨证，又可以立法处方，这时就应舍病从证来治疗。

2. 中西医结合治疗形式

庄老认为，从皮肤病治疗的角度，中西医的结合又可有以下几种形式。

（1）中西医治疗配合，减毒增效：吸取中西医在防治手段上各自的长处，补其短处，充分发挥机体和药物的效能，减少不良反应。如活动期系统性红斑狼疮患者，可先使用糖皮质激素冲击量来控制病情，待各种症状控制后，根据病情逐步递减激素用量，患者经常会出现五心烦热、困乏无力、低热、胃纳欠馨等症状，配合中医滋阴清热、滋补肝肾方剂，中西医结合治疗有助于进一步消除症状，减少激素用量。

（2）中西医互相借鉴药物作用：西医用抗疟药来治疗盘状红斑狼疮，而中药青蒿具有抗疟功效，庄老借鉴于此，应用中医抗疟药青蒿来治疗盘状红斑狼疮，临床效果满意。此外应用抗癌中药治疗银屑病，应用抗病毒中药板蓝根治疗病毒性皮肤病等亦属此类。中药通过剂型改革，改变给药途径，提高药效，如中药注射液治疗皮肤病。同样应用西药维生素 B_{12} 和维生素 B_1 进行穴位封闭以治疗带状疱疹等。

庄国康教授在中西医结合思路指导下，对皮肤病的治疗用药方面，做了广泛、深入的探讨，积累了相当可贵的临床经验，在临床辨病、辨证治疗基础上，结合疾病病机特点及中药本身的性味功用，应用药理研究成果，针对性地选择对疾病的客观指标、病理改变等有明确治疗作用的中药。其中常用：红斑鳞屑性皮肤病选用抗肿瘤中药，如白英、蛇莓、龙葵、白花蛇舌草、北豆根、半枝莲、半边莲；红肿热痛性皮肤病选用抗感染中药，如马齿苋、败酱草、紫草、大青叶、板蓝根、木贼、香附、金银花；真菌性皮肤病选用抗真菌中药，如肉桂、黄精、丁香、藿香、佩兰、木香、白矾、冰片、五倍子；光化学治疗时选用增加光敏作用的中药，如白芷、补骨脂、独活、虎杖、苍术等。

（三）许铣"中西结合，融会贯通"

许铣教授西学中后，从事中西医结合治疗皮肤病数十年，奉行"相信中医，同时不离西医"原则。在诊断方面强调西医诊断和鉴别诊断的同时，从中医宏观及西医微观病理学两方面进行综合辨证；治疗上中西医并重，既强调中医辨证论治的重要性，同时综合考虑皮损的多重致病原因，给予相应的西医治疗。强调中西医结合，融会贯通。

1. 中西医对于疾病认识

许老认为，由于中西医的理论基础不同，使得两者在对于同一疾病的认识方面存在较大差异。中医理论强调整体观念，天人相应，将人体置于自然这一大环境中，对于疾病的认识也是从宏观角度，认为人体的各种变化与自然界的变化均有相应的关联。西医对于疾病的理解和认识来源于微观世界，初期以肉眼直接可见的解剖学为基础，现代对于疾病的研究已经到达基因水平，更注重细微改变所导致疾病的发生和发展。临床治疗的进展依赖于新的药物或新治疗手段的突破。

2. 中西医在临床中的优势及弊端

许老认为，中西医在临床中各有所长和所短。中医强调患者个体，在治疗每一例患者时首先看到的是"人"，其次是"疾病"，治疗从"证"出发，因此会有"同病异治""异病同治"，治疗方案较西医更为全面，重在改善症状，而对于疾病的致病因素、发展过程、预后转归的认识相对欠缺。西医对疾病的认识着眼于"疾病"本身，研究更为深入，目前已经到达分子水平。一旦发现致病因素，治疗药物和手段针对性很强，从而达到治疗疾病的目的。同时，西医对疾病的发展预后研究更为深入，通过大量流行病学的调查，对疾病的转归了解，但往往不能解决"不舒服""不好看"的问题，尤其是慢性病。且受药物研发的限制，西医治疗只能解决一部分问题，不能做到疾病的全面改善。另外，西医治疗以手术和药物为基础，手术后患者元气受损，术后并发症也难以避免；而药物的正向作用又多伴有一定的毒副作用，药物的依赖性、耐药性仍难以解决。

相比较来说，中医对于疾病的认识是以证候为基础，治疗的目的以解决患者"最不舒服"的症状为主，不仅仅在于治某一个病，而是同时兼顾到患者整体生活质量的提高。如黄褐斑患者，因其致病因素多样复杂，即使是西医目前最新的激光治疗技术，也不能解决复发的问题。同时许多黄褐斑患者亦合并有月经不调、情绪急躁、睡眠质量差等症状。激光治疗、防晒的同时配合中医针灸或者汤剂调理，使月经规律、情志条畅、生活质量提高，同时淡化色斑，延缓黄褐斑的复发。

3. 中西医汇融是中国临床医学发展的必然

许老认为，虽然中西医不能直接结合，但可以在临床中实现并存。"万物并存而不相害，万道并行而不相悖"。中医治疗疾病通过对于证候的全面认识，强调辨证施治的治疗方法，力求改善患者"最不舒服的"症状；西医通过对疾病病因的细微认识，治疗务求解除病因，两者相结合，方可达到最佳疗效。

在临床实践中，许老的治疗原则是辅助最小剂量的西药达到病因治疗的目的，而主要用中药来做到内外兼治，一方面改善患者体质达到平和状态，一方面纠正西药的一些副作用，以达到"减毒增效"的作用。同时，许老在应用西药时也将其视为一味中药，在配伍中药时，考虑到西药这味药物的"药性"，来平衡处方。如痤疮患者服用异维A酸，常规剂量会有口干的感觉，类似于中医的"燥"邪"伤阴"的表现，许老在配伍中药时会佐以一些滋阴的药物，如天花粉、知母。

4. 中西结合，心身兼顾

许老在临床中还十分强调与患者的心理、精神上的交流，不忽略患者的精神状态。药物只能给予患者身体上的帮助，而患者和家属也十分需要精神上的支持。尤其是皮肤病患者，如银屑病、白癜风患者多有较大的心理负担；慢性湿疹、神经性皮炎类患者，因疾病反复发作，瘙痒难忍，生活质量下降，情绪波动较大，性格多急躁焦虑。这就需要医生与患者多一些交流，告知患者疾病的转归预后情况，给予必要的心理安慰，一方面建立患者信心，一方面患者对医生和治疗信任度更高，对治疗起到促进作用。

（崔炳南　杨佼　徐晨琛）

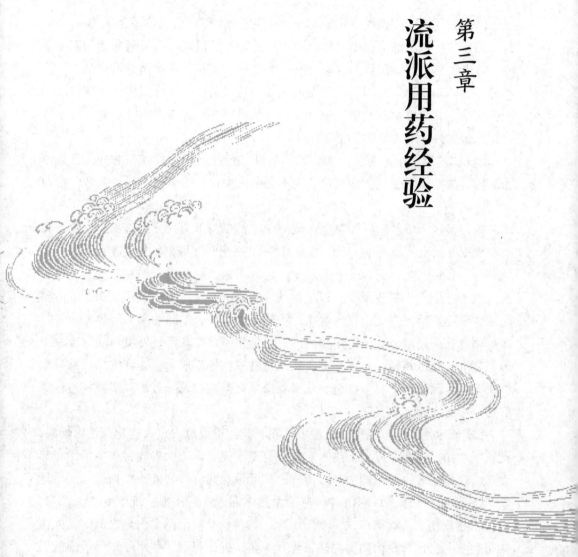

第三章

流派用药经验

第一节　清热类药

生地黄
《神农本草经》

【一般认识】生地黄入药最早以干地黄之名见于《神农本草经》卷一："味甘，寒。主折跌绝筋，伤中。逐血痹，填骨髓，长肌肉。作汤除寒热积聚，除痹。生者尤良。久服轻身，不老。一名地髓、生川泽。"生地黄是清热药，可清热凉血、养阴生津。常用于治疗温病热盛，热入营血，火盛阴伤证。现代医学研究表明，其有降血糖、增强免疫功能、抗胃溃疡、促进造血、止血、降压等作用，是皮科常用的清热凉血养阴药。

【皮科应用】生地黄甘、寒，归心、肝、肾经。本品甘寒入血分，善于凉血养阴。温病学派卫气营血理论认为本品善入营血，清营分之热，有清营凉血之用。

朱仁康认为皮肤病红肿热痛、斑疹隐隐，多与阳明气分热盛及热入血分有关，根据叶天士《温热论·卫气营血看法》"在卫汗之可也，到气才宜清气，乍入营分，犹可透热，仍转气分而解……至入于血，则恐耗血动血，直须凉血散血"的治疗原则创制皮炎汤，以生地黄、石膏为君药，生地黄用至30g以清营凉血，配伍赤芍、丹皮，直入营血，清热凉血散瘀。本品性寒可清热凉血，甘寒养阴无伤阴之虞，临床应用颇为广泛，适用于血热蕴毒，外发肌肤，或外受风热毒邪，热毒相搏，充斥腠理所致的急性炎症性皮肤病，如红皮病、系统性红斑狼疮、天疱疮、多形红斑、玫瑰糠疹、结节性红斑、过敏性紫癜、急性荨麻疹、银屑病等。

【配伍应用】用本品配伍玄参、连翘、黄连治温热病热入气营，壮热烦渴；配伍水牛角、赤芍、丹皮治热入血分，身热发斑；配伍大青叶、水牛角治身热发斑，色紫暗者；配伍侧柏叶、荷叶、艾叶治血热妄行之吐血、衄血；配伍地榆治血热便血、尿血；配伍益母草治血热崩漏或产后出血；配伍麦冬、沙参、玉竹治热病伤阴，烦渴多饮；配伍山药、黄芪、葛根治阴虚内热之消渴；配伍知母、麦冬、地骨皮治阴虚内热，骨蒸潮热；配伍青蒿、鳖甲、知母治温病后期，余热未清，邪伏阴分之夜热早凉；配伍玄参、麦冬治阴虚肠燥便秘。

【剂量要点】生地黄15~30g，鲜生地黄30~60g，水煎服。鲜生地黄味甘、液多、色白，专长清火凉血，凡邪热内耗营分，胃阴耗竭者，用之极宜。鲜地黄生津凉血胜于生地黄；生地黄滋阴凉血胜于鲜地黄，且不寒不腻，为阴虚血亏平补之品。

【各家论述】《汤液本草》卷三：生地黄，手少阴，又为手太阳之剂，故钱氏泻丙与木通同用，以导赤也。诸经之血热，与他药相随，亦能治之。溺血、便血亦治之。

《本经疏证》卷二：地黄之用在其脂液，能荣养筋骸血络，干者枯者，能使之润泽矣。进乎此，则因干枯而断者，得润泽而仍能续，故地黄之用不在能通而在能养。盖经脉筋络干则收引，润则弛长，是养之即所以续之。

【常用方剂】皮炎汤、滋阴除湿汤、利湿清热方、白疕一号方、凉血消风散、止痒息风汤、增液解毒汤、皮癣汤、风癣汤等方。

牡丹皮
《神农本草经》

【一般认识】牡丹皮入药最早以"牡丹"收载于《神农本草经》卷二，又名"鼠姑、鹿韭"，列为中品，云："主寒热中风，瘛疭惊，惊痫邪气，除癥坚，瘀血留舍肠胃，安五脏，疗痈疮。一名鹿韭，一名鼠姑。生山谷。"牡丹皮是清热药，可清热凉血、活血化瘀。常用于热入营血，温毒发斑，吐血衄血，夜热早凉，无汗骨蒸，经闭痛经，跌仆伤痛，痈肿疮毒等。现代医学研究表明，其有抑制炎症、解热、镇静、抗惊厥、抑菌、抑制血小板凝聚、镇痛、抗过敏、抗心脑血管缺血、抗动脉粥样硬化、抗心律失常、降压、调节免疫、保肝等作用。皮科常用于治疗血热兼有血瘀之证。

【皮科应用】牡丹皮苦、辛，微寒，归心、肝、肾经。本品苦寒，入心肝血分，善于清解营分实热，且辛行苦泄，有活血祛瘀之功。与其他清热凉血药相比，可凉可散，凉散并行，最适用于血热有瘀者，清热凉血而无凉遏之忧，散瘀行血而无伤阴之患。因其味苦辛寒，尤善于入血分清透阴分伏热，泻肾中相火，为治疗无汗骨蒸之要药。

临床治疗热入营血，温毒外发斑疹，血热吐衄，常配伍清热凉血之生地黄，行凉散之功，生地黄、赤芍、丹皮三药均入营分，是清营分血热的常用配伍；治疗温病后期，邪伏阴分，夜热早凉，热退无汗之骨蒸，取本品清热凉血，又兼清肾火之用，其味辛又善走，有助于透邪于阴分，达邪外出；治疗疮痈肿毒，本品辛寒苦泄，于清热凉血中又有散瘀消痈之功，疮疡肿毒有瘀者，常宜用此。

【配伍应用】用本品配伍水牛角、生地黄、赤芍治热入营血，迫血妄行所致发斑、吐血、衄血；配伍栀子、黄芩、大黄治温毒发斑；配伍大黄、大蓟、茜草根治血热吐衄；配伍鳖甲、知母、生地黄治无汗骨蒸；配伍生地黄、麦冬治阴虚内热；配伍桃仁、川芎、桂枝治血滞经闭、痛经；配伍红花、乳香、没药治跌仆损伤；配伍大黄、白芷、甘草治热毒痈肿疮毒；配伍大黄、桃仁、芒硝治瘀热互结之肠痈初起。

【剂量要点】常用剂量为6~10g，水煎服，或入丸、散。

【各家论述】《神农本草经疏》卷九：牡丹皮，其味苦而微辛，其气寒而无毒，辛以散结聚，苦寒除血热，入血分，凉血热之要药也。寒热者，阴虚血热之候也。中风瘛疭、痉、惊痫，皆阴虚内热，营血不足之故。热去则血凉，凉则新血生、阴气复，阴气复则火不炎而无因热生风之证矣，故悉主之。痈疮者，热壅血瘀而成也。凉血行血，故疗痈疮。

【常用方剂】皮炎汤、凉血清肺饮等方。

赤芍
《五十二病方》

【一般认识】早在《诗经·郑风》即有记载："维士与女，伊其相谑，赠之以芍药。"芍药入药首载于《五十二病方·睢（疽）病》："睢（疽）病，治白蔹（蔹）、黄蓍（耆）、芍乐（药）、桂、姜、椒、朱（茱）臾（萸），凡七物。"《本草经集注·草木中品》首次提及芍药有赤白之分，云："今出白山、蒋山、茅山最好，白而长大，余处亦有而多赤，赤者小利。"赤芍是一种清热药，有清热凉血、散瘀止痛之功。常用于治疗热入营血，温毒发斑，吐血衄血，目赤肿痛，肝郁胁痛，经闭痛经，癥瘕腹痛，跌仆损伤，痈肿疮疡。现代医学研究表明，其有抑制炎症、解热镇痛、镇静、抗血小板聚集、抗血栓形成、抗心肌缺血、改善微循环、护肝、抗胃溃疡、调节免疫、抗氧化、抗肿瘤、抗抑郁等作用。皮科取其凉血散瘀止痛之功，常用于治疗温热毒邪之斑疹，痈肿疮疡，肝经血分热证。

【皮科应用】赤芍苦、微寒，归肝经。与白芍相比，白补赤泻，白收赤散。白芍敛阴益营，主补无泻；赤芍散邪行血，破积泄降。赤芍苦寒，入肝经血分，与丹皮相比，更善于清肝泻火，泻血分郁热，故其除治疗温病邪毒之斑疹外，还可治疗肝经郁热导致的目赤肿痛、胁肋部疮疡肿痛。

治疗热入营血之斑疹紫暗，常用赤芍，清热凉血，散血中瘀阻之滞，行肝中郁结之气，配伍生地黄、丹皮共奏清热凉血、养阴生津、散瘀止痛之功；治疗肝经郁热之痈肿疔疮，本品走泄，凉血散瘀止痛，使结于疮疡之瘀血热毒得以行散，如治疗沿肝经循行的带状疱疹，可使用赤芍，使药力直达肝经，疏肝气、泄肝火，再配伍清热利湿之品，其效可收。

【配伍应用】用本品配伍生地黄、丹皮治温热病热入营血，斑疹紫暗者；配伍紫草、蝉蜕、甘草治温毒发斑，斑疹紫黑者；配伍生地黄、大黄、白茅根治血热吐衄；配伍荆芥、薄荷、黄芩治肝经风热目赤肿痛；配伍金银花、天花粉、乳香治热毒壅盛，痈肿疮疡；配伍柴胡、牡丹皮治肝郁血滞之胁痛；配伍当归、川芎、延胡索治血滞经闭痛经；配伍虎杖治跌打损伤，瘀肿疼痛。

【剂量要点】常用剂量为6~12g，水煎服。小剂量清热凉血，大剂量散瘀止痛。朱仁康治疗乳痈，常用至30~60g。

【各家论述】《得配本草》卷二：行血中之滞。通经闭，治血痹，利小肠，除疝瘕，泻血热，退目赤，消痈肿，疗痘毒。

《本草汇言》卷二：泻肝火，消积血、散疮疡。（治）目痛赤肿，血脉缠睛，痈疡肿溃，疮疹痛痒，或妇人癥瘕腹痛，月经阻滞，或痢疾瘀积，红紫不清。

【常用方剂】皮炎汤、增液解毒汤、消风清热饮、固卫御风汤等方。

紫草
《神农本草经》

【一般认识】早在《山海经·西山经》就有记载："劳山多茈草。"紫草入药首载于《神农本草经》卷二："味苦，寒。主心腹邪气，五疸，补中益气，利九窍，通水道。一名紫丹，一名紫芙（《御览》引云：一名地血。《大观本》无文）。生川谷。"紫草是清热凉血药，有活血解毒、透疹消斑之效，为皮科凉血透疹之要药。可治疗血热毒盛，斑疹紫黑，麻疹不透，疮疡，湿疹，水火烫伤等。现代医学研究表明，其有抗菌、消炎、抗病毒、抗过敏、抗肿瘤、保肝、止血、促进创面愈合等作用。本品内外皆可使用，外用制成膏剂、油剂，临床应用广泛。

【皮科应用】紫草甘、咸，性寒，归心、肝经。善于治温毒发斑，血热毒盛，斑疹紫黑者。本品咸寒，入肝经血分，能清热凉血、解温毒热盛，又善于活血，凉散并行，可达解毒透疹、活血消肿之效，如治疗过敏性紫癜、麻疹不透兼疹色紫暗、急性网状淋巴管炎、玫瑰糠疹等，皆可使用紫草清热活血、透疹消斑。

本品外用常制成膏剂、油剂，治疗疮疡、湿疹、水火烧烫伤有奇效，古今多验，且现代医学研究表明，其有抗炎、抗菌、促进创面愈合之作用。本品甘寒能清热解毒，咸寒能清热凉血，并能活血消肿。用本品治疗疮疡久溃不敛，正虚邪恋，可达托毒外出，敛疮之效，配伍养血活血之品，如生肌玉红膏；治疗皮炎湿疹，可清热活血透疹，配伍清热燥湿之药，制成紫草膏，外用于患处，温和滋润；紫草油对水火烧烫伤有奇效，其以麻油、黄柏、冰片等药调制而成，可收凉血消肿止痛之效。

【配伍应用】用本品配伍当归、苦参治过敏性紫癜；配伍牛蒡子治赤游丹；配伍麻油、黄柏、冰片治烧烫伤；配伍赤芍、蝉蜕、甘草治温毒发斑，斑疹紫黑者；配伍牛蒡子、北豆根、连翘治麻疹不透；配伍金银花、连翘、蒲公英治痈肿疮疡；配伍当归、白芷、血竭治疮疡久溃不敛；配伍黄连、黄柏、漏芦治湿疹；配伍大青叶、甘草治疗玫瑰糠疹。

【剂量要点】常用剂量为6~10g，水煎服。外用适量。此外，本品性寒而滑利，脾虚便溏者忌服。

【各家论述】《名医别录》卷二：主治腹肿胀满痛，以合膏，治小儿疮及面渣。

《本草纲目》卷十二：治斑疹、痘毒，活血凉血，利大肠。

《本草图经》卷六：治伤寒时疾，发疮疹不出者，以此作药，使其发出。

【常用方剂】紫草膏、紫草油、白疕一号方、去疣二号方等方。

连翘
《神农本草经》

【一般认识】早在《尔雅》卷十三就有记载："连，异翘。"连翘入药始载于《神农本草经》卷三："味苦，平。主寒热，鼠瘘，瘰疬，痈肿，恶疮，瘿瘤，结热蛊毒。一名异翘，一名兰花，一名轵，一名三廉。生山谷。"连翘是清热解毒药，有消肿散结、疏散风热之功。常用于治疗痈肿疮毒，风温初起，热淋涩痛等。现代医学研究表明，其有抗菌、抗氧化、抗肿瘤、抗炎、止痛、抗过敏等作用。皮科常取其消散痈肿结聚之功，治疗痈疮肿毒，故前人又称之为"疮家圣药"。

【皮科应用】连翘苦、微温，归肺、心、小肠经。本品苦寒，长于清泻心火，解疮毒，又能消散痈肿结聚，苦寒清降之性较强。经云：诸痛痒疮，皆属于心。连翘归心经，清泻心经火热，长于散结，适合各种疮痈肿痛。疮痈初起红肿未溃，连翘可散结消痈；疮疡脓出，红肿溃烂，连翘可托毒而出；痰火郁结，瘰疬痰核，连翘可清热解毒散结；治疗乳痈肺痈，其可散痈消肿。

本品既可清热解毒，又可疏散风热，凉散并行，清热又不凉遏。与金银花相伍，为治疗温病初起，外感风热之要药。若外感温热，温毒发斑，斑疹隐隐，热入营血，则应"入营犹可透热转气"，在外疏风散热，在内清热解毒，透疹消斑，可用于治疗紫癜、荨麻疹等。连翘又归心、小肠经，苦寒降泄，兼有清心利尿之功。治疗痈肿疮疡、温热发斑，同时清心利尿，导邪外出。

【配伍应用】用本品配伍皂角刺治疮痈红肿未溃；配伍牡丹皮、天花粉治疮疡脓出、红肿溃烂；配伍夏枯草、玄参、浙贝母治痰火郁结，瘰疬痰核；配伍蒲公英、紫花地丁、漏芦治乳痈肺痈；配伍大青叶、板蓝根、紫花地丁治疗血热毒盛，丹毒红肿；配伍薄荷、牛蒡子治外感风热或温病初起；配伍生地黄、玄参治温病热入营分；配伍车前子、白茅根、竹叶治湿热壅滞所致小便不利或淋沥涩痛。

【剂量要点】常用剂量为5~15g，水煎服，或入丸、散。治疗温病初起，清热解毒、疏风散热用量宜轻，为6~10g；治疗痈肿疮疡、瘰疬痰核，散结消肿用量稍重，为10~15g。

【各家论述】《神农本草经》卷三：主寒热，鼠瘘、瘰疬、痈肿、恶疮、瘿瘤、结热、蛊毒。

《得配本草》卷三：泻六经之血热，散诸疮之肿毒，利水通经，杀虫排脓。

《医学启源》卷十二：泻心经客热，一也；去上焦诸热，二也；疮疡须用，三也。

【常用方剂】皮炎汤、乌蛇驱风汤、增液解毒汤等方。

板蓝根
《神农本草经》

【一般认识】板蓝根作为药用最早以"蓝"之名，首载于《神农本草经》卷一，"味苦，寒。主解诸毒，杀蛊蚑、注鬼、螫毒。久服，头不白、轻身"，被列为上品。板蓝根此名的应用，最早见于《太平圣惠方》卷二十的虎掌丸方。板蓝根是清热药，有清热解毒、凉血利咽之功。常用于治疗瘟疫时毒，疮痈肿痛。现代医学研究表明，其有抗菌、抗流感病毒、抗肝炎病毒、解热、抗白血病、促进免疫功能、抗肿瘤、抑制血小板聚集等作用。在皮科被广泛应用于各种温毒发斑，疮疡肿毒。本品为大青叶的干燥根，二者功用相似，但大青叶偏于凉血消斑，而板蓝根偏于凉血利咽。

【皮科应用】板蓝根苦、寒，归心、胃经，善于清解实热火毒，又以解毒利咽散结见长，外感风热，温病初起，风热上攻于头面咽喉，常应用此药。

本品可上利头面咽喉，尤其适用于头面咽喉毒热壅盛之证。治疗温毒发斑，温热毒邪伤及气营，发于皮肤，外见斑疹，同时伴有高热，常使用此药配伍清热凉血之品，可清热解毒、凉血消斑。本品清热解毒，凉血利咽，临床上治疗表现为头面部的红肿、热毒上攻出现的咽喉肿痛，如痄腮、大头瘟疫、烂喉丹痧、丹毒等。李东垣创普济消毒饮用板蓝根，清热解毒、凉血利咽。

温病多为感受时疫之邪而发病，与病毒感染有密切关系，使用清热泻火凉血药的同时，要注意清热解毒的重要性。朱仁康用板蓝根注射液治疗扁平疣经验，证明其抗病毒疗效显著。

【配伍应用】用本品配伍金银花、连翘治外感风热或温病初起；配伍玄参、马勃、牛蒡子治风热上攻，咽喉肿痛；配伍生地黄、丹皮、紫草、黄芩治时行温病，温毒发斑；配伍黄连、黄芩、牛蒡子治丹毒、痄腮、烂喉丹痧、大头瘟疫、头面红肿兼咽喉不利；配伍马齿苋、紫草治疗扁平疣。

【剂量要点】常用剂量为9~15g，水煎服。

【各家论述】《阎氏小儿方论·药方》：治疮疹出不快及倒靥。

《本草纲目》卷十六：主寒热头痛，赤眼，天行热狂，疔疮，游风热毒，肿毒风疹，除烦止渴，杀疳，解毒药毒箭，金疮血闷，毒刺虫蛇伤，鼻衄吐血，排脓，产后血晕，小儿壮热，解金石药毒、野狼毒、射罔毒。

【常用方剂】白疣二号方等方。

生石膏
《神农本草经》

【一般认识】生石膏入药最早记载于《神农本草经》卷二："石膏，味辛微寒，主治中风寒热，心下逆气，惊喘，口干舌焦不能息，腹中坚痛，除邪鬼，产乳，金创。"生石膏是清热药，有清热泻火、除烦止渴之功。常用于治疗温热病邪在阳明经，气分热盛。现代医学研究表明，其有解热、促进血液凝固、抗病毒、抗炎、促进免疫、利尿、降血糖等作用。皮科常用其治疗阳明热毒发斑，如剥脱性皮炎、过敏性紫癜一类，以清泄阳明气分热盛。煅石膏外用有收敛之性，可用治溃疡不敛、湿疹、外伤出血等。

【皮科应用】生石膏甘、辛，大寒，归肺、胃经。寒能清热泻火，辛寒解肌退热，甘寒又可清泻胃火、除烦止渴，为清泻肺胃二经气分实热之要药。温病派善用石膏清泻阳明气分热盛，解肌发斑。斑疹乃皮肤科常见皮损，《温热论·辨斑疹》："凡斑疹初见，须用纸捻照看胸背两胁，点大而在皮肤之上者为斑；或云头隐隐，或琐碎小粒者为疹。"其病机可概括为"热传阳明而发斑，热入血分而出疹"，石膏入阳明经，能清泄阳明气分热盛，是治疗阳明发斑要药。治阳明热盛发斑之化斑汤，在白虎汤基础上配伍玄参、犀角，其意有二：一来用白虎汤，石膏、知母清阳明气分热盛，合仲景清阳明气分热盛之法；二来伍玄参、犀角意在清热凉血，表明发斑不仅只有阳明气分热盛，兼有血分之热，乃气血两燔。朱仁康治热毒发斑，常以清泄阳明热盛兼凉血为法，以石膏为君药，酌情配伍清热凉血之品，治疗剥脱性皮炎、过敏性紫癜、红斑狼疮发斑等。

煅石膏性味甘辛涩寒，外用有收湿、生肌、敛疮、止血之功。常用于治疗溃疡不敛、湿疹瘙痒、烧烫伤、外伤出血等，区别于生石膏清热泻火、除烦止渴之用。

【配伍应用】用本品配伍知母、甘草、粳米治阳明气分热盛之壮热烦渴；配伍玄参、犀角治温病发斑气血两燔；配伍竹叶、人参、麦冬治暑热初起或余热未清之气阴两伤；配伍麻黄、杏仁、甘草治邪热壅肺，咳逆喘促；配伍川芎、白芷治头痛；配伍黄连、升麻治胃火牙痛；配伍知母、生地黄、麦冬治胃热阴虚。

用于外科疮疡、烫伤、湿疹等，石膏煅用能敛疮生肌。治疮疡急性红肿热痛，可用生品配黄柏等以清热泻火解毒，如《证治准绳》卷五的拔毒散。若疮疡后期，溃后不敛，宜煅用，以加强收敛生肌之功，常配升药同用，如《医宗金鉴·外科心法要诀》的九一丹。配枯矾可治疗湿疹。用于烫伤可单用，或配黄柏等同用，以加强疗效。用于金疮出血，本品煅用能收敛止血，常配松香、珍珠等，以收口定痛、收敛止血。

【剂量要点】常用剂量为10~30g，水煎服，宜先煎。大剂量可用至60~120g，但应因个人体质病情而异，中病即可。

【各家论述】《得配本草》卷一：治伤寒疫症，阳明头痛，发热恶寒，日晡潮热，狂热发斑，小便浊赤，大渴引饮，舌焦鼻干，中暑自汗，目痛牙疼。

《本草备要》卷五：色赤如锦纹者为斑，隐隐见红点者为疹，斑重而疹轻。率由胃热。然亦有阴阳二证，阳证宜用石膏。又有内伤阴证见斑疹者，微红而稀少，此胃气极虚，逼其无根之火游行于外，当补益气血，使中有主，则气不外游，血不外散，若作热治，死生反掌，医者宜审。

【常用方剂】皮炎汤、增液解毒汤、凉血消风散、凉血清肺饮等方。

知母
《神农本草经》

【一般认识】知母入药始载于《神农本草经》卷二："知母，味苦，寒。主消渴热中，除邪气，肢体浮肿，下水，补不足，益气。一名蚔母，一名连母，一名野蓼，一名地参，一名水参，一名水浚，一名货母，一名蝭母。"知母是清热药，有清热泻火、滋阴润燥之功。常用于治疗热病烦渴，肺热燥咳，骨蒸潮热，内热消渴，肠燥便秘。现代医学研究表明，其有解热、抑制血小板聚集、降低血糖、抗炎、利尿、祛痰、抗菌、抗溃疡、抗癌等作用。皮科常取其清肺胃热邪、滋阴降火之功，治疗肺胃热盛，肾火不降之证，如肌痹、口疮、黧黑斑等。

【皮科应用】知母苦、甘，寒，归肺、胃、肾经。清热泻火，治疗阳明肺胃气分热盛，本品味苦、性寒、质润，苦寒能清热泻火除烦，甘寒能生津润燥止渴，常与石膏相伍，治疗阳明温热发斑，既助石膏清肺胃之热，又滋阴润燥，救已伤之阴津，达解肌生津止渴之效。二者相须为用，清热除烦生津之力尤强，为清阳明气分大热常用药对。朱仁康常用此药配伍石膏解肌消斑，治疗皮肌炎、剥脱性皮炎、过敏性紫癜等。

本品归肾经，可清肾脏之余火，又甘寒质润，能滋肾阴、泻肾火、退骨蒸，为治骨蒸潮热之要药。肾火上炎，阴虚火亢，水少火盛可致面部发为黧黑斑等症，此时多配伍知母，滋阴降火，使虚火得灭，肾水得复。本品质润有滋阴润燥之功，若兼见阴虚肠燥便秘者，可使用此药，使邪气有出路。

【配伍应用】用本品配伍石膏、玄参治温病气血两燔之发斑；配伍石膏、粳米、人参治疗阳明气分热盛之壮热烦渴；配伍黄芩、栀子、瓜蒌治肺热咳嗽，痰黄质稠；配伍贝母治阴虚燥咳，干咳少痰；配伍黄柏、地黄治阴虚火旺之骨蒸潮热、遗精、盗汗；配伍石膏、葛根治内热伤津，口渴引饮之消渴证；配伍生地黄、玄参、麦冬治阴虚肠燥便秘。

【剂量要点】常用剂量为5~10g，水煎服，或入丸、散。本品清热泻火宜生用，滋阴降火宜盐水炙用。

【各家论述】《本草汇言》卷一：知母，乃滋阴济水之药也。养肾水，有滋阴之功；泻肾火，有生津之效，故主阴虚不足，发热自汗，腰酸背折，百节烦疼，津液干少，咳嗽无痰，头眩昏倦，耳闭眼花，小便黄赤，是皆阴虚火动之证，惟此可以治之。又如伤寒邪热有余，烦渴引饮，目赤唇焦；若暑疟，热烦闷乱，口燥咽干，是皆内热火盛之证，惟此可以清之。又若阴火攻冲，使咽痒肺嗽；游火遍行，使骨蒸有汗；胃火燔灼，使消渴热中，舍知母其谁治乎？则滋阴降火，泻南补北，是知母之长技也。

【常用方剂】皮炎汤、凉血消风散等方。

玄参
《神农本草经》

【一般认识】玄参入药始载于《神农本草经》卷二："元参，味苦，微寒，主腹中寒热积聚，女子产乳余疾，补肾气，令人目明。"玄参又名元参，是清热凉血药，有滋阴降火、解毒散结之功。常用于治疗温热病，热病伤阴，痈肿疮毒等。现代医学研究表明，其有抑菌、抗炎、扩张冠状动脉、降压、保肝、增强免疫、抗氧化等作用。本品在皮科主要用于治疗各种痈肿疮毒，能泻火解毒、滋阴降火、软坚散结。

【皮科应用】玄参甘、苦、咸，微寒，归肺、胃、肾经。玄参清热泻火同时，又能滋阴，用于火热温热炽盛，又兼伤阴之证，能滋阴降火。本品咸寒入血分，若温热病，热入营分之身热夜甚、热陷心包之神昏谵语，或治温病热毒发斑，斑疹隐隐，可用玄参，清热凉血、滋阴降火。凡见火热盛兼伤阴而发皮疹皆可用此，如温热病发疹发斑，可凉血滋阴化斑，或治疗紫癜、荨麻疹、红斑狼疮、剥脱性皮炎属血热伤阴者，酌情配伍其他清热降火、滋阴之品，则火热可降，阴伤得复。

本品有泻火解毒、软坚散结之功，可治疗痈肿疮毒、瘰疬痰核。治疗痈肿疮毒，常配伍清热解毒之品。治疗热毒炽盛之脱疽、双下肢紫癜属血热炽盛者时，朱仁康喜用四妙勇安汤，一者，玄参走血分，可清热凉血；二者，热毒炽盛多有阴伤，玄参又有滋阴降火之功；三者，玄参泻火解毒之力也强，可清泄热毒。配伍清热解毒活血之品，效果颇佳。本品又可软坚散结，善消瘰疬痰核，朱仁康治疗面部痤疮或疔结，触之有硬结痰核者，每多使用玄参，取其咸寒软坚散结，再多配伍浙贝母、牡蛎之类等，其效可收。

【配伍应用】用本品配伍金银花、当归、甘草治热毒炽盛之脱疽；配伍浙贝母、牡蛎治痰火郁结之瘰疬痰核；配伍栀子、大黄、羚羊角治肝经热盛，目赤肿痛；配伍黄芩、连翘、板蓝根治咽喉肿痛，白喉；配伍生地黄、麦冬治阴虚火旺；配伍百合、生地黄、麦冬治肺肾阴亏，骨蒸劳嗽；配伍石膏、知母、升麻治温病发斑；配伍连翘心、竹叶心、莲子心治温病热陷心包；配伍生地黄、丹参、连翘治热入营分，身热夜甚。

【剂量要点】常用剂量为10~15g，水煎服。脾胃虚寒，食少便溏者不宜服用。

【各家论述】《本草纲目》卷十二：肾水受伤，真阴失守，孤阳无根，发为火病，法宜壮水以制火，故玄参与地黄同功。其消瘰疬亦是散火，刘守真言结核是火病。

【常用方剂】滋阴除湿汤、养血息风汤等方。

黄连

《神农本草经》

【一般认识】黄连入药首载于《神农本草经》卷一，被为上品："黄连，味苦寒。主热气目痛，眦伤泣出，明目，肠澼，腹痛下痢，妇人阴中肿痛；久服令人不忘。一名王连。生山谷。"黄连是清热药，可清热燥湿、泻火解毒。常用于治疗湿热阻于脾胃、大肠，心经热盛，胃热吐衄出血，痈肿疔毒，湿疹湿疮等。现代医学研究表明，其有抑菌、抗病毒、抗炎、解热、抗胃溃疡、保护胃黏膜、降血糖、强心、抗心律失常、降压、抗血小板凝聚、抗肿瘤、降脂等作用。皮科常用其治疗痈肿疮毒、湿疹湿疮、耳道流脓，取其苦寒直折，清热燥湿，泻火解毒之用。

【皮科应用】黄连苦、寒，归心、脾、胃、肝、胆、大肠经。本品大苦大寒，清热燥湿之力胜于黄芩，尤善于清泄中焦脾胃、大肠湿热，为湿热泻痢及湿热蕴于胃肠之要药；其又善于清泄胃火，泻热存阴；其清热泻火力强，尤善清心火，对心经热盛所致多种病证疗效较好。

黄连功善清泻心胃之火，兼有止呕消痞之功，治疗心火上炎之口舌生疮、烦热、不寐及胃火炽盛之呕逆等效果较好。心胃热炽，火毒上攻，可发为痤疮、痈肿、疖等火毒疮疡，配伍其他泻火解毒药，可解毒散结，对湿疹、痈疽疮毒等症疗效显著。若心经热盛，心火上炎，口舌生疮或心热下移小肠而出现心烦、小便淋沥，宜用黄连清心经热盛，使疮疡得去，小便得复；黄连清热燥湿之力也颇强，急性期湿疹，渗出较多时可用，内服外洗共收清热燥湿、泻火解毒之效；此外，本品苦寒清泄，善于清热泻火解毒，治疗邪火内炽，迫血妄行之出血，在皮肤表现为肌衄，及各种出血病证皆可配伍黄连，清泄火热。黄连生用功能清热燥湿、泻火解毒；酒黄连善清上焦火热，多用于目赤肿痛、口舌生疮。

本品外用，治疗痈肿疮毒，湿疹湿疮，耳道流脓，可制成软膏、洗剂外用，起清热燥湿、收湿敛疮、泻火解毒之用，使药物直达病所，如黄连膏、黄连解毒汤等。

【配伍应用】用本品配伍黄柏、黄芩、栀子治痈肿疔毒、湿疹湿疮；配伍竹叶、栀子治心经热盛或下移小肠；配伍黄柏、秦皮、白头翁治泻痢轻证；配伍木香治湿热泻痢，里急后重；配伍白芍、木香、槟榔治湿热痢疾、下痢脓血；配伍乌梅治下痢脓血日久；配伍葛根、黄芩治湿热泻痢兼表证发热；配伍厚朴、半夏、石菖蒲治湿热蕴结胃肠之呕吐泄泻；配伍黄芩、半夏、干姜治湿热蕴结胃肠之胸腹痞满；配伍连翘、牛黄治热病扰心，高热烦躁；配伍朱砂、生甘草治心火亢盛而失眠心悸者；配伍白芍、阿胶治虚烦失眠，心悸怔忡；配伍肉桂治心肾不交之怔忡不寐；配伍大黄、黄芩治血热出血；配伍半夏、竹茹、橘皮治胃热呕吐；配伍吴茱萸治肝火犯胃；配伍麦冬治胃热炽盛，消谷善饥；配伍生地黄、升麻、牡丹皮治胃火上攻，牙龈肿痛。

【剂量要点】常用剂量为2~5g，水煎服，或入丸、散。外用适量。黄连大苦大寒，内服用量宜轻，虽有大剂量应用黄连的报道，但需注意，不可久服，须泄热存阴，中病即止，以防苦寒伤阴败胃。

【各家论述】《医学启源》卷下：泻心火，除脾胃中湿热，治烦躁恶心，郁热在中焦，兀兀欲吐，心下痞满。

《得配本草》卷二：治心窍恶血，阳毒发狂，惊悸烦躁，恶心痞满，吞酸吐酸，心腹诸痛，肠澼泻痢，疳疾虫症，痈疽疮疥，暴赤目痛，牙疳口疮，孕妇腹中儿啼，胎惊子烦，阴户肿痛。

《本经逢原》卷一：黄芩佐黄连治诸疮痛不可忍。

【常用方剂】乌蛇驱风汤、消炎方等方。

黄芩
《神农本草经》

【一般认识】黄芩入药始载于《神农本草经》卷二："味苦平。主诸热黄疸，肠澼，泄利，逐水，下血闭，恶创疽蚀，火疡。一名腐肠。生川谷。"黄芩是清热燥湿药，还能泻火解毒、止血、安胎。常用于治疗上焦湿热，肺热咳嗽，高热烦渴，痈肿疮毒，血热出血，胎动不安。现代药理研究表明，其有抑菌、抗病毒、抗炎、抗过敏、解热、镇静、保肝利胆、降压降脂、抗氧化等作用。皮科常用其治疗肺胃肝胆热盛，痈肿疮毒，出血等。

【皮科应用】黄芩苦、寒，归肺、胆、脾、大肠、小肠经。本品苦寒，能清肺胃、肝胆、大肠湿热，尤善清上焦湿热。肺胃之火可表现为面部痤疮、酒渣鼻，脾胃积热，可上发为慢性唇炎，黄芩长于清肺胃之热也；湿热郁于肝胆，可发为带状疱疹、湿疹，可用黄芩配伍清热利湿之药治疗。湿热为皮肤病常见病机，黄芩为皮科清热燥湿之要药，用法颇多。如用"咸寒苦甘法"治疗阴虚邪热，黄芩苦寒燥湿，常配伍辛凉咸甘之品，既使苦寒泄热存阴，又防止苦寒伤阴；用"辛开苦降法"治疗湿热中阻，痞满呕吐，常配伍半夏、干姜之辛热之品。辛能行气开郁，散结消痞，降逆止呕；苦能泻肺经实火，燥肺中痰湿，清肠胃湿热，泄少阳胆热。可达泄热散痞，燥湿化痰之功。在皮科临床上应细辨湿热之病位，选取适宜之治则治法。

本品清肺热，并有泻火退热之功。配伍柴胡，可和解退热，用于邪在少阳，往来寒热。正如《本草汇言》卷一中所说："清肌退热，柴胡最佳，然无黄芩不能凉肌达表。"如皮疹沿肝胆经分布，病在肝胆者，邪在半表半里，或与感染性相关皮肤病伴发热者。

本品泻火解毒，善治痈肿疮毒。黄芩长于清上焦阳明气分之热，常配伍清泻中焦火之黄连，清泻下焦火之黄柏，清泻三焦火之栀子、大黄等，共奏清热泻火解毒之功。

本品炒炭入血分，能清热泻火，凉血止血。治疗热盛迫血妄行之出血，如紫癜属血热者，常可用黄芩。此外，本品有安胎之用，可清热安胎，若孕妇血热发疹，则可配伍使用。

本品外用，可治疗痈肿疮疡，如脓疱疮黄水淋漓、湿疹、湿浊带下。可制成洗剂，常与黄连、黄柏、栀子相配伍，如黄连解毒汤。外用可使药物直达病所，内服外用相配合，从而起到事半功倍之佳效。

【配伍应用】用本品配伍滑石、白豆蔻、通草治湿温暑湿初起；配伍半夏、干姜、黄连治湿热中阻之痞满；配伍黄连、白芍治湿热阻滞于大肠；配伍茵陈、栀子治湿热阻滞于肝胆；配伍桑白皮、知母、麦冬治肺热咳嗽；配伍瓜蒌、桑白皮、苦杏仁治痰热犯肺；配伍连翘、栀子、大黄治热郁膈上；配伍柴胡治邪在少阳，往来寒热；配伍黄连、黄柏、栀子治痈肿疮疡；黄芩炭配大黄可治血热出血之症；配白术治胎热之胎动不安。

【剂量要点】常用剂量为6~10g，水煎服，或入丸、散。外用适量。本品清热泻火、解毒宜生用，安胎多炒用，清上焦酒热宜炙用，止血宜炒炭用。

【各家论述】《雷公炮制药性解》卷二：主崩淋热疽，痛痢恶疮，解毒收口，去翳明目。

《本草正》卷上：枯者清上焦之火，消痰利气，定喘嗽，止失血，退往来寒热，风热湿热，头痛，解瘟疫，清咽，疗肺痿肺痈，乳痈发背；尤祛肌表之热，故治斑疹，鼠瘘，疮疡，赤眼。

《本草汇言》卷一：黄芩，气清而亲上，味重而降下，此剂味虽苦，而有泄下之理，体质枯飘，而有升上之情，故善能治三焦之火者也，所以方脉科以之清肌退热，疮疡科以之解毒生肌，光明科以之散热明目，妇女科以之安胎理经，此盖诸科半表半里之首剂也。

【常用方剂】利湿清热方、乌蛇驱风汤、皮癣汤等方。

白鲜皮
《神农本草经》

【一般认识】白鲜皮入药始载于《神农本草经》卷二："白鲜，主头风，黄疸，咳逆，淋沥。女子阴中肿痛，湿痹死肌，不可屈伸起止行步。"白鲜皮是清热药，有清热燥湿、祛风解毒之功。常用于治疗湿热疮毒，黄水淋漓，湿疹，风疹，疥癣疮癞，风湿热痹。现代医学研究表明，其有抑制真菌、抗炎、解热、增加心肌收缩力、促进子宫平滑肌收缩等作用，其挥发油有抗癌作用。

【皮科应用】白鲜皮苦、寒，归脾、胃、膀胱经。功可清热燥湿、泻火解毒、祛风止痒、祛湿热毒火与风邪。常用于治疗湿疹、风疹瘙痒、疥癣疮癞属风湿毒蕴者，若渗出较多，或肌肤溃烂，或黄水淋漓，可用本品清热燥湿、收敛湿毒。若瘙痒剧烈，尤其风疹、湿疹瘙痒无度者，可用此清热燥湿、祛风止痒。

本品又归膀胱经，可引邪于下，故可治疗湿热黄疸、尿赤、风湿热痹。其既善于清热燥湿，又引邪下于小便，治疗风湿热邪发于皮肤，用此药再配伍清热利尿之药，予邪以出路，正合治湿利小便之意，此一味药兼收燥湿利湿之效。

本品为皮科清热燥湿、祛风止痒之常用外用药，常煎汤外洗，用于湿热疮毒、风疹湿疹。若湿毒浸淫，渗出较多，黄水淋漓，常配伍清热燥湿之品；若风邪偏盛，瘙痒剧烈，常配伍祛风止痒之品。

【配伍应用】用本品配伍苍术、苦参、连翘治湿热疮毒、肌肤溃烂、黄水淋漓；配伍苦参、防风、地肤子治湿疹风疹、疥癣癞疮，瘙痒无度；配伍茵陈、栀子治湿热蕴蒸之黄疸、尿赤；配伍苍术、黄柏、薏苡仁治风湿热痹，关节红肿热痛。

【剂量要点】常用剂量为5~10g，煎服。外用适量，煎汤洗或研粉敷。

【各家论述】《得配本草》卷二：除湿热，治诸黄，利九窍，通关节，祛风痹，行水道，疗疥癣鼠，退女人阴肿。

《本草求真》卷四：白鲜皮，阳明胃土，喜燥恶湿，一有邪入，则阳被郁不伸，而热生矣。有热自必有湿，湿淫则热益盛，而风更乘热至，相依为害，以致关节不通，九窍不利，见为风疮疥癣，毛脱疸黄，湿痹便结，溺闭阴肿，咳逆狂叫，饮水种种等症，治宜用此苦泄寒咸之味，以为开关通窍，俾水行热除，风息而症自克平。奈世不察，猥以此为疮疡之外用，其亦未达主治之意耳。

【常用方剂】滋阴除湿汤、芳香化湿汤、风癣汤等方。

第二节　祛风类药

薄荷
《备急千金要方》

【一般认识】薄荷入药最早记载于唐代孙思邈所著《备急千金要方》卷二十六《菜蔬第三》中，名为蕃荷菜，云："味苦、辛、温、无毒。可久食，却肾气，令人口气香洁。主辟邪毒，除劳弊。形瘦疲倦者不可久食，动消渴病。"薄荷是解表药，有疏散风热、清利头目、利咽、透疹、疏肝行气之功。常用于治疗风热感冒，风温初起，头面诸疾，风疹瘙痒，胸闷胁痛等。现代医学研究表明，其内服有扩张毛细血管、促进汗腺分泌、增加散热、收缩平滑肌、解痉的作用；外用有消炎、止痛、止痒、祛痰止咳、抗病原微生物等作用。皮科取其疏散风热，清利头目，透疹之功，常用于治疗头面诸痛痒疮，麻疹不透，风疹瘙痒之风热之证。薄荷叶长于发汗解表，薄荷梗偏于行气和中。

【皮科应用】薄荷辛、凉，归肺、肝经。本品辛以发散，凉以清热，清轻凉散，其辛散之性较强，且有一定发汗之功，尤其适用于温病初起，风热诸症。夏日湿温较盛，可与滑石、甘草制成鸡苏散，治疗痱子。皮科风热诸证，常用"火郁发之"之法，而薄荷长于发散，其性又凉，更为辛凉发散之佳品，外用能够消肿止痛。

治面目诸疾：本品轻扬升浮、芳香通窍，功善疏上焦风热之邪，取其疏散风热、清利头目之功效，治疗因火热之邪发于头面部之痤疮、面游风，大头瘟等，方如普济消毒饮。治麻疹不透：本品质轻宣散，有疏散风热、宣毒透疹、祛风止痒之功。麻疹初起，腠理开阖失宜，风热之邪郁闭于肌表，薄荷可辛凉发汗解表，开泄腠理，疏散风热，使邪有出路，常用竹叶柳蒡汤。治风疹瘙痒：张锡纯在《医学衷中参西录》卷二中指出"其味辛而凉，又善表疹瘾，愈皮肤瘙痒"，可治疗风疹瘙痒属风热证，症见疹出色红、瘙痒剧烈，可与荆芥、防风等祛风之药配伍，共奏疏散风热、透疹止痒之效。本品可治带状疱疹，其清轻凉散，又入肝经，有疏肝行气之功，在清利肝胆湿热的同时，佐伍一味薄荷，可疏肝气，调畅肝之气机，使肝疏泄得度，更利湿热之邪得出。

【配伍应用】用本品配伍金银花、连翘、牛蒡子治温病初起或风热之证；配伍川芎、石膏、白芷治风热上攻之头痛眩晕；配伍桑叶、菊花、蔓荆子治风热上攻之目赤多泪；配伍桔梗、甘草、僵蚕治风热壅盛，咽喉肿痛；配伍蝉蜕、牛蒡子治风热束表，麻疹不透；配伍荆芥、防风、白蒺藜治风疹瘙痒；配伍龙胆草、黄芩、栀子治带状疱疹；配伍柴胡、白芍、当归治肝郁气滞，胸胁胀痛；配伍滑石、甘草治痱子；配伍黄芩、桔梗、玄参治大头瘟。

【剂量要点】常用剂量为3~6g，水煎服，宜后下。其芳香辛散，发汗耗气，内服剂量宜轻。需注意应后下，以减少有效成分的挥发，体虚多汗者应慎用。

【各家论述】《本草纲目》卷十四：利咽喉，口齿诸病。治瘰疬，疮疥，风瘙瘾疹。

《本草纲目》卷十四：薄荷，辛能发散，凉能清利，专于消风散热。故头痛、头风、眼目、咽喉、口齿诸病、小儿惊热及瘰疬、疮疥为要药。

《本草求真》卷三：薄荷，气味辛凉，功专入肝与肺。故书载辛能发散，而于头痛、头风、发热恶寒则宜，辛能通气，而于心腹恶气、痰结则治；凉能清热，而于咽喉、口齿、眼、耳、瘾疹、疮疥、惊热、骨蒸、衄血则妙。

【常用方剂】普济消毒饮等方。

防风
《神农本草经》

【一般认识】防风入药始载于《神农本草经》卷一，云："味苦，温，无毒。主大风、头眩痛，恶风风邪，目盲无所见，风行周身，骨节疼痹，烦满。久服，轻身。一名铜芸。生川泽。"防风是解表药，可祛风解表、胜湿止痛、止痉。常用于治疗外感表证，风疹瘙痒，风湿痹痛，破伤风，脾虚湿盛。现代医学研究表明，其有解热、抗炎、镇静、镇痛、抗惊厥、抗过敏、抗菌等作用。皮科取其祛风发表，除湿止痒之功，常用于治疗风疮、疥癣、荨麻疹等。本品又被称为"风中润剂"，常与荆芥配伍，为祛风止痒之要药。

【皮科应用】防风辛、甘、微温，归膀胱、肝、脾经。功用祛风胜湿。本品辛温发散，气味俱升，以辛散祛风解表为主，与常用祛风药荆芥相比，发表散寒之力不及荆芥，因其质松而润，更长于胜湿止痒，适用于治疗荨麻疹、瘙痒、湿疹属风湿之证。防风功善祛风胜湿，由于其性温和质润，荨麻疹、湿疹无论风湿寒热均可使用。因风邪为百病之长，常兼湿邪发病，在皮肤表现甚多，如湿疹、荨麻疹等。风胜则痒，风药胜湿，此时以防风配伍荆芥入药，可微微发汗，则风湿之邪俱去。朱仁康创制祛风胜湿汤即风疹二号方为代表，防风与荆芥配伍各用三钱，功效祛风胜湿，佐以清热；朱仁康治疗胃肠型荨麻疹，有健脾祛风汤即风疹四号方，多用防风。风湿之邪外侵皮肤，内伤脾胃，致荨麻疹发作，常与胃肠相关。治疗以健脾祛湿、祛风止痒为法，使用平胃散一类健脾祛湿之药，又配伍荆芥、防风之风药，一来取其祛风胜湿之意，二来调理气机使脾之清阳得升，郁积之湿邪火气得发，与东垣之升阳益胃汤、景岳之痛泻要方，有异曲同工之妙。

防风可祛风解表，但发散作用温和，对卫气不足，肌表不固者尤其适合，可治疗表虚不固型荨麻疹。此证乃营卫不和，脾肺气虚，使肌肤腠理不固，又加风邪外侵于皮肤，发为风团，此起彼伏，恶风汗出。朱仁康常用固卫御风汤，其以玉屏风散合桂枝汤而成，桂枝汤调和营卫，玉屏风益气固表，黄芪、白术补脾肺之气、固护卫表，防风则祛风邪，此配伍使祛邪而不伤正，固表而不留邪，共奏御表固风之效。防风又有升散之性，载芪、术之力于周身皮肤，正合屏风之意。

总之，防风一味，发散之力稍弱，但因其质松而润，故祛风之力较强，为"风药之润剂""治风之通用药"，又兼能胜湿，是祛风要药。

【配伍应用】用本品配伍黄芪、白术治表虚不固型荨麻疹；配伍白鲜皮、土茯苓、赤小豆治湿热型荨麻疹；配伍当归、地黄治血虚风燥型荨麻疹；配伍大黄、芒硝、黄芩治里实热结型荨麻疹；配伍白术、白芍、陈皮治疗肝脾不和，腹痛泄泻；配伍天麻、天南星、白附子治破伤风；配伍羌活、独活、姜黄治风寒湿痹；配伍地龙、薏苡仁、乌蛇治风湿热痹；配伍金银花、连翘、薄荷治风热表证；配伍荆芥、羌活、独活治风寒表证。

【剂量要点】常用剂量为5~10g，水煎服，或入丸、散。用量宜轻。

【各家论述】《兰室秘藏》卷下：防风一味辛温，若疮在膈以上，虽无手足太阳经证，亦当用之，为能散结，去上部风邪，病患身拘急者，风也。

《本草汇言》卷一：防风，散风寒湿痹之药也，故主诸风周身不遂，骨节酸痛，四肢挛急，痿躄痫痓等证。又伤寒初病太阳经，头痛发热，身疼无汗，或伤风咳嗽，鼻塞咽干，或痘瘄将出，根点未透，用防风辛温轻散，润泽不燥，能发邪从毛窍出，故外科痈疮肿毒、疮痍风癞诸证，亦必需也。

【常用方剂】固卫御风汤、凉血消风散、消风清热饮、祛风胜湿汤等方。

荆芥
《神农本草经》

【一般认识】荆芥入药最早以"假苏"之名载于《神农本草经》卷二："假苏，味辛温。主寒热，鼠瘘，瘰疬生创，破结聚气，下瘀血，除湿痹。一名鼠蓂。生川泽。"荆芥是解表药，有解表散风、透疹、消疮的功效。常用于治疗感冒，头痛，麻疹，风疹，疮疡初起。现代医学研究表明，其有增强皮肤血液循环、增加汗腺分泌、解热、抑菌、止血、镇痛、抗炎等相关作用。皮科常用其治疗风疹瘙痒，疮疡初起，出血等。本品炒制为炒荆芥，炒黑成炭为荆芥炭，穗为荆芥穗。荆芥炭擅长收敛止血，适用于便血、崩漏等出血性疾病，而荆芥穗长于发散解表。

【皮科应用】荆芥辛、微温，归肺、肝经。首先，本品可治风疹瘙痒诸证。治风寒发疹，本品辛散气香，长于发表散风，且微温而不烈，药性和缓，为发散风寒药中药性最为平和之品。若风寒发疹，寒邪束表，遇冷加重，则宜取荆芥解表散风，常配伍防风等，如消风散。治风热发疹，本品药性虽温，但药性平和，对于无论风寒、风热或寒热不显者皆可应用。风热发疹，则疹出色红，遇热加重，瘙痒剧烈，常与清热药同用，配伍金银花、连翘，如消风清热饮等。风热型荨麻疹，瘙痒剧烈入夜尤甚，风热入血乃致，此时应当活血祛风。古云"治风先治血，血行风自灭"，治血之意在于使血流通行，血行热退则风自去。历代医术记载荆芥有活血之功效，本品辛散通行，故有活血之功。此一药既可解表祛风，又可活血，为治疗风热血盛之风热痒疹之佳品，为入血分之风药。治风湿发疹，正如《脾胃论》卷上："诸风药皆是风能胜湿也。"本品乃疏风圣品，有除湿痹之功。若风湿之邪偏盛，可用荆芥，既可解表散风，又收胜湿之效，同时能够调整脾胃气机，得东垣治湿之意。朱仁康创制祛风胜湿汤，荆芥之用正合祛风胜湿之意，治疗各种瘙痒、湿疹、荨麻疹，效果颇佳。

第二，本品可治疮疡初起。本品能祛风解表，透散邪气，宣通壅结而达消疮之功，故可用于疮疡初起而有表证者，又有"疮家圣药"之称。疮疡是因气血壅滞，热郁不散，结聚成毒，轻则为痈，甚则为毒。若郁结得散则气血得通，热毒得解。在临床中，疮疡各个时期均可酌情配伍荆芥，疮疡早期使郁结得开，宣发疮毒；后期恐正虚邪恋，也可少佐荆芥，防止邪气羁留。荆芥又有升阳之效，入阳明气分而疏调升和，入厥阴血分而解郁和血，性温而不燥，尤其适合阳明头面之各种疾患，如面部痤疮、面油风、白屑风等，起"火郁发之"之意。

第三，本品可治出血等症。荆芥炒黑成炭，更善于入肝经，走血分，其性涩，可起收敛止血之功，故常用于便血、崩漏、产后血晕等出血性疾患，能入血止血，为止血之要药。朱仁康常用荆芥炭治疗过敏性紫癜急性期，疹出较多，色紫成片，取其凉血散风之意，配伍清热凉血活血之品，颇有效果。

【配伍应用】用本品配伍防风、苦参、白蒺藜治皮肤瘙痒；配伍紫草、蝉蜕、防风治风热型荨麻疹；配伍金银花、连翘治面部痤疮；荆芥炭配伍金银花、玄参、当归治紫癜；配伍防风、羌活、独活治风寒表证；配伍金银花、连翘治风热表证。

【剂量要点】常用剂量为6~10g，水煎服，或入丸、散。用量宜轻。

【各家论述】《本草图经》卷十七：治头风，虚劳，疮疥，妇人血风。

《滇南本草》卷二：上清头目诸风，止头痛，明目。解肺、肝、咽喉热痛，消肿，除诸毒，发散疮痈，治便血，止女子暴崩，清风热，通肺气鼻窍塞闭。

《雷公炮制药性解》卷四：主结气，瘀血，酒伤食滞；能发汗，去皮毛诸风；凉血热，疗痛痒诸疮。

【常用方剂】凉血消风散、消风清热饮、养血消风散、荆防败毒散等方。

白蒺藜
《神农本草经》

【一般认识】白蒺藜又名刺蒺藜、蒺藜，作为药用最早载于《神农本草经》卷一："蒺藜子，味苦温，主恶血，破癥结积聚，喉痹乳难；久服长肌肉，明目轻身。"白蒺藜是平肝息风药，有平肝解郁、活血祛风、明目、止痒之功。常用于治疗头痛眩晕，胸胁胀痛，乳闭乳痈，目赤翳障，风疹瘙痒。现代医学研究表明，其有降压、利尿、抑菌等作用。皮科常取其平肝祛风、活血、止痒之用，治疗风疹瘙痒、白癜风等。

【皮科应用】白蒺藜辛、苦，微温，有小毒，归肝经。可治风疹瘙痒。白蒺藜可平肝祛风止痒，相较其他祛风药，更长于平肝疏肝。本品味苦降泄，可平抑肝阳，辛散苦泄又可疏肝解郁，若风疹瘙痒，肝气不畅或肝经风热者，则可用白蒺藜，既可平肝疏肝，又可祛风止痒。此外，本品兼活血之功，正合《医宗必读》卷三"治风先治血，血行风自灭"之意，为活血祛风之要药。适用于荨麻疹见肝郁气滞，血行不畅者。其为皮科的常用祛风药，集平肝疏肝、活血祛风、止痒之功效于一身，朱仁康创制活血祛风汤，方中白蒺藜取活血祛风之效，临床疗效显著。

可用本品治白癜风。《诸病源候论》卷三十一《白癜候》："亦是风邪搏于皮肤，血气不和所生也。"本病与气血失和而生风有关，白蒺藜兼顾调气血与祛风之效，疏肝解郁而调肝气，行气活血而行瘀滞，使气血得调，风邪得祛，朱仁康治疗白癜风，常用白蒺藜配伍补骨脂，二药研末冲服，亦可外用，效果甚佳。

【配伍应用】用本品配伍荆芥、防风、地肤子治疗风疹瘙痒；配伍补骨脂治白癜风；配伍钩藤、珍珠母、菊花治肝阳上亢，头痛眩晕；配伍柴胡、香附、青皮治肝郁气滞，胸胁胀痛；配伍王不留行治乳汁不通，乳房胀痛；配伍菊花、蔓荆子、决明子治目赤肿痛，翳膜遮睛。

【剂量要点】常用剂量为6~10g，水煎服，或入丸、散。

【各家论述】《名医别录》卷一：主身体风痒，头痛、咳逆伤肺，肺痿，止烦、下气；小儿头疮，痈肿阴痒，可作摩粉。

《得配本草》卷三：乳闭可通，癥瘕可疗，阴溃可消，带下可止，并治一切咳逆、肺痿喉痹、明目肿毒等症，皆借此辛散之力也。

【常用方剂】凉血消风散、活血祛风汤、养血消风散、疏风清热饮等方。

蝉蜕
《名医别录》

【一般认识】蝉作药用历史悠久，最早在《神农本草经》卷二中即有以蝉的成虫全虫入药的记载，云："小儿惊痫，夜啼，癫病，寒热。生杨柳上。"蝉蜕入药始载于《名医别录》卷二："壳名枯蝉，一名伏蝤，主小儿痫，女人生子不出。灰服之，主久痢。"蝉蜕是解表药，有疏散风热、利咽开音、透疹、明目退翳、解痉之功。常用于治疗风热感冒，咽痛音哑，风疹瘙痒，目赤翳障，惊风抽搐，破伤风等。现代医学研究表明，其有解热、抗惊厥、镇静等作用。皮科取其疏散风热，透疹止痒之功，常用于治疗瘙痒症、荨麻疹、带状疱疹等。

【皮科应用】蝉蜕甘、寒，归肺、肝经。蝉蜕常用于治疗荨麻疹，特别适用于风热犯肺型荨麻疹，多表现为疹出色红，发无定处，此起彼伏，常伴有头痛、咽痛等风热之症。蝉蜕质轻，甘寒，归肺经，可疏风散热、透疹止痒，为发散肺经风热之要药。肺在体合皮，肺经感邪，多发于皮肤，用蝉蜕微发散风热，令邪去则安，此外治麻疹、风疹疹出不透，也是其意。本品可治皮肤瘙痒症。风盛则痒，血热风燥也可致痒，发于皮肤，表现为各种瘙痒症，蝉蜕质轻长于发散，其性又寒凉，二者兼顾可疏风散热，以达祛风散热止痒之功，又能清肝凉肝，使血热得去，是治疗皮肤瘙痒诸证的要药。此外，本品可治带状疱疹。带状疱疹好发于胁肋处，常沿肝经分布，且疼痛剧烈，蝉蜕归肝经，性寒，可凉肝止痛，在清热利湿的同时配凉肝之蝉蜕，可直达病所，起到镇痛效果。

【配伍应用】用本品配伍薄荷、牛蒡子、金银花等治风热火毒上攻之咽喉肿痛，声音嘶哑；配伍菊花、白蒺藜、决明子治目赤肿痛，翳膜遮睛；配伍天竺黄、栀子、僵蚕治小儿急惊风；配伍全蝎、天南星治小儿慢惊风；配伍僵蚕、全蝎、天南星治破伤风之牙关紧闭，手足抽搐，角弓反张；配伍麻黄、牛蒡子、升麻治风热外束，麻疹不透；配伍金银花、防风、白鲜皮治荨麻疹；配伍刺蒺藜炼成蜜丸，治荨麻疹反复发作。

【剂量要点】常用剂量为3~6g，水煎服。小剂量3~6g可疏散风热，透疹，取其发散解表之意；用至中大剂量20~30g，亦取其凉肝息风止痉之功，尤其适用于破伤风、惊风抽搐等。

【各家论述】《医学入门》卷二：主风邪头眩，目昏翳膜，皮肤瘙痒疥癞，妇人乳难产难，胞衣不下，小儿惊痫夜啼癫病，浑身壮热，杀疳虫止渴，痘疮不出皆验。

《本草纲目》卷四十一：治皮肤疮疡风热，当用蝉蜕，各从其类也。

《医学衷中参西录·药物》：又善托隐疹外出，有皮以达皮之力，故又为治隐疹要药。

《本草备要》卷七：其气清虚而味甘寒，故除风热；其体轻浮，故发痘疹……其蜕为壳，故治皮肤疮疡瘾疹。

【常用方剂】养血消风散、凉血消风散、消风清热饮、祛风胜湿汤等方。

乌蛇
《雷公炮炙论》

【一般认识】乌蛇作为药用最早记载于《雷公炮炙论》卷下："凡使，即云治风。元何治风？缘蛇性窜，即令引药至于有风疾处，因定号之为使。"乌蛇是一种祛风湿药，可祛风、通络、止痉。常用于风湿顽痹、中风半身不遂，小儿惊风，破伤风，麻风，疥癣等。现代医学研究表明，其有免疫调节、抗凝、抗炎、镇静、镇痛作用。皮科取其搜风达邪之功，常用其治疗顽癣、疥疮、荨麻疹、紫癜风等。

【皮科应用】乌蛇性甘、平，归肝经，其性走窜，通达经络之力强于植物药，入肝经走血分，能祛风通络、搜风达邪，善于治疗风湿毒邪久郁皮肤之顽疾。

治顽癣。皮肤顽癣久而不愈，多属于风湿毒邪深入，郁而不散阻络而致，而乌蛇善走窜，可通经活络则顽癣得除，如临床常配伍应用于经久不愈的银屑病、硬皮病、白癜风、斑秃、带状疱疹等。朱仁康创制乌蛇驱风汤，方中以乌蛇为君药，收祛风通络之效。

治荨麻疹、麻风、疥癣等风邪为主要病因的疾病。因风性善行而数变，皮损或瘙痒可表现为发无定处，时发时止。乌蛇长于祛风，可搜风通络而达邪，可取乌蛇祛风止痒之功，颇有成效。朱仁康治大麻风，用白花蛇、乌蛇（酒炙）各 6g，雄黄 6g，大黄 15g，研末。每服 6g，白汤下，3 日服 1 次。

治瘰疬恶疮。痰邪阻滞于经络，可发于瘰疬、恶疮。乌蛇可治流痰，在于其性走窜，善于通经活络，通络祛痰。朱仁康治流痰，用乌梢蛇焙干研粉，过 120 孔筛，装胶囊，第 1 周早晚各服 1 颗，第 2 周早晚各服 2 颗，第 3、4 周各服 3 颗, 第 5 周各服 5 颗。

治扁平苔藓。《本经逢原》卷四:"乌蛇主肾藏之风, 为紫癜风之专药。"紫癜风即是扁平苔藓, 因风湿热搏结, 阻于经络气血瘀滞而成。乌蛇味甘性平, 长于走窜, 可祛风通经络、活气血。朱仁康常用其配伍祛风除湿, 清热活血之品。

【配伍应用】用本品配伍白花蛇、乌蛇、雄黄、大黄治大麻风; 配伍枳壳、荷叶治干湿癣; 配伍荆芥、防风治荨麻疹; 配伍全蝎、天南星、防风治风痹手足麻木; 配伍全蝎、蜈蚣、天南星治中风口眼歪斜, 半身不遂; 配伍麝香、皂荚治小儿惊风; 配伍蕲蛇、蜈蚣可治破伤风之痉挛抽搐。

【剂量要点】常用剂量为 6~12g, 水煎服。研末, 每次 2~3g。或入丸剂、酒浸服。大剂量乌蛇可增强祛风通络止痉之功, 另当注意, 血虚生风者慎用, 忌犯铁器。

【各家论述】《得配本草》卷八: 治皮肤不仁, 疗风淫热毒。

《本经逢原》卷四: 乌梢蛇, 治诸风顽痹, 皮肤不仁, 风瘙瘾疹, 疥癣热毒, 眉须脱落病痒等疮。但白花蛇主肺藏之风, 为白癜风之专药。乌蛇主肾藏之风, 为紫癜风之专药。两者主治悬殊, 而乌蛇则性善无毒耳。

【常用方剂】乌蛇驱风汤、乌蛇搜风汤等方。

第三节　祛湿类药

滑石
《神农本草经》

【一般认识】滑石入药最早记载于《神农本草经》卷一, 被列为上品, 云: "味甘, 寒。主身热泄, 女子乳难, 癃闭, 利小便, 荡胃中积聚寒热, 益精气。久服, 轻身、耐饥、长年。生山谷。"滑石是利水渗湿药, 内服可利尿通淋、清热解暑, 外用可祛湿敛疮。常用于淋证、湿温暑热、湿疹、痱子等。现代医学研究表明, 其有吸附和收敛作用, 内服能保护肠壁, 外用能保护创面、吸收分泌物、促进结痂、抑菌。皮科常取其清热利湿及收湿敛疮之用, 以治疗湿疹、痱子等。

【皮科应用】滑石甘、淡, 寒, 归膀胱、肺、胃经, 本品为矿物类药物, 长于收湿敛疮, 为治疗湿温之常用药。内服可利尿通淋、清热利湿, 常用于治疗膀胱湿热之热淋、石淋、尿道涩痛, 也可利水分清泌浊, 治疗水湿泄泻。湿疹急性期，渗出多、热不甚，以湿为主，兼见身重胸闷、苔白腻，可予三仁汤，用滑石清热利湿，使湿热从小便出。

外用取其清热祛湿敛疮、止血之功，常用于治疗湿疹、痱子、外科疮疡、轻微出血。夏季暑湿较盛，滑石既可清热解暑，外用又有祛湿敛疮之功，可用滑石180g，甘草30g，薄荷10g，研末外用，有解暑祛湿敛疮之功，用于治疗痱子；若治皮肤多汗症及疮疡渗溢脂水较多者，如阴汗及脚缝湿烂，可用滑石30g，煅石膏15g，加少许明矾和之效果甚佳；作为止血药，可外用治疗外科跌打损伤导致的轻微出血。

【配伍应用】用本品配伍木通、车前子、瞿麦治湿热下注型小便不利；配伍海金沙、金钱草、木通治疗石淋；配伍甘草治暑湿型痱子；配伍薏苡仁、白蔻仁、苦杏仁治湿温初起及暑温夹湿证；配伍猪苓、车前子、薏苡仁治湿热或暑湿泄泻；配伍枯矾、黄柏、煅石膏为末，治湿疹、皮肤多汗症；配伍三七可止血敛疮。

【剂量要点】内服常规剂量为10~20g，水煎服。小剂量可清解暑湿、余热。大剂量善于通络利窍、散解聚积、通利小便，张锡纯处方中滑石的常规用量一般为一两，取其通利之意。朱仁康外用滑石，剂量常在30~100g，研末制成散粉外扑或调敷。

【各家论述】《药品化义》卷九：滑石，体滑主利窍，味淡主渗热，能荡涤六腑而无克伐之弊。主治暑气烦渴，胃中积滞，便浊涩痛，女人乳汁不通，小儿疹毒发渴，皆利窍渗热之力也。如天令湿淫太过，小便癃闭，入益元散佐以朱砂，利小肠最捷。要以口作渴、小便不利两症并见，为热在上焦肺胃气分，以此利水下行，烦渴自止。

《本草纲目》卷九：疗黄疸，水肿脚气，吐血衄血，金疮出血，诸疮肿毒。

【常用方剂】小儿化湿汤、健脾除湿汤、利湿清热方等方。

地肤子
《神农本草经》

【一般认识】地肤子入药首载于《神农本草经》卷一："地肤子，味苦寒。主治膀胱热，利小便，补中益精气。久服耳目聪明，轻身耐老。"地肤子是利水渗湿药，可清利湿热、祛风止痒，常用于治疗湿热下注、瘙痒等症。现代医学研究表明，其有抗真菌、抑制单核细胞巨噬系统的吞噬功能及迟发型超敏反应的作用。皮科临床取其清热祛湿止痒之功，常用于治疗阴痒带下、风疹、湿疹皮肤瘙痒等症。

【皮科应用】地肤子辛、苦，寒，归肾、膀胱经。治湿疹，本品既可利湿又兼清热，适用于湿热浸淫型湿疹，可泄湿热之邪，使其从小便而走；治荨麻疹，疹出色红，其质轻可祛风止痒，尤其适用于丘疹性荨麻疹，消疹止痒；治皮肤瘙痒诸证，如外阴瘙痒、皮肤瘙痒，能清除皮肤之湿热与风邪而止痒，又可煎汤外洗，为皮科清热利湿止痒之要药。本品内服，可清利湿热而通淋，常用于膀胱湿热、小便不利、淋沥涩痛之证；外用能清皮肤之湿热与风邪而止痒，故善治风疹、湿疹、皮肤瘙痒诸证。本品苦寒降泄，又归肾、膀胱经，尤善清下焦湿热，可清利湿热而通淋，故表现为湿热在阴部及下焦之皮肤病，可因势利导，导湿热从下焦小便而出，颇有效果。

本品外用与白鲜皮常相伍为用，二药共奏清利湿热，祛风止痒之功。需与蛇床子进行鉴别使用，二者均为止痒要药，但蛇床子性温，散寒燥湿止痒，宜用于寒湿或虚寒者；而地肤子性寒，清利湿热止痒，宜用于湿热者。

【配伍应用】用本品配伍木通、瞿麦、冬葵子治小便不利，淋沥涩痛之证；配伍白鲜皮、蝉蜕、黄柏治风疹、湿疹、皮肤瘙痒；配伍苦参、龙胆草、白矾治下焦湿热，外阴湿痒；配伍黄柏、苍术治湿热带下；配伍地榆、黄芩治血痢。

【剂量要点】常用剂量为9~15g，水煎服。外用适量。一般煎服剂量适中，取其清热利湿、通淋止痛之功效；煎汤外洗，一般量稍大，可达20~30g，取其清利湿热、祛风止痒之功效。

【各家论述】《滇南本草》卷一：利膀胱小便积热，洗皮肤之风，疗妇人诸经客热，清利胎热，妇人湿热带下用之良。

《本草蒙筌》卷一：多服益精强阴，久服明目聪耳，浴身却皮肤瘙痒热疹，洗眼除热暗雀盲涩疼。

《名医别录》卷一：主去皮肤中热气，散恶疮疝瘕，强阴。久服使人润泽。

【常用方剂】芳香化湿汤、皮癣汤、风癣汤等方。

蛇床子
《神农本草经》

【一般认识】蛇床子入药首载于《神农本草经》卷一："味苦平。主妇人阴中肿痛，男子阴痿，湿痒，除痹气，利关节，癫痫恶创。久服轻身。一名蛇米。生川谷及田野。"蛇床子是杀虫止痒药，可燥湿祛风、温肾壮阳，常用于治疗湿痹腰痛、肾虚阳痿、宫冷不孕。现代医学研究表明，其有使小鼠子宫及卵巢重量增加、雄性激素样作用，以及抗真菌、霉菌，杀灭阴道滴虫，止痒，扩张支气管、平喘，抗炎等作用。皮科多外用，取其杀虫止痒、燥湿祛风之功，常用于治疗阴肿、湿疹瘙痒等。

【皮科应用】蛇床子辛、苦，温，有小毒，归肾经。可消肿，治肿疡与溃疡肿痛，瘙痒相兼者，如男子、妇人阴肿胀痛属下焦虚冷、肾寒者。本品辛温，可禀火气而济阴寒、杀阴毒，用于各种瘙痒性皮肤病，如湿疹、外阴瘙痒无度，无论热痒、湿痒、燥痒，全身或局部皆可用，常配伍白矾煎汤频洗。治疥癣，《圣济总录》卷一百八十二中记载："治小儿诸癣，及瘙痒。蛇床子散方，蛇床子（炒二两），上一味，捣罗为散，以猪白膏和敷之。"取其杀虫止痒之效。本品性温燥湿，可治湿烂渗出性皮肤病，特别适用于有渗出、糜烂伴瘙痒处于急性期者，常煎汤湿敷。

本品外用，取其燥湿祛风、杀虫止痒之功，常大剂量煎汤外洗湿敷，治疗渗出较多性皮肤病，如外洗湿敷，取蛇床子60g，用纱布包好，加水1500ml，煮沸半小时，以棉垫浸透后，拧半干，做闭合式湿敷，每日4~6次，每次持续20~30分钟。

【配伍应用】用本品配伍苦参、黄柏、白矾，煎汤外洗治湿疹瘙痒；猪脂调和后外涂，治疥癣瘙痒；研末以鸡子黄调之，治阴肿胀痛；配伍山药、杜仲、牛膝，治带下腰痛；配伍当归、枸杞子、淫羊藿，治阳痿。

【剂量要点】外用适量，常入丸、散剂，或煎汤熏洗，或用作坐药、栓剂，或研末调敷。常用于治疗湿疹，瘙痒诸症。煎汤内服宜小量，多取其温肾壮阳之功效。

【各家论述】《本草备要》卷一：及腰酸体痛，带下脱肛，喉痹齿痛，湿癣恶疮（杀虫止痒），风湿诸病。

《品汇精要》卷九：合猪脂，治小儿癣疮。

《得配本草》卷二：得乌梅，洗阴脱阴痛；得川连、轻粉，吹耳内湿疮；配白矾，煎汤洗妇人阴痒。

【常用方剂】滋阴除湿汤、蛇床子洗方、蛇床子散等方。

苍术
《五十二病方》

【一般认识】术入药首见于《五十二病方·蛭食（蚀）》："人胻股（膝），产其中者，并黍、叔（菽）、秫（术）三，炊之。"《神农本草经》卷一云："术味苦，温。主风寒湿痹、死肌、痉疸。止汗，除热，消食，作煎饵。久服，轻身延年，不饥。"南北朝以前，苍术、白术统称为术，陶弘景《本草经集注·草木上品》将术分赤术、白术，大多数学者认为赤术即苍术，于宋代正式分为苍术、白术。苍术是化湿药，有燥湿健脾、祛风散寒、明目之功。常用于湿阻中焦，脘腹胀满，泄泻，水肿，脚气痿躄，风湿痹痛，风寒感冒，夜盲，眼目昏涩。现代医学研究表明，其可促进胃肠运动，对抗肠痉挛，小剂量对中枢神经起镇静作用，可降血糖、排钠、排钾。皮科临床取其燥湿健脾、祛湿除痹、润肌软肤之功。

【皮科应用】苍术辛、苦，温，归脾、胃、肝经。功用燥湿健脾，祛湿除痹。本品苦温燥湿以祛湿浊，辛香健脾以和脾胃，常治疗湿阻中焦之证。湿邪是皮肤科常见致病因素，表现为苔白厚腻、脘腹胀闷。正如《本草崇原》卷上云："凡欲运脾，则用苍术。"取其燥湿健脾，顾护脾胃之功，使脾胃运化得复，正气得生。

本品可祛湿除痹。主治风寒湿痹，其性味辛散苦燥，长于祛湿，配伍得当，寒湿痹、湿热痹皆主之，治疗湿热下注而致的脚气肿痛、阴囊湿疹、双下肢湿疹、下肢血管炎，必不离苍术，与黄柏、薏苡仁、牛膝相伍即四妙散。与龙胆草、黄芩相伍，即龙胆泻肝汤一类，取其祛湿除痹之用。

本品可祛风疹。苍术既可化内湿，在外又可祛风湿，其性温辛散，可开腠理而发汗，故在皮科中长于治疗荨麻疹反复发作兼合湿邪，其长于祛湿，又可微微发汗，可去皮肤腠理之湿，常配伍祛风药。

本品可生肌。《神农本草经》卷一谓其"味苦，温，主治死肌"，有润肌软肤、生肌之效。朱仁康善用苍术膏，即以苍术1kg熬成浓膏加蜂蜜制成，久服数月，常用于治疗慢性丹毒、毛发红糠疹、掌跖角化、鱼鳞病等。

本品芳香辟秽，除恶气，可解郁辟秽。若配艾叶、白芷、雄黄共为粗末，焚烟，对传染性皮肤病有一定的预防和治疗效果。

【配伍应用】用本品配伍茯苓、猪苓、泽泻治水湿内停之水肿；配伍黄柏、薏苡仁、牛膝治湿热下注诸症；配伍龙胆草、黄芩、栀子治湿疮、湿疹；配伍石膏、知母治风湿热痹；配伍羌活、白芷、防风治风寒表证夹湿之证；配伍荆芥、防风、蝉蜕治风疹、荨麻疹。单用一味制成膏剂，治慢性丹毒、角化类疾病。

【剂量要点】常用剂量为10~15g，水煎服，或熬膏服。小剂量取其祛风散寒发汗之功，解表用量需轻，微微汗出；中剂量祛风湿，除痹痛；大剂量燥湿运脾，祛湿浊，但要注意防止太过辛燥而伤阴。

【各家论述】《洁古珍珠囊·苍术》：甘辛，阳中微阴。诸肿湿非此不能除。足阳明太阴药，能健胃安脾。

《景岳全书》卷四十八：其性燥湿，故治冷痢冷泄，滑泻肠风，寒湿诸疮。

【常用方剂】小儿化湿汤、苍术膏、健脾祛风汤等方。

茯苓
《五十二病方》

【一般认识】茯苓始载于《五十二病方·干骚（瘙）方》："以般服零，最（撮）取大者一枚。"《神农本草经》卷一记载："味甘，平。主胸胁逆气，忧恚，惊邪，悸，心下结痛，寒热烦满咳逆，口焦舌干，利小便。久服，安魂养神，不饥，延年。"茯苓是利水渗湿药，功可健脾宁心，常用于水肿尿少、痰饮眩悸、便溏泄泻、心悸失眠诸证。现代医学研究表明，其有利尿、镇静、抗肿瘤、增加心肌收缩力、增强免疫功能等作用。皮科临床取其利水渗湿之功，配伍泽泻用于湿疹、水肿等。其白者称白茯苓或云茯苓，赤者名赤茯苓，其皮称茯苓皮。

【皮科应用】茯苓甘、淡，平，归心、肺、脾、肾经。本品甘补淡渗，药性平和，适用于湿疹尤其湿邪浸淫之型，表现为水疱、渗液、结痂，常配伍泽泻、白术，利水渗湿，使湿邪得去。治水肿：湿邪侵犯人体，在表可见皮肤水肿，在内表现为小便不利，因茯苓性平，若配伍得当，可用治寒热虚实各种水肿。

茯苓有赤白之分。白茯苓主渗寒湿，兼补脾土，走气分，更适用于脾胃有寒湿之邪；而赤茯苓主渗湿热，兼走血分，适用于湿热相合之证。茯苓皮善走表，祛在表之水邪，如五皮饮。此外，茯苓又有健脾宁心之补益作用，湿邪久羁，病程缠绵难愈，伤及心脾，茯苓可利湿邪同时兼补益，扶正祛邪，二者可兼顾也。

【配伍应用】用本品配伍泽泻、猪苓、白术治水湿内停而出现的水肿；配伍桂枝、白术、薏苡仁治脾虚湿盛证；配伍滑石、阿胶、泽泻治水热互结证；配伍黄芪、当归、远志治心脾两虚，心悸失眠证；配伍半夏、生姜治呕吐；茯苓皮配伍五加皮、地骨皮、大腹皮、生姜皮治全身水肿。

【剂量要点】常用剂量为10~15g，水煎服，或入丸、散。小剂量茯苓具有健脾渗湿、化痰止泻的功效。中剂量茯苓随着用量的增加，具有利尿理气、宁心定悸之功。大剂量茯苓功于利水消肿、平胃止呕，主治寒热虚实各种水肿，胃反呕吐等症。

【各家论述】《本草纲目》卷三十七：茯苓气味淡而渗，其性上行，生津液，开腠理，滋水之源而下降，利小便，故张洁古谓其属阳，浮而升，言其性也；李东垣谓其为阳中之阴，降而下，言其功也。

《本草正》卷下：能利窍去湿，利窍则开心益智，导浊生津；去湿则逐水燥脾，补中健胃；祛惊痫，厚肠脏，治痰之本，助药之降。以其味有微甘，故曰补阳，但补少利多。

【常用方剂】滋阴除湿汤、利湿清热方、健脾除湿汤、小儿化湿汤等方。

泽泻
《神农本草经》

【一般认识】泽泻作为药用，始载于《神农本草经》卷一，列为上品："泽泻，味甘，寒。主风寒湿痹，乳难，消水，养五脏，益气力，肥健。久服耳目聪明，不饥，延年，轻身，面生光，能行水上。一名水泻，一名芒芋，一名鹄泻。生池泽。"泽泻是利水渗湿药，又可泄泻热，化浊降脂，常用于治疗小便不利，水肿胀满，泄泻尿少，痰饮眩晕，热淋涩痛等。现代医学研究表明，其有利尿、降压、降血糖、防治脂肪肝等作用。皮科临床取其利水渗湿、泄热之功，可清泄湿热，常配伍茯苓，治湿疹等湿热之证。本品常生用，盐制入肾经。

【皮科应用】泽泻甘、寒，归膀胱、肾经。治疗湿疮，因其甘淡能渗，故能利水渗湿，特别适用于湿疮兼有水肿，小便不利者，使湿邪从小便而出；治疗湿热之证，其性寒，可泻肾火及膀胱湿热，治疗皮肤病兼湿热之邪，如带状疱疹之湿热证，可予龙胆泻肝汤加减。泽泻利水渗湿，泻热邪，使热湿之邪从下焦而走。可将泽泻与利水之品同用，取其淡渗利水、清泄湿热之功，为利水之第一良品。

【配伍应用】用本品配伍茯苓、猪苓、桂枝治水湿停聚之小便不利诸证；配伍厚朴、苍术、陈皮治水谷不分，泄泻不止；配伍白术治痰饮停聚，清阳不升之头目晕眩；配伍木通、车前子治湿热蕴结之证；配伍熟地黄、山茱萸、牡丹皮治肾阴不足，相火偏亢证。

【剂量要点】常用剂量为10~15g，水煎服，或入丸、散。大剂量可用于治疗清阳不升之头目晕眩，泄水湿，行痰饮。痰浊下行，则清阳自升。中等剂量用于治疗急、慢性湿疹，小便不通诸症，取其利水渗湿之意。

【各家论述】《医学启源》卷十二：治小便淋沥，去阴间汗。

《得配本草》卷四：凡痘疮小便赤涩者，用此为宜。

【常用方剂】滋阴除湿汤、利湿清热方等方。

第四节　活血类药

当归
《神农本草经》

【一般认识】当归作为药用始载于《神农本草经》卷二："当归，味甘，温。主咳逆上气，温疟、寒热，洗在皮肤中（《大观本》，洗音癣），妇人漏下绝子，诸恶创疡、金创。煮饮之。一名干归。生川谷。"当归是补血药，又可活血止痛，润肠通便。本品甘温质润，长于补血，被称为"补血之圣药"，常用于血虚诸证。现代医学研究表明，其有使红细胞生成增多、抗血栓、增强机体免疫、抑制炎症等作用。皮科取其活血止痛、养血润燥之功，治痈疽疮疡，血燥皮肤作痒，风热疮疥。全当归补血，酒当归行血，当归尾破血。

【皮科应用】当归治疗痈疽疮疡，适用于疮痈的各个阶段。用治疮疡初起之肿胀疼痛，取其活血止痛之功。治痈疽溃后不敛，正虚邪恋。当归长于补血，又有补血活血之功，使补而不滞，新血生而瘀血去。治脱疽溃烂，阴血伤败。本品甘温质润，非大寒大热之品，可配伍金银花、玄参、甘草同用，如四妙勇安汤。当归质润，可养血润燥，用于血虚皮肤作痒，风热疮疥，此二证在外皆表现为瘙痒风证，其根本在于血虚血燥而致，取当归补血活血、养血润燥之功，可达《医宗必读》卷三所述的"治风先治血，血行风自灭"之效。

【配伍应用】用本品配熟地、白芍、川芎治血虚萎黄，心悸失眠；配川芎、赤芍、桃仁、红花治痈疽疮疡；配金银花、赤芍、天花粉治疮疡初起之肿胀疼痛；配黄芪、人参、肉桂治痈疽溃后不敛；配金银花、玄参、甘草治脱疽溃烂；配四物汤、荆芥、防风治血虚风燥之瘙痒。

朱仁康取其活血止痛、养血润燥之意，多有心得。治蛇串疮愈后剧痛不止，可研末冲服，或用当归浸膏片；治脱发，配伍栀子，制成蜜丸；治结节性多动脉炎，配伍玄参、金银花、川芎、红花、生地黄。

【剂量要点】常用剂量为6~15g，水煎服，或浸酒熬膏，或入丸、散。小剂量补血，大剂量活血。前人谓其气味俱厚，行则有余，守则不足，故重用则行血之力更甚。若用于活血，剂量宜大，可用至15g以上；若用于补血，剂量宜轻，3~9g即可。如当归补血汤即由黄芪30g，当归6g组成；四物汤中，当归用量也不超过10g；归脾汤、八珍汤中，当归的用量仅3g。而在治疗脱疽的四妙勇安汤中，当归的用量达60g，主要取其活血止痛之功效；治妇女产后瘀血内阻，恶露不下之小腹疼痛的生化汤，当归用量为 24g，也取其活血止痛，祛瘀生新之功。

【各家论述】《本草蒙筌》卷一：逐跌打血凝，并热痢刮疼滞住肠胃内；主咳逆气上，及温疟寒热泥在皮肤中；女人胎产诸虚，男子劳伤不足；眼疾、齿疾痛难忍，痈疮金疮肌不生。

《本草崇原》卷中：主治咳逆上气，温疟寒热洗洗在皮肤中，妇人漏下绝子，诸恶疮疡金疮，煮汁饮之。

《本草备要》卷一：润肠胃，泽皮肤，养血生肌（血旺则肉长），排脓止痛（血和则痛止）。

【常用方剂】滋阴除湿汤、凉血消风散、养血消风散、活血祛风汤等方。

丹参
《神农本草经》

【一般认识】丹参作为药用始载于《神农本草经》卷一："丹参味苦，微寒。主心腹邪气，肠鸣幽幽如走水，寒热积聚，破癥除瘕，止烦满，益气。一名却蝉草。生川谷。"丹参是活血化瘀药，有活血祛瘀、通经止痛、清心除烦、凉血消痈之功。常用于治疗胸痹心痛，脘腹胁痛，癥瘕积聚，热痹疼痛，心烦不眠，月经不调，痛经经闭，疮疡肿痛等。现代医学研究表明，其有抗心律失常、抗动脉粥样硬化、调节血脂、保护心肌、扩张血管、降压、抗血栓、镇静、镇痛、抗炎、抗过敏、抗肿瘤等作用。丹参的有效活性成分丹参酮，被广泛应用于痤疮的治疗中。皮科常取其凉血散瘀之功，治疗瘀血诸症、疮痈肿痛等。

【皮科应用】丹参苦、微寒，归心、肝经。本品活血化瘀，通经止痛，祛瘀生新，为治疗血瘀证要药，有活血生血之意。皮科诸血瘀证可配伍桃仁、红花而用，尤其是妇女月经不调者，恶露不下者，可用此祛瘀生新；其性又寒，又可凉血消痈，凉散并行，对于热毒瘀阻的疮痈肿痛最为适宜，如面部痤疮、脱骨疽等，朱仁康治疗脱疽常将其制成丹参酒，每日服用，若疼痛剧烈、症状较重者常配伍清热解毒、活血祛瘀之品；除此之外，本品入心经，在本经中被列为上品，有清心凉血、除烦安神之功，《内经》云"诸痛痒疮，皆属于心"，若治疗皮肤科疮痈肿痛、风疹瘙痒等，或伴有心烦失眠等症状，可用丹参，也合"从心论治"之意。

【配伍应用】用本品配伍金银花、连翘治热毒瘀阻所致疮痈肿痛；配伍金银花、赤芍、土茯苓治脱骨疽；配伍生地黄、玄参治热入营血，心烦失眠；配伍酸枣仁、柏子仁、五味子治心血不足之心悸失眠；配伍牛膝、杜仲、续断治风湿痹痛；配伍乳香、没药、当归治跌打损伤；配伍三棱、莪术、皂角刺治积聚；配伍檀香、砂仁治瘀阻心脉，胸痹心痛；配伍生地黄、当归、香附治月经不调。

【剂量要点】常用剂量为10~15g，水煎服，或入丸、散，用于活血化瘀则酒炙更佳。

【各家论述】《本草备要》卷一：又治目赤、疝痛、疮疥、肿毒，排脓生肌。

《本草蒙筌》卷二：生新血去恶血，落死胎安生胎，破积聚癥坚，止血崩带下，脚痹软能健，眼赤肿可消，散瘰赘恶疮，排脓生肉。

【常用方剂】滋阴除湿汤、增液解毒汤、止痒息风汤等方。

桃仁
《神农本草经》

【一般认识】桃仁入药首见于《神农本草经》卷三："味苦，平。主瘀血、血闭、瘕邪，杀小虫。"桃仁是活血化瘀药，有活血祛瘀、润肠通便、止咳平喘之效。常用于治疗经闭痛经，癥瘕痞块，肺痈肠痈，跌仆损伤，肠燥便秘，咳嗽气喘等。现代医学研究表明，其有增加脑血流量、降低血管阻力、抑制血小板聚集、镇痛、抗炎、抗菌、抗过敏、抗肺纤维化、镇咳平喘等作用。皮科取其破瘀行血、活血通经、润燥滑肠之效，治疗瘀滞导致的血瘀肿痛、皮肤瘙痒、脱发等皮科诸症。

【皮科应用】桃仁苦、甘，性平，归心、肝、大肠经。本品气平主降，味苦主泄，偏于降泄。瘀血致病表现诸多，复杂多变，朱仁康擅用桃仁以瘀论治皮科诸症。

皮肤病久病多瘀。气滞血瘀，气为血之帅，气滞则血行不畅，肝气常郁，可致带状疱疹发于胸胁；气虚血瘀，气虚则血行不畅，动力不足，可发为湿毒流注；阴虚血瘀，风湿热邪侵袭，日久不愈，伤及阴血可致瘀，如慢性湿疹；热毒血瘀，热毒之邪内侵，煎灼阴血而血瘀不行，用活血之法乃取"血行风自灭"之意，如血热型荨麻疹；痰凝血瘀，肺卫积热日久伤阴成痰，发于面部可致结节性痤疮；肾虚血瘀，肝气郁滞，肾水不足，可出现黄褐斑；肝郁血瘀，若因情志不畅，肝气郁滞，清窍血瘀则可致斑秃、脱发。

桃仁味苦通泄，入心肝血分，善泄血滞，祛瘀力强，为治疗瘀血阻滞之要药。血瘀为皮肤病的重要病机，致病复杂，表现诸多，常以化瘀为治疗大法，辨证论治，再相应配伍理气、补气、化痰、补肾等诸法。而桃仁常为活血化瘀基础要药，其又性平，无所偏颇，无论活血药、补血药、温经药、行气药、补气药、祛风湿药、泻下药均可配伍。

【配伍应用】用本品配伍红花、当归、川芎治瘀血经闭，痛经；配伍炮姜、川芎治产后瘀滞腹痛；配伍桂枝、丹皮、赤芍治瘀血蓄积；配伍大黄、芒硝、桂枝治下焦蓄血证；配伍黄芪、党参、白术治气虚血瘀；配伍柴胡、枳壳、香附治气滞血瘀；配伍秦艽、羌活治寒湿血瘀；配伍龙胆草、黄芩、栀子治湿热兼血瘀；配伍连翘、葛根治热毒血瘀；配伍青皮、陈皮、半夏治痰凝血瘀；配伍五灵脂、乌药、香附治膈下血瘀；配伍苇茎、冬瓜仁治肺痈；配伍大黄、牡丹治肠痈；配伍当归、火麻仁治肠燥便秘。

【剂量要点】常用剂量为 10~15g，水煎服，或入丸、散。15g 以上的大剂量多用于肠痈、肺痈、脑出血等急重症。

【各家论述】《食疗本草》卷上：杀三虫，止心痛。

《医学入门》卷二：兼主上气咳嗽，喘急，胸膈痞满，止疝痛、腰疼，杀虫及尸疰邪祟。又小儿瘈疭，妇人阴痒，捣泥敷之。

【常用方剂】活血祛风汤、去疣四号方、通络活血方、止痒永安汤等方。

第五节　其他类药

桂枝
《五十二病方》

【一般认识】桂入药历史悠久，最早在《五十二病方》中就出现了困桂、美桂与桂三种药物名称，如《五十二病方·睢（疽）病》："睢（疽）病，治白蔹（莶）、黄蓍（耆）、芍乐（药）、桂、姜、椒、朱（茱）臾（萸），凡七物。"《神农本草经》卷一云："味辛，温，主上气咳逆结气，喉痹吐吸，利关节，补中益气。久服通神、轻身、不老。"桂类药物名称分类混乱，唐宋以后逐渐统一桂的药名、用药部位。桂枝是发散风寒药，可发汗解肌，温通经脉，助阳化气，平冲降逆。常用于治疗风寒感冒、寒凝血滞诸痛证、痰饮、蓄水证、心悸。现代医学研究表明，其有扩张血管、改善血液循环、解热、降温、抗菌、促进胃肠平滑肌蠕动、增强消化功能、利胆、镇痛、抗炎、抗过敏等作用。

【皮科应用】桂枝辛、甘，温，归心、肺、膀胱经。发汗解肌，调和营卫。本品辛甘温煦，可开腠理，而力较麻黄温和，善于宣阳气至卫分，畅营血于肌表。如治疗表虚不固型荨麻疹，见汗出恶风，则可用桂枝汤，以解肌祛风，调和营卫；以及治疗面部痤疮，痤疮色暗，痰凝寒滞。解表法在皮肤病中应用广泛，而桂枝为发汗解肌的代表药，其性又较温和，为常用药。

本品辛散温通，温经通脉，长于走散至经脉末端，可通散肢节。如治疗雷诺病，症见手足紫暗、肿痛，遇冷加重。桂枝温散通行，达于四末，如伍入当归四逆汤，即取桂枝温经散寒之意。如治疗皮肌炎，伴有畏寒，舌淡、苔白，为寒湿凝滞，宜温经散寒，活血通滞，用桂枝效果颇佳。

本品甘温，助阳化气，既可温扶脾阳助运化，又可逐寒邪以助膀胱气化，而行水湿痰饮之邪，为治疗痰饮、水肿的常用药。《金匮要略》云"病痰饮者当以温药和之"，桂枝用量宜轻，取助阳化气之意。如治疗湿疹、全身水肿，水湿泛滥之证，常用桂枝。

【配伍应用】用本品配伍麻黄治外感风寒，无汗表实证；配伍麻黄、附子、细辛治素体阳虚，外感风寒者；配伍枳实、薤白治胸痹心痛；配伍当归、吴茱萸治寒凝血滞，闭经痛经；配伍白芍、饴糖治中焦虚寒，脘腹冷痛；配伍茯苓、白术治水湿内停而致痰饮；配伍茯苓、猪苓、泽泻治膀胱气化不利、水肿、小便不利；配伍甘草、人参、麦冬治心悸动、脉结代。

【剂量要点】常用剂量为5~10g，水煎服，或入丸、散。小剂量可通阳化气，如五苓散；中等剂量可解肌疏风、调和营卫，如桂枝汤；用中至重剂量，其温通之性更显，可温通心阳，温补脾阳，通络散寒而除痹证，如当归四逆散；大剂量可平冲降逆，如桂枝加桂汤。

【各家论述】《本草纲目》卷三十四：治风痹失音喉痹，阳虚失血，内托痈疽痘疮，能引血化汗、化脓，解蛇蝮毒。

【常用方剂】健脾除湿汤、固卫御风汤等方。

陈皮
《神农本草经》

【一般认识】陈皮作为药用始载于《神农本草经》卷一，又名橘柚，云："橘柚，味辛，温。主胸中瘕热逆气，利水谷，久服去臭，下气通神。"至于陈皮之名，首见于孟诜《食疗本草》卷上："取陈皮一斤，和杏仁五两，去皮尖熬，加少蜜为丸。"陈皮是理气药，有理气健脾、燥湿化痰之功，常用于治疗脘腹胀满，食少吐泻，呕吐呃逆，湿痰寒痰。现代医学研究表明，其有抑制肠梗阻、舒张支气管平滑肌、平喘镇咳、祛痰、升压、抗血小板凝集、抗氧化、抗衰老、强心、抗休克、抗过敏、抗肿瘤、抑菌、抗紫外线、杀虫等作用。为理气燥湿化痰之要药。

【皮科应用】陈皮辛、苦，温，归脾、肺经。以新会陈皮为道地药材。本品可理气健脾，其辛香走窜，温通苦燥，入脾胃经，有行气燥湿之功，故善治脾胃气滞，尤其是寒湿阻滞中焦。仲景之方也多用陈皮，功用下气降逆止呕，如橘皮竹茹饮，合本草谓之"下气、利水"之用。历代对陈皮"行气宽中"与"下气"多有分歧。朱仁康认为其理气在于"调脾胃之气机"之用，可不必拘泥于此，陈皮归脾经，有燥湿化痰之功，中焦脾胃作为气机之枢纽，其功能得复，则气机可通。朱仁康在健脾除湿汤、小儿化湿汤、祛风胜湿汤等方中均用陈皮，取其健脾除湿之功，又兼收理气化痰之效，是调中焦脾胃枢纽之意。其药性缓和，不峻猛，行气而无耗气之患。《本草纲目》卷三十谓"同补药则补，同泻药则泻，同升药则升，同降药则降"，可随证配伍，为理气健脾、燥湿化痰之要药。

【配伍应用】用本品配伍木香、枳实治脾胃气滞较甚；配伍苍术、厚朴治寒湿阻滞脾胃；配伍山楂、神曲治食积气滞，脘腹胀痛；配伍人参、白术、茯苓治脾虚气滞；配伍生姜治呕吐呃逆属寒者；配伍人参、竹茹治呕吐呃逆属虚实错杂有热者；配伍半夏、茯苓治痰湿；配伍干姜、细辛、五味子治寒痰；配伍枳实、生姜治痰气交阻之胸痹。

【剂量要点】常用剂量为3~10g，水煎服，或入丸、散。

【各家论述】《本草纲目》卷三十：疗呕哕反胃嘈杂，时吐清水，痰痞痎疟，大肠闭塞，妇人乳痈。

《本草备要》卷三：陈皮，调中快膈，导滞消痰，利水破癥，宣通五脏，统治百病，皆取其理气燥湿之功。多服久服，损人元气。

【常用方剂】小儿化湿汤、芳香化湿汤、健脾祛风汤、祛风胜湿汤、健脾除湿汤等方。

黄芪
《五十二病方》

【一般认识】早在《五十二病方·睢（疽）病》记载："睢（疽），以白蔹、黄耆（耆）、芍药、甘草四物者（煮）。"《神农本草经》卷一中将黄芪列为上品，言其"味甘微温，主痈疽久败创，排脓止痛，大风，痢疾，五痔，鼠瘘，补虚，小儿百病"。黄芪是补气药，可补气升阳，固表止汗，利水消肿，生津养血，行滞通痹，托毒排脓，敛疮生肌，常用于肺脾气虚、水停血滞诸证。现代医学研究表明，其可使细胞生长旺盛，对造血功能有保护和促进作用，保护肾脏，消除尿蛋白和利尿，并对血压有双向调节作用。皮科临床取其托毒排脓，固表御风，补气摄血，行血行水之功，常用于治疗痈疽疮疡、荨麻疹、脉管炎等。生用称生黄芪，蜜炙称炙黄芪，其皮称黄芪皮。

【皮科应用】黄芪甘、微温，归脾、肺经。本品入脾、肺经，大补脾肺之气，其补益元气之力虽不及人参，但长于升托行散，被后世许多医家誉为"疮家圣药"，如《本草纲目》卷十二谓其："排脓止痛，活血生血，内托阴疽，为疮家圣药。"

本品可补正托毒。疮疡中期，正虚毒盛不能托毒外达，致疮疡难溃难腐；疮疡后期气血亏虚，脓水清稀，疮口难敛。二者均因气虚而致，皆可用生黄芪补正托毒。有头疽正不胜毒，疮头无数，破而不溃，或溃而不腐烂，或盘根扩大，疮顶平陷，或正虚邪陷，肿势局限，当配伍补血活血透脓之品；若疮疡溃而不敛，新肉不长，配伍补益气血、温通血脉之品，可收奇效。

固卫御风。脾肺气虚可致腠理不固，表虚自汗，又外感风邪可致表虚不固之荨麻疹，此时用黄芪大补脾肺之气，固表止汗则风团自去。如治疗慢性荨麻疹反复发作，遇风着冷即起者，可用黄芪，以炙黄芪为佳，因其补脾肺之力更强。

补气行血。气为血之帅，气虚则血行无力，痹证后期常有气虚血滞之患，用生黄芪补气行血，推动血行。如治疗结节性静脉炎或脉管炎，属气虚血滞者，配伍养血活血，通经络之品，则瘀滞得去，血脉得通，如补阳还五汤。

补气摄血。气统摄血液，防止血液溢出脉外。气不摄血，可致血溢于外，而发为肌衄如紫癜一类，可用炙黄芪补气摄血，则血复于脉中，紫斑可消。

补气行水。脾肺气虚，肺失通调，脾失健运，则可致水湿泛滥，发为气虚水肿，常表现为下肢水肿，黄芪补气行水，恢复肺脾之行水功能，黄芪"走水气"正是其意。防己黄芪汤为代表方，其中以黄芪皮为佳。黄芪还可利尿，使水湿之邪从小便而走。

【配伍应用】用本品配伍人参、当归、升麻、白芷治疮疡中期，难溃难腐；配伍人参、当归、肉桂治疮疡后期，疮口难敛；配伍川芎、川乌、独活治风寒湿痹；配伍红花、丹参、三七治气虚血滞之胸痹心痛；配伍白术、防风治表虚不固型荨麻疹；配伍天花粉、葛根治内热消渴；配伍人参、白术治脾虚不固之失血；配伍防己、茯苓、人参治气虚水肿；配伍人参、柴胡、升麻治脾虚中气下陷之证。

【剂量要点】常用剂量为10~20g，大量可用至30~60g，水煎服，随证加减。

【各家论述】《医学启源》卷十二：治虚劳自汗，补肺气，实皮毛，泻肺中火，脉弦自汗，善治脾胃虚弱，疮疡血脉不行，内托阴证，疮疡必用之药也。

《本草备要》卷一：生血，生肌，排脓内托，疮痈圣药。痘疹不起，阳虚无热者宜之。

【常用方剂】固卫御风汤、养血息风汤等方。

（华华　高德强　王树鑫）

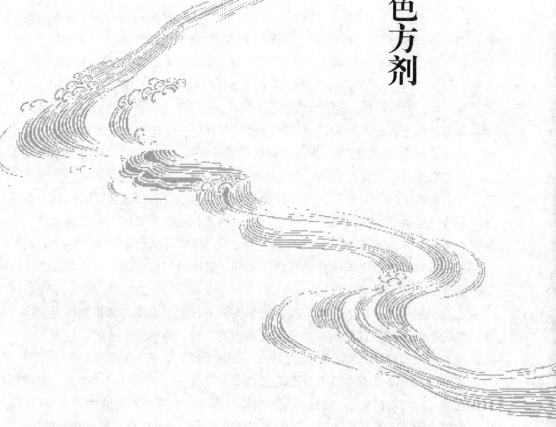

第四章

流派特色方剂

第一节　经典内服方

皮炎汤

【组成】生地30g，丹皮9g，赤芍9g，知母9g，生石膏30g，金银花9g，连翘9g，竹叶9g，生甘草6g。

【功效】清营凉血，泄热化毒。

【主治】本方创立之初用于治疗药物性皮炎，临床凡由血热蕴毒、外发肌肤所致，皮损以红色斑疹为主要表现的湿疹皮炎、银屑病、红皮病等皮肤病都可加减应用。

【组方特色】本方由朱仁康教授创制，他在回忆录中这样写道："值得一提的是我创制的皮炎汤，开始只用于药物性皮炎，疗效显著。本方由三方组成，犀角地黄汤，摒弃贵重药犀角不用，用以凉营，配以竹叶石膏汤，用以清气，并佐以银花、连翘，以清热解毒。后又用治疗接触性皮炎、植物日光性皮炎、过敏性皮炎，亦见疗效。"由此可见，方中用生地、丹皮、赤芍清营凉血，源于犀角地黄汤；生石膏、知母、生甘草清解气分之热，取自白虎汤；金银花、连翘、竹叶、生甘草清热解毒，源于银翘散。诸药共奏气营两清、清热解毒之功。

朱仁康教授根据温病学说的卫气营血理论，"在卫汗之，到气清气，透营转气，凉血散血"的治疗原则，及其代表方剂"银翘散、犀角地黄汤、竹叶石膏汤"的方义组成暗合白虎汤之意，结合皮肤病诊疗的临床实践，撷其精要，创制了皮炎汤。本方看似为清热凉血的处方，实为卫气营血同治，其中金银花、连翘既可清热解毒，又能透热转气，使营分之邪透出气分而解，是朱仁康教授对温病学说的继承和发展。

皮炎汤创立之后临床应用范围不断扩大，出现了很多发扬和创新，尤其用于以热为主的炎症性皮肤病，皮损多表现为红、肿、灼热之斑疹等，这也符合朱老提出的皮损辨证思想。正如陆子贤《六因条辨》卷下《斑疹疹瘰辨论》所言："斑为阳明热毒，疹为太阴风热，总属温热所化，发泄于外。""肺胃为斑疹往来之路。"治疗原则为"斑宜清化，勿宜提透；疹宜透泄，勿宜温散"。皮炎汤方中生石膏、知母辛寒清气，清解阳明热毒；金银花、连翘、竹叶疏风散热，疏解太阴风热；从皮损辨证角度，皮损色红多为热入营血征象，故以生地、丹皮、赤芍清热凉血。

【方证要点】临床凡由血热蕴毒、外发肌肤所致，皮损表现以红色斑疹、丘疹为特征的皮肤病均有机会应用本方化裁。除局部皮损辨证符合血热证外，患者可伴有身热烦躁、小便黄赤、大便干燥以及舌红脉数等征象，临床应用时当结合局部与整体表现综合分析，随证加减。除常见的皮炎湿疹类皮肤病，本方还可用于红皮病、系统性红斑狼疮、皮肌炎、天疱疮、类天疱疮、多形红斑、玫瑰糠疹、烧伤烫伤、急性发热性嗜中性皮肤病、结节性红斑、过敏性紫癜、急性荨麻疹、银屑病、色素性紫癜性皮肤病等。具体方证要点如下：

（1）急性发病或慢性病程急性发作，体质偏虚者可短期使用此方或随症加减。

（2）皮损颜色以红色为主，一般皮温升高，如红色斑疹、丘疹、风团、水疱等。

（3）舌红，苔白或黄，脉弦数。

【加减变化】按照局部与整体相结合的辨证思路，将皮炎汤的加减应用分为热毒偏盛、湿热偏盛、瘀滞偏盛及气阴两伤四类。

（1）热毒偏盛型：表现为红斑面积大，鲜红或紫红，平摊肤上，或微隆起，触之灼热，瘙痒或痛，严重者伴见水疱或血疱，壮热恶寒，舌绛苔黄，脉象洪数，可见于红皮病、系统性红斑狼疮、接触性皮炎、皮肌炎、药疹、植物日光性皮炎等，此时应酌加水牛角粉、大青叶、紫草、白茅根、黄芩、栀子等。

（2）湿热偏盛型：表现为弥漫性红斑肿胀，其上起水疱，饱满紧绷，表面光亮，渗出津水黄黏，腥臭秽浊，或结厚痂，状如松脂，伴身热不扬，腹胀便溏，舌红苔腻，脉象滑数，可见于接触性皮炎、天疱疮、日晒伤、多形性日光疹、疱疹样皮炎等，此时应酌加滑石、泽泻、黄柏、生薏苡仁、赤小豆、车前子、白术等。

（3）瘀滞偏盛型：表现为斑疹暗红或暗褐色，或肤生紫癜，小如粟米，大若银元，匡廓鲜明，定处不移，或反复发作，舌暗红或有瘀斑，脉象涩滞，可见于过敏性紫癜、固定型药疹、瘀积性皮炎、色素性紫癜性皮病等，此时应酌加川牛膝、桃仁、当归尾、鸡血藤、川芎、王不留行、丹参等。

（4）气阴两伤型：皮损呈大片潮红，干燥灼热，绝无润泽，其上迭起细碎鳞屑，如糠似秕，抚之即落，伴低热口干，乏力倦怠，少气懒言，小便短赤，舌红少津，脉细数，可见于红皮病、系统性红斑狼疮、皮肌炎、接触性皮炎、药疹、日晒伤、火激红斑、斑块状银屑病等，常因邪热久羁，或病势重笃，邪虽未退，而气阴先伤，此时应酌加太子参、麦冬、五味子、石斛、沙参等。

【使用禁忌】服此方时应饮食清淡之品，禁食荤腥海味、辛辣动风的食物，孕妇慎用，儿童与老年人酌情减量。服药过程中观察患者病情变化，症状缓解或消退后应及时减量或停服，以防患者过服寒凉之品造成脾胃阳气受损。

【朱仁康医案】

案1 王某，女，22岁。初诊日期：1970年3月2日。

主诉：因注射青霉素，头面、手臂突然红肿3天。

现病史：3天前因患急性扁桃体炎，在当地卫生院，肌注青霉素40万单位，2小时后脸部、双手背及前臂、阴部突然红肿，出现水疱。称以前曾注射过青霉素未有反应（此次未做皮试）。经用苯海拉明和静注葡萄糖酸钙，未能控制。

检查：体温38℃，脸面部焮热红肿、双目合缝、灼热，双手背及前臂下三分之一焮起浮肿，可见集簇之丘疱疹，阴部红肿，起小水疱，部分渗出。

脉象：弦滑带数。

舌象：舌质红，苔薄。

西医诊断：药物性皮炎。

中医诊断：风毒肿。

中医辨证：热毒炽盛。

治法：凉营，清热，解毒。

处方：皮炎汤加减。

生地30g	丹皮9g	赤芍9g	金银花15g
连翘9g	竹叶9g	木通6g	知母9g
生石膏30g	生甘草9g		

3剂，水煎服，每日1剂，2次分服。

外用：生地榆90g，分成3份，每日用1份，水煎成400ml待凉后用干净小毛巾沾药液，分别湿敷面部、手臂、阴部等处，每日4~5次，每次湿敷20~30分钟。

二诊（3月5日）：3日后复诊，脸面、手背红肿基本消退，阴部尚未完全消肿，略见渗水。嘱继服前方3剂，阴部继续湿敷，3日后全部消退。

案2 李某，男，67岁，初诊日期：1974年6月26日。

主诉：全身出现皮疹2天。

现病史：因患腹泻，于5天前口服呋喃唑酮（痢特灵）和复方穿心莲片，服药后3天，周身出现大片风团和红色粟粒样皮疹，瘙痒甚剧。

检查：患者烦躁不安，全身可见大小不等之风团，并见大片潮红麻疹样皮疹。

脉象：脉滑数。

舌象：舌尖红，苔薄黄。

西医诊断：药物性皮炎。

中医诊断：风毒肿。

中医辨证：内中药毒之气，血热生风。

治法：凉血清热，消风利湿。

处方：皮炎汤加减。

生地 30g	丹皮 9g	赤芍 9g	知母 9g
生石膏 30g	金银花 9g	连翘 9g	竹叶 9g
茯苓皮 9g	冬瓜皮 9g		

2 剂，水煎服，每日 1 剂，2 次分服。

二诊（6 月 28 日）：药后上半身皮疹减轻，风团较前为少，皮疹颜色较前为淡，下半身皮疹未见变化，仍觉剧痒。脉细弦滑，苔薄黄腻。上方去茯苓皮、冬瓜皮，加白鲜皮 9g，地肤子 9g，3 剂，水煎服。

三诊（7 月 1 日）：皮疹已基本消退，稍痒，前方继续服 2 剂。

四诊（7 月 3 日）：皮疹已全部消退。停药观察。

（崔炳南 杨佼 徐晨琛）

滋阴除湿汤

【组成】生地 30g，玄参 12g，丹参 15g，当归 12g，茯苓 9g，泽泻 9g，白鲜皮 9g，蛇床子 9g。

【功效】滋阴养血，除湿止痒。

【主治】亚急性湿疹、慢性阴囊湿疹、天疱疮等，属阴虚湿恋者。

【组方特色】亚急性湿疹或慢性湿疹多由急性湿疹转化而来，病因以湿为主，一般表现为渗出、严重瘙痒、皮损鲜红、皮损肥厚、干燥脱屑等，兼见他症。湿疹日久，渗出明显并伴有脱屑，耗液伤阴；因为熬夜、嗜食辛辣、年高体弱等，湿疹常表现为阴虚与湿邪共存。治疗阴虚，法当滋阴培本，但纯用滋阴则有助湿之虞。湿邪偏盛，蕴郁肌肤，邪盛为标，应当祛湿治标祛邪，但单祛湿又容易伤阴化燥。

朱仁康教授圆机活法，以滋阴除湿立论，创立滋阴除湿汤，治疗湿盛而有阴伤的湿疹，将滋阴和除湿这两个看似矛盾的治则整合到一起，是朱老的创举。湿邪和阴津都属于阴性物质，津液产生于脾胃运化的水谷精微，过度消耗则出现阴虚，而湿邪因人体阴津无法正常运化而形成，因此临床表现为既有阴伤，又有湿邪停滞，所以治疗时应滋阴以固本，同时应化湿以祛邪，滋阴扶正以抵邪外出，除湿祛邪亦有利于正复，并行不悖，使湿去阴复，病安而愈。

方中生地、玄参滋阴清热，当归、丹参养血和营，使血活则水活，气血流畅而湿邪易祛，四味合用，以补阴血之不足，又可防渗利诸药伤阴之弊；茯苓、泽泻健脾利湿，除湿而不伤阴；白鲜皮清热解毒、除湿止痒，蛇床子燥湿、祛风止痒，祛湿邪之有余，制滋补诸品之腻滞。诸药合用，标本兼顾，滋渗并施，养阴与除湿并行不悖，使湿去而无伤阴之弊，阴复而无助湿之嫌。用以治疗湿疹反复不愈，日久伤阴耗血，舌淡苔净或光之证，颇为契合。诸药合而为剂，有滋阴养血、祛湿止痒功能。亚急性、慢性湿疹，证属阴虚湿恋者，用之每收显效。

　　【方证要点】本方为正虚邪实而设，对亚急性、慢性皮肤疾病偏于阴伤又有湿邪留恋最为相宜。具体方证要点如下：

　　（1）多有急性湿疹的过程，或皮损以渗出、水肿为表现。

　　（2）年老体衰，精血不足或平素熬夜、睡眠不足，嗜食辛辣者而发湿疹者。

　　（3）皮损除渗出、水肿外，还可见肥厚、干燥、脱屑、结痂等表现。

　　（4）患者可伴有口干、喜饮，尿黄、便干等表现。

　　（5）舌象以胖大有齿痕、苔少或光苔为多见，脉以偏数、偏沉或濡脉为常见。

　　【加减变化】本方主要是针对病程日久，湿邪久恋，日久化燥伤阴之病机而出现的各类以渗出性为特征的顽固性皮肤病，如局限性或泛发的亚急性、慢性湿疹、阴囊湿疹、结节性痒疹等，如瘙痒严重者，可加荆芥、防风、薄荷等散风止痒之药；如瘙痒甚烈，可加乌梢蛇；渗出严重者，可见苍术；伴有大便干燥者，可加酒大黄、芒硝、厚朴、枳实等，泻下存阴；尿黄者可加滑石、茵陈、栀子清理内热；皮损色红明显者，加生地、丹皮、赤芍。

　　【使用禁忌】湿邪盛而阴不伤者用之无效。伤阴过重而不伴有湿邪者忌用。服此方时禁食荤腥海味、辛辣动风的食物，孕妇慎用，儿童与老年人酌情减量。

　　【朱仁康医案】

　　章某某，男，8 岁。初诊日期：1973 年 1 月 8 日。

　　主诉：周身起湿疹已 3 年（其父代诉）。

　　现病史：1970 年春先在左小腿出现小片红疙瘩，抓破流水渐成钱币样，不久又在右小腿出现同样皮损，逐渐波及肛门、阴茎，泛发全身，瘙痒甚剧，影响睡眠。三年来曾服中西药，疗效不显。

　　检查：全身可见散在钱币状集簇之丘疱疹，部分糜烂、渗出、鳞屑，搔痕累累，尤以两腿、肛门、会阴、阴茎等处为重。

　　脉象：脉细滑。

　　舌象：舌质淡，苔净。

西医诊断：钱币状湿疹。

中医诊断：湿毒疮。

中医辨证：阴虚湿恋。

治法：滋阴养血，除湿润燥。

处方：滋阴除湿汤加减。

| 生地 15g | 玄参 9g | 丹参 9g | 当归 9g |
| 茯苓 9g | 泽泻 9g | 白鲜皮 9g | 蛇床子 9g |

六一散（包煎）9g

5剂，水煎服，每日1剂，2次分服。

外用：祛湿膏（《朱仁康临床经验集》）。

二诊（1月27日）：服上方5剂后隔多日来诊，称药后瘙痒明显减轻，皮损亦渐趋退。嘱服上方加地肤子15g，5剂，水煎服。

三诊（4月2日）：药后复诊，躯干、阴茎、肛门等处皮损已消，两腿皮损尚留3~4片未消。仍嘱服上方7剂。外用药同前。

四诊（4月14日）：称近日吃了一些鱼腥发物，小腿皮损反复，又见瘙痒渗水。舌质红，苔薄黄，脉滑。拟利湿清热药5剂。

| 生地 30g | 黄芩 6g | 赤茯苓 9g | 泽泻 9g |
| 车前子（包煎）6g | 木通 3g | 六一散（包煎）9g | |

外用：生地榆15g，水煎湿敷。

服药后未再复诊，1976年5月其父来院称，治愈后两年未发。半月前因饮牛奶，小腿出现小片丘疱疹，予内服除湿丸，外用生石膏30g调祛湿散9g，治愈。

（华华　高德强　王树鑫）

小儿化湿汤

【组成】苍术6g，陈皮6g，茯苓6g，泽泻6g，炒麦芽9g，六一散（包煎）6g。

【功效】健脾化湿。

【主治】婴幼儿湿疹，属脾虚湿蕴者。

【组方特色】婴幼儿多因禀赋不足，或饮食自倍，出现脾胃失和，津液运化失司，湿邪外泛皮肤，发为湿疹。患儿常伴形体消瘦、面色萎黄、纳呆便溏、舌淡苔腻等症，属脾虚湿盛证，当以治脾为本，以健脾除湿为大法。本方中苍术燥而化湿；茯苓利水渗湿、健脾；陈皮理气健脾、燥湿化痰，与苍术同用，用于中焦寒湿脾胃气滞者，脘腹胀痛、恶心呕吐、便溏；炒麦芽行气消食，健脾开胃；泽泻为利水治痰饮之药，令水邪去而脾胃自健；六一散淡能渗湿，寒能清热，重能下降，滑能利窍，故能上清水源，下利膀胱水道，除三焦内蕴之热，使其从小便而出，以解暑湿之邪；少佐甘草和其中气，并可缓和滑石寒性，二药相配，共奏清热利湿之效。此方诸药相合，以祛湿为法则，湿去则脾健，脾健则气血津液化生正常，而少有湿邪为患。

以健脾利湿立论治疗小儿湿疹，因肺与中焦脾胃以及肺与皮毛的关系息息相关。从中医的生理学来讲，无论食还是饮，在化为水谷精微输布于皮毛的过程中都需要经过肺，《灵枢·经脉》有"肺手太阴之脉，起于中焦，下络大肠，还循胃口，上膈属肺"，也说明了脾胃的功能状态与肺的功能息息相关。《灵枢·邪气脏腑病形》有"形寒饮冷则伤肺，以其两寒相感"，阐释了中焦脾胃失调可以影响肺。

【方证要点】本方针对脾胃虚弱而出现湿邪凝滞的皮肤病，临床方证要点如下：

（1）用于儿童湿疹，而伴有消化不良之证。常见形体消瘦、面色萎黄、纳呆便溏、口臭、夜卧不安、舌淡苔腻等病症。

（2）成人有明显脾胃虚弱而湿气内困的表现，如纳差、便溏、便黏或便不成形；食后腹胀困乏、乏力、口臭、磨牙等脾虚表现。

（3）皮疹有瘙痒伴渗出倾向，或可见浮肿性红斑、丘疹、丘疱疹等皮损表现。

（4）脉以虚象为主，舌质淡，多见舌体胖或有齿痕，舌苔多腻。

【加减变化】本方针对脾胃虚弱，湿邪浸淫诸证，如小儿湿疹、局限性或泛发的急、慢性湿疹，阴囊湿疹，异位性皮炎，结节性痒疹等，伴有脾胃虚弱湿邪浸淫者。食积明显可加焦山楂、焦麦芽、焦神曲；瘙痒甚烈，可加防风、乌梢蛇；皮损肥厚，颜色较红者，可加白鲜皮、丹皮；伴有大便干燥，可加牵牛子、莪术；胃呆纳差，加焦山楂、陈皮；苔腻明显加藿香、佩兰芳香化湿；腹胀加川厚朴、大腹皮；夜间蹬被、睡眠不安者加焦山楂、连翘。

【使用禁忌】服方时乳母和患儿均应忌食荤腥海味、生冷油腻、辛辣动风的食物，趁热服药，忌用热水、肥皂洗澡。宜选择宽松纯棉质地的衣物，避免选择羊毛或化纤衣物，同时注意皮肤保湿。阴虚血燥之人要慎重使用。

【朱仁康医案】

郭某某，男，1岁半。初诊日期：1972年5月11日。

主诉：患儿湿疹已1年多（其父代诉）。

现病史：患儿出生后 2 个月，脸面即起红斑、丘疹，经常消化不良，喂奶期间大便溏泻，长大后食量大，但食后不久即便出，完谷不化，常哭闹不安。

检查：身体消瘦，面色㿠白，头皮、脸面可见成片丘疱疹，皮色正常，腹部及两腿亦起同样皮疹，呈淡褐色，渗出不多。

舌象：舌苔薄白。

西医诊断：婴儿湿疹。

中医诊断：湿疹。

中医辨证：胃强脾弱，运化不健，水湿内生，浸淫肌肤。

治法：健脾理湿。

处方：小儿化湿汤加减。

苍术 4.5g　　　　陈皮 4.5g　　　　炒麦芽 9g　　　　茯苓 4.5g

泽泻 4.5g　　　　六一散（包煎）6g

5 剂，水煎服，每次煎 100ml，2~3 次分服。

外用：收湿粉（《朱仁康临床经验集》）香油调敷。

二诊（5 月 16 日）：药后大便稍稀，皮疹渐消，痒轻，晚睡渐安，继服前方 5 剂。

三诊（5 月 23 日）：1 周后复诊，皮疹基本消退，未见新起之损害。大便成形。嘱服健脾片以资巩固。

（华华　高德强　王树鑫）

皮癣汤

【组成】生地 30g，当归 9g，赤芍 9g，黄芩 9g，苦参 9g，苍耳子 9g，白鲜皮 9g，地肤子 9g，生甘草 6g。

【功效】凉血润燥，祛风止痒。

【主治】泛发性神经性皮炎、皮肤瘙痒症、丘疹性湿疹等。

【组方特色】皮癣汤是朱仁康教授所创，由三物黄芩汤加味而来，功在凉血润燥、祛风止痒，主要用于治疗泛发性神经性皮炎、皮肤瘙痒症、以丘疹为主要表现的湿疹（血风疮）等皮肤病。三物黄芩汤出自《金匮要略·妇人产后病脉证治》，由黄芩、生地、苦参三味药组成，主治产后血亏阴虚、风邪入里化热之证，方中生地黄滋阴养血，黄芩清热，苦参祛风燥湿。

皮癣汤重用生地为主药，其性味甘、苦微寒，甘寒入血，有清热凉血、养阴润燥之功，故常用于热病发斑及血热出血之证，为清营凉血之要药。正如《本经逢原》卷二载生地"内专凉血滋阴，外润皮肤荣泽"。其配以赤芍，既能凉血清热，又能活血散血，此取叶天士"入血就恐耗血动血，直须凉血散血"之意。配以"血中圣药"当归，加强补血行血之力，其性温也可佐制用药寒凉太过。

方中黄芩亦为主药，可清实热、湿热、血热，一药三用，正如《神农本草经》卷一论黄芩首言"主诸热"之意，与生地黄、赤芍相配伍，清利血分热结。血热血虚皆可生风，风盛则痒，朱老在本方另配以苦寒之药苦参、白鲜皮、地肤子祛风止痒，并可助清热之力；苍耳子性温味辛、苦，既可祛风止痒，又能佐制诸药寒凉之性。朱老治疗皮肤病选用本组药物，主要取其清热祛风止痒之功。

黄芩、苦参、苍耳子、白鲜皮、地肤子味皆苦，张元素有云"苦能燥"，但与生地、赤芍、当归、生甘草共用，刚柔并用，祛风而不燥，滋阴而不腻。皮癣汤药物组方仅9味，其寒热并用，补泻同施，共奏清热凉血润燥、养血祛风止痒之效。本方精当严谨，充分体现了朱老善从血分论治皮肤病的学术思想，滋阴除湿并行不悖的创新理念，以及重用生地的学术经验和特色。

【方证要点】本方对于阴虚血热型神经性皮炎、湿疹、过敏性皮炎等瘙痒性皮肤病最为相宜。神经性皮炎等瘙痒性皮肤病，病因多以内因为主，可由心绪烦扰，七情内伤，内生心火而致。心火亢盛，伏于营血，血热内生，可见皮疹鲜红；热盛伤阴，热盛生风，风盛则痒，可见瘙痒较剧。其他类型瘙痒性疾病亦可加减应用。具体方证要点如下：

（1）亚急性或慢性病程。

（2）皮疹色鲜红，局部干燥，无明显渗出。

（3）瘙痒剧烈。

（4）伴或不伴心烦，口干，情绪不佳。

（5）舌红苔薄黄，脉弦或涩。

【加减变化】本方主要是针对泛发性神经性皮炎、皮肤瘙痒症、丘疹性湿疹等，有阴虚血热证者，如伴有心烦、口渴，可加紫草、牡丹皮、生石膏、知母、银柴胡、地骨皮以加强清热凉血作用；若心烦不寐，加磁石、龙骨、牡蛎以重镇安神；若夜卧痒甚，可加鸡血藤、酸枣仁、合欢花、夜交藤以养血安神。

【使用禁忌】服此方时应饮食清淡之品，禁食荤腥海味、辛辣动风的食物，孕妇慎用，儿童与老年人酌情减量。服药过程中观察患者病情变化，症状缓解或消退后应及时减量或停服，以防患者过服寒凉之品造成脾胃阳气受损。

【朱仁康医案】

杜某，女，39岁，工人。初诊日期：1967年8月24日。

主诉：全身泛发皮疹 2 年。

现病史：2 年来先后于颈后、两肘伸侧、下肢等处起成片皮癣，瘙痒无度，昼轻暮重，难于入眠，屡治无效。

检查：颈后、双肘伸侧、胸前、下肢等处，对称分布苔藓化斑块，呈淡红色，可见抓痕、血痂及少量渗出。

脉象：弦细。

舌象：苔黄腻。

西医诊断：泛发性神经性皮炎。

中医诊断：风癣。

中医辨证：血热内盛，风胜化燥。

治法：凉血清热，消风止痒。

处方：皮癣汤加减。

生地 15g	丹参 9g	赤芍 9g	荆芥 9g
防风 6g	茜草 9g	马尾连 9g	黄芩 9g
苦参 9g	苍耳子 9g	白鲜皮 9g	地肤子 9g

7 剂，水煎服，每日 1 剂，2 次分服。

二诊（8 月 31 日）：服前方 7 剂后，大部分皮损显著变薄，略见脱屑，痒减。继以前方加红花 9g，以活血消风。

三诊：服药 10 剂后，病情略见起伏，此后断续治疗约 2 个月。在前方中加熟地 12g，何首乌 9g，以养血润燥、消风止痒，局部外搽苦参酒而治愈。

【临床研究】皮癣汤合卤米松乳膏治疗局限性神经性皮炎的临床疗效观察。该研究选择 59 例局限性神经性皮炎患者，将其随机分为对照 1 组、对照 2 组和观察组，对照 1 组 19 例仅予卤米松乳膏外涂于患处，每日 2 次；对照 2 组 17 例仅予皮癣汤内服，每日 1 剂；观察组 23 例采用皮癣汤内服配合卤米松乳膏外用。3 组用药 4 周后判断疗效，并随访 1 个月观察其复发率。结果发现：观察组治愈率及总有效率均优于两个对照组，且复发率低于 2 个对照组。结论：皮癣汤合卤米松乳膏治疗局限性神经性皮炎疗效更好，复发率低，且可明显缩短疗程，值得临床推广应用。

（崔炳南　杨佼　徐晨琛）

风癣汤

【组成】生地 30g，玄参 12g，丹参 15g，当归 9g，白芍 9g，茜草 9g，红花 9g，黄芩 9g，苦参 9g，苍耳子 9g，白鲜皮 9g，地肤子 9g，生甘草 6g。

【功效】养血和营，消风止痒。

【主治】泛发性神经性皮炎、皮肤瘙痒症等，属血虚风燥者。

【组方特色】本方功在养血和营，消风止痒。主要用于血虚风燥所引起的泛发性神经性皮炎、皮肤瘙痒症等。风湿热燥之邪蕴郁日久，耗伤阴血，以致营血不足，肌肤失养。久病伤血，阴虚内热，热盛生风，风盛则燥。故方中用生地、当归、白芍、丹参养血和营，玄参滋阴润燥；风盛则痒，故用苦参、苍耳子祛风除湿，白鲜皮、地肤子除湿止痒；久病血虚，肌肤失养，血行常不畅而成血瘀，故用茜草、红花凉血活血；黄芩除湿清热；甘草调和诸药。

【方证要点】本方对慢性顽固的瘙痒性皮肤疾病，日久风燥伤血，肌肤失养者最为相宜。具体方证要点如下：

（1）慢性病程。

（2）阵发性剧烈瘙痒。

（3）皮损肥厚，呈苔藓化。

（4）舌质淡，苔薄布，脉细滑。

【加减变化】本方主要治疗病程日久的风盛血燥型瘙痒，如泛发性神经性皮炎、皮肤瘙痒症等，久治不愈者可加用乌梢蛇、蜈蚣、全蝎等搜风止痒之品。如发病与精神因素有关，或夜寐不安者，可佐宁心安神之品，如灵磁石、牡蛎、珍珠母、龙骨、茯神、酸枣仁、远志、夜交藤、合欢皮等。若皮损肥厚色暗紫、舌淡有紫者，加用桃仁、三棱、莪术活血化瘀之品。

【使用禁忌】服此方时禁食荤腥海味、辛辣动风的食物，孕妇慎用，儿童与老年人酌情减量。

【朱仁康医案】

李某某，女，27岁。初诊日期：1970年5月9日。

主诉：全身泛发皮癣，痒甚2年。

现病史：患者2年前先在项后长癣，继之两肘伸侧亦起皮癣，剧痒，曾用多种药物，均不见效，后来有人介绍用土方，其中有斑蝥等药，外用后，局部立即起疱、糜烂，同时前胸、腰股、两侧腹股沟等处泛发皮癣，搔痒更甚，再三求医，仍不见效。患者彻夜瘙痒，影响睡眠，精神萎靡，面色无华，大便干秘。

检查：后颈偏左侧有一片原发皮损约8cm×10cm大小肥厚浸润，呈慢性苔藓样损害，双肘伸侧各有一片手掌大的类似皮损。前胸两侧及腋下可见大片红色扁平丘疹。腰部、腹部两侧，腹股沟和大腿部可见大片深褐色苔藓化损害，抓痕血痂累累。

脉象：弦细。

舌象：舌质红，苔薄白。

西医诊断：泛发性神经性皮炎。

中医辨证：风湿郁久化热，伤血化燥。

治法：凉血清热，养血润燥。

处方：风癣汤加减。

生熟地各 30g	丹参 9g	茜草 9g	蛇床子 9g
金银花 9g	苍耳子 9g	苦参 9g	白鲜皮 9g
地肤子 9g	麻仁 9g	生甘草 6g	

5 剂，水煎服，每日 1 剂，分 2 次服。

外用皮癣膏。

二诊（5 月 14 日）：药后瘙痒有所缓解，颈后皮损趋薄，前胸红色丘疹色渐淡，两腿皮损未见改变。苔脉同前，上方去茜草，加乌梢蛇 9g，黄芩 9g，5 剂，水煎服。

三诊（5 月 20 日）：由于瘙痒减轻，已少搔抓，颈项及两腿皮损渐有减薄，前胸、腰腹部丘疹趋于消退。大便已通畅。改拟养血润燥，祛风止痒。方拟：

生熟地各 30g	丹参 9g	当归 9g	红花 9g
乌梢蛇 9g	荆芥 9g	赤芍 9g	苦参 9g
白鲜皮 9g	地肤子 9g	麻仁 9g	枳壳 9g
甘草 9g			

7 剂，水煎服。

颈部、腿部外用药同前。

四诊（5 月 28 日）：瘙痒显著减轻，前胸、腹部皮损基本已消退，项后、腿部皮损亦明显转轻，大便畅通，前方去乌梢蛇，服药 2 周后痊愈。

（颜志芳　赵洁）

乌蛇驱风汤

【组成】乌梢蛇 9g，蝉蜕 6g，羌活 9g，荆芥 9g，防风 9g，白芷 6g，黄连 6g，黄芩 9g，金银花 9g，连翘 9g，生甘草 6g。

【功效】搜风清热，败毒止痒。

【主治】慢性顽固性瘙痒性皮肤病，如慢性荨麻疹、皮肤瘙痒症、泛发性神经性皮炎、扁平苔藓、结节性痒疹等。

【组方特色】本方是朱仁康教授借鉴《太平圣惠方》之乌蛇散，《太平惠民和剂局方》之消风散，以及《外科正宗》之黄连解毒汤而成方。功在搜风清热，败毒止痒。主要是用于治疗风邪久羁，内郁肌肤，郁而化热，风热之邪未经发泄所引起的以皮肤剧痒为主要症状的慢性顽固性皮肤疾患。从其药味组成来看，乌梢蛇味甘咸而性平，入肺、脾二经，能祛风湿、通经络，擅治"诸风瘙瘾疹，疥癣，皮肤不仁，顽痹诸风"；蝉蜕味甘而性寒，入肺、肝二经，具有疏散风热、利咽开音、透疹息风之功效，主疗一切风热诸证，古人用"蜕"取其能行脏腑经络。两药合用，通行皮肤经络，搜剔经络郁久之风邪。荆芥、防风、羌活、白芷四药均为辛温之品，辛散气香，长于发表散风，且质地轻清，亦能散风透疹，擅治表邪外束之风寒诸证。四药联用，大剂祛风止痒，宣散郁表之风邪，使风邪复从表而出。金银花、连翘两药味甘性寒，芳香疏散，善散肺经热邪，透热达表，擅治外感风热，温病初起，又能疗疮毒。两药合用，能透散在表之郁热，防止邪热入里。黄芩、黄连味苦性寒，能清热燥湿、泻火解毒，两药合用，既能泻火以清里热，又能配伍辛味药物"辛开苦降"，以宣通郁闭，恢复气机之升降。甘草清热解毒，调和诸药。该方表里双解，搜剔郁表之风邪，泻郁久之热毒，使风热之邪复从表而出。

【方证要点】本方对慢性顽固的瘙痒性皮肤疾病偏于实证者最为相宜。祛风清热之力尤强，而对于气虚血虚受风而引起的皮肤病（如老年皮肤瘙痒症等）不宜使用。具体方证要点如下：

（1）形体壮盛，无自汗、盗汗或腹泻。

（2）慢性病程。

（3）剧烈瘙痒。

（4）或见皮损肥厚或形成结节，皮损偏红。

（5）脉弦数，舌质红或暗红，苔薄黄或黄腻。

【加减变化】朱仁康设立本方主要是针对病程日久的顽固性风瘙痒诸证，如慢性荨麻疹、皮肤瘙痒症、泛发性神经性皮炎、扁平苔藓、结节性痒疹等。如用之不应，瘙痒甚烈，皮损肥厚，或伴有大便干燥者，可酌加生大黄。生大黄能通腑泄热，亦能活血破瘀，荡涤胃肠之积热，使积热得以快速清除，与诸药相配合不但止痒功效增强，而且可以促进肥厚皮损的消退。若瘙痒减轻不显，皮损不易消退，可加丹皮凉血活血，促进肥厚皮损消退。若瘙痒经治后风邪发散未尽，瘙痒又轻发，且月经将至，可酌加当归、赤芍、白鲜皮，概因经期易血热风动，加重瘙痒，故可活血调经、祛风止痒，以防微杜渐。若扁平苔藓经治疗后咽干口渴、舌红苔净，属阴伤明显，余热未尽，可去黄芩、黄连、金银花、连翘等，加生地、石膏、知母等清热凉血、养阴生津。若扁平苔藓经治疗后仍遗留色素沉着，可加桃仁、红花、茜草等活血化瘀；若局部尚留紫斑，可继加归尾、赤芍等活血祛风。若扁平苔藓皮损反复，瘙痒明显，可酌加全蝎通络搜风，桃仁活血祛风。若结节性痒疹结节难消，可加当归、赤芍等凉血活血；若夜间瘙痒，可加苦参止痒；若见较多褐色硬结，可加桃仁、红花活血化瘀，亦可加炒三棱、炒莪术软坚散结。

【使用禁忌】服此方时禁食荤腥海味、辛辣动风的食物，孕妇慎用，儿童与老年人酌情减量。

【朱仁康医案】

李某，男，成人。初诊日期：1973 年 4 月 15 日。

主诉：全身出现鲜红大片风团 10 个月。

现病史：从 1972 年 6 月开始全身起大片风团，呈鲜红色，一般下午易起，晨起才消，发无虚夕；先后间断服用消风清热、固卫御风、健脾除湿法均无效，发作与饮食无关，大便干结，隔日一行。

检查：全身可见散在大片风团，呈鲜红色。

脉象：弦数。

舌象：舌质红，苔薄黄。

西医诊断：慢性荨麻疹。

中医诊断：风瘖瘰。

中医辨证：风邪外客，郁久化热，风热相搏，发为瘖瘰。

治法：搜风清热。

处方：乌蛇驱风汤加减。

乌蛇 9g	蝉蜕 6g	黄连 9g	黄芩 9g
金银花 9g	连翘 9g	羌活 6g	荆芥 9g
防风 9g	白芷 6g	大黄（后下）6g	生甘草 6g

5 剂，水煎服，每日 1 剂，2 次分服。

二诊（4 月 20 日）：服上方 5 剂，服药开始时症状加重，后即明显减轻；上方继服 5 剂。

三诊（4 月 25 日）：目前偶起风团，患者因工作忙，服汤药有困难，要求服成药。予小败毒膏五瓶，日服半瓶以巩固疗效，药后三年，不复再起。

（曾雪）

通络活血方

【组成】当归尾 9g，赤芍 9g，桃仁 9g，红花 9g，香附 9g，青皮 9g，王不留行 9g，茜草 9g，牛膝 9g，泽兰 9g。

【功效】活血祛瘀，通经活络。

【主治】结节性红斑、硬红斑、下肢结节病等，属血瘀阻络者。

【组方特色】朱仁康教授创制了多个治疗血瘀证的活血化瘀方剂，通络活血方是其最常用的方剂之一。血瘀证的发生可以由诸多原因引起。经络，乃是营卫气血循行的径路，正常时畅通无阻，如果感受风寒湿热之邪，阻于经络，使得气滞血瘀，经脉运行不利，痹阻不通而变生诸症。

如湿热阻于经络，瘀滞脉络，而成结节性红斑。如风寒湿邪阻络，气血痹滞不行，则为皮痹。寒凝络痹，气血不能贯注，如脉痹。阳气不足，不能达于四肢末端，气血运行不利，则手足发绀，如雷诺病等。

通络活血方，具有活血化瘀，通经活络的作用。方中当归养血活血，用于血虚兼血瘀，归尾长于活血祛瘀。赤芍清热凉血、活血祛瘀，兼清泄肝经郁火。桃仁、红花均可活血祛瘀，调经止痛，桃仁用于身体某一部位的瘀血，尚可润肠通便。红花活血、和血养血。王不留行走而不守，行而不住，通经活血，通利血脉。青皮疏肝破气散结，用于气滞血瘀所致的癥瘕积聚等证，又散结消积止痛，功在中下二焦。香附疏肝解郁，调经止痛，时珍称其为"气病之总司，女科之主帅"。香附、青皮，两者皆可理气行气，气行则血行，瘀血得消。泽兰活血调经，祛瘀，利水消肿。茜草清热凉血，活血通络破瘀。牛膝活血通经，强筋壮骨，利水消肿，常与苍术、黄柏配伍，治疗湿热下注的足膝肿痛，而且牛膝，引药下行，能引导其他药物作用于人体下半身。

总之，上述诸药配伍，可以治疗风湿阻于经络，气滞血瘀，湿热流注下肢，结聚成核，红肿疼痛诸症。

【方证要点】结节性红斑、硬红斑，由于瘀血阻滞，湿热下注于血脉经络之中，致气血运行不畅，气滞血瘀而发病。本病多绕胫而发。结节性红斑，常见于胫前，偶见于臀部及上臂等处，结节个数不定，大小不一，结节多则痛楚，腿足浮肿。硬红斑多发于腿后，形似牛眼，根脚硬肿，轻则色紫，重则色黑，日久或见溃破，疮口暗紫，脂水浸渍，久不收敛。

瘀阻于经络，因此治宜以通络祛瘀、行气活血为主。临床适用具体方证要点如下：

（1）发于下肢腿胫或上肢的结节肿块。

（2）结节新起焮红、灼热而肿痛，病久则结节趋于暗紫。

（3）有时伴有下肢水肿。

（4）虽患病日久，但是患者气血尚不虚弱者。

（5）舌质紫暗或有瘀斑，脉细涩。

【加减变化】临床遇到结节性红斑、硬红斑等，可根据皮损表现不同，随证加减。结节初起，焮红赤肿，小便黄，大便秘，舌质红，脉滑数，加生地、丹皮、大青叶、金银花以凉血清热；斑块大，色暗紫，舌质淡，脉细滑，加麻黄、桂枝以温经通络；久而不散加炙山甲、海藻、山慈菇以软坚散结；溃而难敛加党参、炙黄芪、熟地以培补气血。足踝浮肿，久而不消者，宜重用黄芪、防己、陈皮，以行气利水；关节酸痛加威灵仙、秦艽、木瓜，以祛风胜湿；发于上肢的结节肿块，可以加用桂枝、桑枝、片姜黄等引经药，使药物得以作用于上肢。

【使用禁忌】本类药物行散力强，易耗血动血，不宜用于妇女月经过多以及其他出血证而无瘀血现象者，对于孕妇尤当慎用或忌用。对于中气下陷，脾虚泄泻，下元不固，多梦遗精者慎用。

【朱仁康医案】

魏某，女，38岁。初诊日期：1976年3月3日。

主诉：两小腿反复起红斑硬块已5年。

现病史：1971年春节后，患者两小腿后侧起指头大硬结3个，因无痛感，未予处理，后硬结增大。经某医院诊断为硬红斑，治疗数月后渐消，但每年逢春即复发加重，迄今不愈。

检查：两下肢屈侧足踝上方，各有3~4个3~5cm大小的暗红色硬结斑块，坚硬度中等，轻度压痛，左小腿留有暗褐色萎缩性瘢痕一处。以往有肺病史，月经延期，营养不良，面色无华。

脉象：细而无力。

舌象：舌淡苔光。

西医诊断：硬红斑。

中医诊断：瓜藤缠。

中医辨证：气虚血瘀，瘀阻经络。

治法：补气活血，通络祛瘀。

处方：通络活血方加减。

黄芪12g	当归9g	赤芍9g	红花9g
鸡血藤30g	川芎6g	丹参12g	香附9g
茜草9g	怀牛膝9g		

7剂，水煎服，每日1剂，2次分服。

二诊（3月10日）：服药7剂后硬结较小，已无压痛，前方加陈皮6g，嘱服10剂。

三诊（3月21日）：硬块明显缩小，面色转红，前方加王不留行9g，7剂。

四诊（3月29日）：硬结继续消退，月经来临。继服前方10剂。

（张晓红　孟晓）

凉血消风散

【组成】生地30g，生石膏30g，知母9g，当归9g，荆芥9g，蝉蜕6g，白蒺藜9g，苦参9g，生甘草6g。

【功效】清热凉血，利湿消风。

【主治】血热生风、风燥诸证所引起的炎症性皮肤病，多为急性、亚急性炎症性皮肤病，如湿疹、人工荨麻疹、玫瑰糠疹，皮炎类包括脂溢性皮炎、过敏性皮炎、接触性皮炎、药物性皮炎、神经性皮炎、嗜酸性粒细胞增多性皮炎等均可加减运用。

【组方特色】本方由《外科正宗》卷之四《疥疮论》所载的消风散增减而成。原方组成为荆芥、防风、牛蒡子、蝉蜕、当归、生地黄、石膏、知母、苦参、苍术、胡麻仁各一钱，甘草、木通各五分，以水二盅，煎至八分，食远服；原书载其主治"风湿浸淫血脉，致生疮疥，瘙痒不绝，及大人小儿风热瘾疹，遍身云片斑点，乍有乍无"等证。方中荆芥、防风、蝉蜕、牛蒡子疏风散邪，使风邪从肌肤外透，共为君药。以苦参、石膏、知母清热燥湿；木通利水逐湿；当归、胡麻仁、生地黄凉血润燥、息风止痒，共为臣药。苍术苦温燥湿，并制寒凉药太过，为佐药。甘草益气缓急，调和药性。

"风为百病之长"，朱仁康教授非常重视"风"邪在皮肤病中的作用，不同的风邪及其兼夹证，予以不同的治疗方法。临床遇血热生风或风热外袭入里化热，表现为皮损色红，灼热，遇热加重者，朱仁康教授遵循"治风先治血"理念，对消风散原方进行化裁，创制"凉血消风散"。方中重用生地、石膏、知母以清热凉血，其中生地首载于《神农本草经》，性味甘苦而寒，具清热凉血、养阴润燥之功，朱仁康治疗炎症性皮肤病兼有血热者尤善用此药，且多为重用。石膏、知母自古常相须为用，清热而不伤阴液，祛邪而不伤正气，两药合用以清气分、皮肤腠理之热。去防风、牛蒡子疏风解表之药，加白蒺藜以活血祛风止痒，同时去燥湿之苍术、利湿之木通以防伤阴，去胡麻仁以防滑肠便溏之虞。方小而力专，共奏清热凉血、消风止痒之效。

【方证要点】本方对急性、亚急性炎症性皮肤病血热生风、风燥诸证最为相宜，对于虚寒证患者需要化裁应用，具体方证要点如下：

（1）体格壮实，无明确内科疾患。

（2）急性、亚急性病程。

（3）皮损多为水肿性斑片或成片小丘疹，色红灼热，遇热加重，可有鳞屑、无渗出或渗出少，可伴有瘙痒。

（4）大便成形或干燥。

（5）舌红苔薄黄或黄腻，脉滑数。

【加减变化】朱仁康教授应用本方主要用于治疗脂溢性皮炎血热证，亦可以用来治疗玫瑰糠疹、人工荨麻疹、湿疹及其他皮炎等属血热证者。如治疗玫瑰糠疹血分热盛可加紫草以清热凉血；人工荨麻疹若病程日久，血热且兼有瘀血阻络，加紫草及桃仁以凉血活血。本方清热凉血为主，若患者素体脾虚，可加白术、党参、山药等顾护脾胃；若患者年迈或素体羸弱，精亏血虚，不能荣养肌肤，可酌加滋阴养血之品，如熟地、制首乌、当归等或六味地黄丸，同时减去苦参苦寒燥湿之品；若患者情绪急躁易怒，皮损随情绪变化而波动，则可配合疏肝解郁之品如柴胡、香附、白芍或四逆散；若患者皮损遇日晒后明显加重，可加青蒿、地骨皮等。临床可据患者病情，随证加减，不拘于此。

【使用禁忌】服此方时禁食荤腥海味、辛辣动风的食物；同时建议患者防晒，贴身的衣物为纯棉制品，不要穿得过多，捂得过热；孕妇慎用，儿童与老年人酌情减量。

【朱仁康医案】

李某，男，34岁。初诊日期：1974年6月13日。

主诉：皮肤发痒，搔抓后起风团已年余。

现病史：近1年以来每日晚间，初发皮肤作痒，后皮肤即起条条风团，瘙痒无度，发无虚夕，发时心烦难受。

脉象：脉弦细。

舌象：舌尖红，苔净。

西医诊断：皮肤划痕症。

中医诊断：瘾疹。

中医辨证：心经有火，血热生风。

治法：凉血消风。

处方：凉血消风散加减。

生地 30g	紫草 15g	当归 9g	荆芥 9g
防风 6g	白蒺藜 9g	桃仁 9g	知母 9g
生石膏 30g	蝉蜕 6g	生甘草 6g	

6剂，水煎服，每日1剂，2次分服。

二诊（6月19日）：药后皮肤瘙痒明显减轻，尚起瘾疹。舌质红，脉弦细。仍宗凉血清热、消风止痒之法。处方：

生地 30g	丹皮 9g	紫草 15g	赤芍 9g
知母 9g	生石膏 30g	生甘草 6g	金银花 9g
连翘 9g	蝉蜕 4.5g	荆芥 9g	

6剂，水煎服，每日1剂，2次分服。

三诊（6月26日）：皮肤略有发痒，搔后瘾疹几近不起。舌质紫，苔净，脉沉细弦，仍宗前方，继服十剂。其后10个月后追踪，荨麻疹已愈，未现再发。

（沈冬　王俊慧）

养血消风散

【组成】熟地15g，当归9g，荆芥9g，白蒺藜9g，苍术9g，苦参9g，麻仁9g，甘草6g。

【功效】养血润燥，消风止痒。

【主治】脂溢性皮炎、皮肤瘙痒症、湿疹、神经性皮炎等属血虚风燥、血燥风盛证者。

【组方特色】所谓"无风不作痒"，风邪与肌肤瘙痒之间关系密切。《灵枢·刺节真邪》云："虚邪之中人也……寒则真气去，去则虚，虚则寒搏于皮肤之间，其气外发，腠理开，毫毛摇，气往来行，则为痒。"风性善行而数变，若外袭肌表腠理，使卫阳与津液疏布失常，可发为痒。

易受风邪者，多为体虚之人。《赤水玄珠·风门·中风》说："人身之血……衰耗则顺行不周，渗透不遍，而外邪易侵矣。"故外风侵袭的病症常存在血虚的潜在病机。"风胜则干"，风邪侵袭肌肤，浸淫血脉，邪气稽留日久，更易耗损津血，伤阴化燥，加重血燥、血虚之证，所谓"风盛津伤则血枯"，从而导致肌肤更加失于濡养，而发为皮疹。

朱仁康教授认为，风可分为外风、内风。外风指六淫之风，为自然界常气变化而成的致病因素，外感风邪和自身体质变化有关系，卫气失固，或皮毛腠理开阖失司者，则外风易袭。外风其实也包括其他外来致病因素，如一些致敏的接触物、吸入物等，故表现为过敏类皮肤疾病，有皮损局限、瘙痒剧烈、发病急骤等特点。内风的生成多与营血变化有关，临床常见的有以下几种情况：血虚生风，血虚阴伤，肤失所养，则风从内生；血瘀生风，瘀血阻滞，血不养肤，风从内生；血热或血虚日久则血燥，形成血热风燥和血虚风燥。青壮年患者多见血热生风，老年患者多见血虚风燥，尤其是老年冬季皮肤瘙痒症的患者，多由于气血不足，肌肤失养，久而血燥生风，风动则痒。

养血消风散为朱仁康教授治疗脂溢性皮炎、皮肤瘙痒症、湿疹、神经性皮炎等属血虚风燥、血燥风盛证所常用。本方与"凉血消风散"同由《外科正宗》消风散化裁而来，仍遵"治风先治血"之法，将原方生地易为熟地，以增滋阴养血之力而达息风之效，如《医方集解》提出的"风药多燥，表药多散，故疏风必先养血"。本证患者多素体虚弱，或邪气久稽，阴伤及阳，热证常不明显，故去石膏、知母之清热之品，以防耗伤阳气；去防风、牛蒡子、蝉蜕之风药，以防风药过多，耗散阴血。风为百病之长，常易与湿邪合至，搏结于皮肤肌腠，故仍保留苍术、苦参以燥湿，同时佐制熟地滋腻之性。全方共奏养血消风、除湿止痒之功。

【方证要点】本方对慢性顽固瘙痒性皮肤病偏于虚证者最为相宜，而对于慢性角化肥厚性皮肤炎症性疾病偏于实证（血瘀、湿邪阻滞）者需加减应用。具体方证要点如下：

（1）亚急性或慢性病程。

（2）瘙痒明显。

（3）皮损干燥脱屑，日久可见肥厚性斑块、结节，无明显渗出或渗出不多。

（4）患者常伴有全身皮肤干燥、面色苍白无华、唇甲色淡、毛发不荣，或伴大便秘结等症。

（5）舌质淡苔薄白或光净，脉细。

【加减变化】朱仁康教授主要使用本方治疗病程日久的皮肤瘙痒症、脂溢性皮炎、湿疹、神经性皮炎等，如患者瘙痒剧烈，且伴有失眠、多梦等心神不安之症，多加煅磁石、煅龙骨、煅牡蛎、珍珠母等以潜敛浮越之心神，但重镇之品，质重下坠，性质偏寒，故对于脾胃虚寒者应慎重选择，或加入顾护脾胃之品；若患者病程日久、皮损肥厚可酌加当归、丹参、赤芍等活血通经药物，此外还可加入全蝎、乌梢蛇等通络搜风之品；大便秘结者，可酌加火麻仁、制首乌等既可润肤，又可润肠通便之品。本方加减的原则为邪则驱之，瘀则通之，虚则补之，浮则安之，应结合患者病情辨证施治。

【使用禁忌】服此方时禁食荤腥海味、辛辣动风的食物；孕妇慎用，儿童与老年人酌情减量。

【朱仁康医案】

庹某，女，72岁。初诊日期：1974年10月21日。

主诉：周身皮肤瘙痒4个月。

现病史：患者4个月来全身皮肤瘙痒甚剧，尤以夜间加重，彻夜少眠。曾服凉血清热，祛风除湿之剂，未见减轻。大便干秘，五日一行。

检查：全身皮肤干燥松弛，可见搔痕，细薄鳞屑，血痂累累。

脉象：弦滑。

舌象：舌质紫，苔光。

西医诊断：老年性皮肤瘙痒症。

中医诊断：血风疮。

中医辨证：血虚阴伤，化风生燥。

治法：养血润燥，活血祛风。

处方：养血消风散加减。

当归 12g	白芍 9g	熟地 30g	玄参 9g
麦冬 9g	丹皮 9g	红花 9g	荆芥 9g
白蒺藜 9g	麻仁 9g	甘草 6g	

6剂，水煎服，每日1剂，2次分服。

二诊（10月31日）：药后皮肤瘙痒明显好转，晚间已能入睡。脉弦，舌质紫红，净。继服前方6剂。

三诊（11月16日）：药后痒痕已减轻，近日又较重，搔后起小红疙瘩，大便又干。脉弦细，舌紫苔光，中薄黄。宗前方加减：

当归 12g	赤芍 9g	桃仁 9g	红花 9g
玄参 9g	荆芥 9g	白蒺藜 9g	丹皮 9g
麻仁 9g	甘草 6g		

6剂，水煎服，每日1剂，2次分服。

四诊（1975年1月9日）：皮肤瘙痒已轻，胸、腹、腰围、后背尚感刺痒。脉弦，舌光剥，中薄黄。嘱继服1974年10月21日初诊方，6剂。

1975年5月追踪回信，称病已痊愈。

（沈冬 王俊慧）

苍术膏

【组成】苍术 1000g，当归 90g，白鲜皮 60g（或白蒺藜 90g）。

制法：上药加水连熬三次，取汁，慢火煎成浓膏，加蜂蜜 250g，调成膏。

【功效】养血润燥。

【主治】毛发红糠疹、毛发苔藓、掌跖角化症、鱼鳞病、特应性皮炎、肥厚性慢性湿疹。

【组方特色】本方为朱仁康经验方。最早用"苍术"制膏首见于宋代许叔微所著《普济本事方》卷第三《风痰停饮痰癖咳嗽》："苍术一斤，去皮，切，末之，用生麻油半两，水二盏，研滤取汁，大枣十五枚，烂者去皮、核，研，以麻汁匀研成稀膏，搜和，入白熟杵，丸梧子大，干之。"主要用于治疗膈中停饮，已成癖囊等疾病。到金元时期，刘完素在《素问病机气宜保命集》中记载：苍术（油浸）、熟地黄（一斤）、五味子（半斤）、干姜（春冬一两，秋七钱，夏五钱）、枣肉丸，米饮或酒下。主要用于治疗脾肾不足，房室虚损，形瘦无力，面色青黄，亦治血虚久痔等。称为"黑地黄丸"。刘完素认为该方滋肾与补脾并用，养阴与燥湿不悖，专为脾湿肾燥之虚劳而设。"脾湿"与"肾燥"病机相互掣肘，黑地黄丸作为制方的典范，既兼顾了脾湿与肾燥两个病机，又使药物对矛盾一方之弊变为有利，是方药离合论的体现。喻嘉言认为此方以苍术为君，地黄为臣，五味为佐，干姜为使，治脾肾两脏之虚，而去脾湿，除肾燥，两擅其长，超超玄著，视后人之脾肾双补，药味庞杂者，相去不已远耶。此处指出苍术可以去脾湿，为后世临床应用提供了理论依据。而以"苍术膏"命名首见于明代《摄生众妙方》卷二，书中记载：苍术十斤（米泔浸一宿，削去皮，碓舂如泥，大锅内文武火煮水二桶，约有十余碗，取出冷定，绢滤去滓，入瓷罐内，加众药）……蜂蜜二斤，姜汁四两。用于存精固气，补丹田，减相火，发白返黑，齿落更生，颜面如童。主男子精冷绝阳，妇人胎冷不孕。方中苍术与熟地黄相配，一燥一润，健脾补肾，从而达到脾肾双补之效。而《活人心统》中记载的"苍术膏"主治脾经湿气，少食，湿肿，四肢无力，伤食，酒色过度，劳逸有伤，骨热。方中以苍术与白蜜相配伍，白蜜既可以制约苍术之燥性，又可以增加美容养颜之功效。在明代的《医学入门》中记载：苍术二十斤（切细）熬膏，久服轻身健骨，健脾燥湿和中，主伤食少食，湿肿，四肢无力，酒色过度，劳逸有伤，骨热痰火；脓湿疥。首次提出苍术膏可以用来治疗皮肤科疾患。之后《本草纲目》《师古斋汇聚简便单方》《仙拈集》等先后记载苍术膏，用于健脾胃、除风湿。

朱仁康教授总结历代经验，根据临床实践，认为角化性皮肤病多属内湿外燥，为脾不能为胃行其津液输布全身所致，故选苍术祛风燥湿健脾，当归、白蒺藜养血消风，白鲜皮燥湿清热解毒，当归甘温，可减轻其燥性，熬膏后也可减少燥性。以上几味药共同组成朱氏苍术膏经验方，以治疗角化过度性。

【方证要点】本方对慢性顽固性角化过度性皮肤病偏于脾虚不运，津液不布，血虚风燥者最为相宜，或对脾虚不运，津化为痰者加减使用。

（1）慢性病程。

（2）皮肤肥厚或者囊肿结节。

（3）四肢倦怠。

（4）脉虚缓，舌体胖大，色淡，苔白或腻。

【加减变化】朱仁康教授主要应用本方治疗角化类皮肤疾病。角化类皮肤疾病多属内湿外燥，为脾不能为胃行其津液输布全身所致，针对角化性皮肤病，只要伴有舌苔腻，苍术膏均可应用。内湿去，津液运行输布正常，外燥除，病自愈，可见苍术膏具有健脾助运、输布津液之功。参照朱老对苍术膏方义的解读，对因脾虚导致津液不布，聚湿为痰核者，取张锡纯对"三棱、莪术"的论述："若与参、术、芪诸药并用，大能开胃健食，调血和血。"于朱老苍术膏中加入三棱、莪术，加大健脾除湿、调血和血的功效，用于治疗特应性皮炎、皲裂性湿疹、毛发红糠疹、毛发苔癣、掌跖角化症、鱼鳞病、斑块状银屑病、皮脂腺囊肿等疾病，取得满意临床疗效。

【使用禁忌】对于热毒炽盛等一切实证，均慎用；膏方中若使用白蒺藜，则慢性肝病及肝功能不全者慎用，也可将白蒺藜调整为白鲜皮使用。

【朱仁康医案】

张某，男，13岁。初诊日期：1975年11月21日。

主诉：头皮、颜面、双肘、膝部皮肤发红脱屑、瘙痒已3周。

现病史：3周来发现脸面潮红、脱屑，尤以头皮部为明显，瘙痒甚剧，抓后出现痂皮。手掌、足跖干燥，余无不适。

检查：头皮、脸面潮红，毛囊角化，可见白色鳞屑，尤以头皮部为重。双手手掌、足跖部皮肤角化、皲裂。双肘及双膝伸侧可见银圆大小、境界清晰的毛囊角化，表面附有鳞屑之浸润性损害。

脉象：细滑。

舌象：舌质红，苔光。

西医诊断：毛发红糠疹。

中医辨证：血热生风，风盛则燥。

治法：凉血清热，滋阴润燥。

处方：

生地30g	丹皮9g	紫草15g	茜草12g
黄芩9g	大青叶15g	玄参9g	麦冬6g
石斛9g	天花粉9g	白蒺藜9g	

嘱先服3剂，接续服加味苍术膏：

| 苍术500g | 当归90g | 白蒺藜90g |

煎水3次，浓缩成膏，加蜂蜜250g，每日服2次，每次服1匙，开水冲服。

二诊（12 月 16 日）：约 1 个月后复诊，诊见患者四肢皮肤损害明显消退，痒亦不显，手掌、足跖部角化、皲裂亦见好转，头皮、前胸仍见脱屑。嘱继续服加味苍术膏 1 料，外用新五玉膏。

三诊（1976 年 1 月 21 日）：药后皮损完全消退，留有色素沉着。嘱继续服 1 料，以巩固疗效。

按：毛发红糠疹为一种慢性炎症性皮肤病，早期以毛囊角化性丘疹损害为主，继之皮肤大片潮红、干燥脱屑，儿童、成人均可发病。本例为 13 岁儿童，朱老认为儿童乃纯阳之体，血气方盛，血热易于生风，故见头皮、颜面、双肘、膝部皮肤潮红脱屑；风盛则燥，而见肌肤甲错，手足皲裂，瘙痒无度。总体辨为血热风燥证。先以生地、丹皮、紫草、茜草、黄芩、大青叶凉血清热；玄参、麦冬、石斛、天花粉滋阴润燥，佐以白蒺藜消风止痒。同时嘱患者服药 3 剂后，继服加味苍术膏。1 个月后复诊，病情已大见好转，仍嘱继服苍术膏。又 1 个月后复诊，皮损已完全消退。加味苍术膏的组成为苍术、当归、白蒺藜。当归、白蒺藜的功效为养血消风，主药苍术的效用，一般认为能健脾燥湿。朱仁康教授在临床实践中，发现皮肤角化一类的皮肤病，为脾不能为胃行其津液输布全身所致，尝用苍术膏治疗，都取得较好的疗效，可见苍术膏具有健脾助运、输布津液之功。

（李祥林）

庄氏白疕活血八方

庄国康教授治疗斑块型银屑病，根据患者皮损及舌脉证、伴随症，辨证施治，多从血瘀论治。并以活血法为基本治法，配伍其他治法，法法结合，创制了白疕活血八方：白疕活血基础方、凉血活血方、清解活血方、养血活血方、滋阴活血方、行气活血方、玄府活血方、化痰活血方，下面分述之。

白疕活血基础方

【组成】桃仁 9g，红花 6~9g，鸡血藤 15~30g，丹参 15~30g，三棱 6~9g，莪术 6~9g。

【功效】活血化瘀。

【主治】适用于斑块型银屑病血瘀证者。

【组方特色】活血药，即指凡以通行血脉，促进血行，消散瘀血为主要作用，治疗瘀血病证的药物。活血法属于八法中的消法，即《素问·阴阳应象大论》所谓"血实者宜决之"之法，是以活血药为主，具有活血作用的治法。活血化瘀药性味多为辛苦温，主入心、肝二经。味辛则能散、能行，味苦则通泄，且均入血分，故能行血活血，使血脉通畅，瘀滞消散。活血法适用于一切瘀血阻滞之证。

白疕活血基础方中，桃仁、红花均可活血祛瘀，调经止痛。桃仁用于身体某一部位的瘀血，尚可润肠通便。红花活血、和血、养血。鸡血藤行血补血调经。丹参活血调经，用于各种瘀血证，本品药性平和，能去瘀生新，《本草纲目》卷六《草部·丹参》谓其能破宿血、补新血。三棱、莪术均可破血、行气、消积、止痛，用于瘀血重证。

现代药理研究表明，活血化瘀药具有如下功能和作用：①改善血液循环，特别是微循环，以促进病理变化恢复。②抗凝血，防止血栓及动脉硬化斑块的形成。③改善机体的代谢功能，促使组织的修复，创伤、骨折的愈合。④改善毛细血管的通透性，减轻炎症反应，促进炎症病灶的消退和吸收。⑤改善结缔组织的代谢，促进增生病变的转化吸收，使萎缩的结缔组织康复。⑥调整机体免疫，有抗菌消炎作用。

【方证要点】庄国康教授认为瘀血阻滞是斑块型银屑病的主要病机，临床上多从瘀论治。斑块型银屑病，病机虚实夹杂，兼夹气机阻滞，痰瘀互结，血虚风燥等。所以采用活血法配伍其他治法，法法结合，才能取得好的疗效。临床上，斑块型银屑病瘀血证的具体方证要点如下：

（1）一般治疗病程较长，反复缠绵难愈的斑块型银屑病。

（2）皮损呈大的斑块状，颜色暗红，浸润明显，肥厚干燥。

（3）临床可见舌质暗红，或舌质暗有瘀斑，苔白薄或腻。脉沉细或细涩。

【加减变化】庄国康教授创制白疕活血基础方，在此基础上进行加减变化，形成了凉血活血方、清解活血方、养血活血方、滋阴活血方、行气活血方、玄府活血方、化痰活血方，详述见后文。

【使用禁忌】本类药物行散力强，易耗血动血，不宜用于妇女月经过多以及其他出血证而无瘀血现象者，对于孕妇尤当慎用或忌用。中气下陷，脾虚泄泻，下元不固，多梦遗精者慎用。

凉血活血方

【组成】白疕活血基础方加生地黄 15~30g，赤芍 15g，丹皮 15g，生槐花 15~30g，水牛角粉（冲服）6~30g。

【功效】凉血活血。

【主治】本方适用于斑块型银屑病瘀热互结证。临床皮损呈大斑块状，颜色红，自觉身热口干，大便偏干，小便黄。舌质红，苔黄，脉弦数。

【组方特色】生地黄清热凉血、养阴生津。赤芍、丹皮均能清热凉血，活血化瘀。丹皮退虚热，赤芍清肝火。生槐花凉血止血，用于血热妄行所致的各种出血证。水牛角能清热凉血，泻火解毒定惊。

清解活血方

【组成】白疕活血基础方加土茯苓 15~30g，金银花 15g，白花蛇舌草 15~30g，北豆根 6g，大青叶 15g，玄参 15g。

【功效】活血清解。

【主治】本方适用于热毒瘀结证。多用于静止期银屑病，因外感后，病情有反复，时起皮疹，颜色红，自觉瘙痒，咽干痛，口干，大便干，小便黄。舌质红，苔黄，脉弦数。

【组方特色】土茯苓清热解毒，利湿消肿，散结。金银花清热解毒，散痈消肿，为治一切内痈、外痈的要药。白花蛇舌草有清热解毒的作用，用治热毒所致诸证。北豆根清热解毒、祛风止痛，用于热毒壅盛，咽喉肿痛。大青叶苦寒，善解心胃二经实火热毒；又入血分而能凉血消斑。玄参泻火解毒，清热凉血，滋阴润燥。

养血活血方

【组成】白疕活血基础方加熟地黄 15~30g，当归 9~30g，白芍 9~15g，制首乌 6~9g，阿胶 15~30g，炙黄芪 15~30g。

【功效】养血活血。

【主治】本方适用于血虚血瘀证。用于银屑病皮损长久不消退，颜色淡、暗红，浸润不厚，鳞屑厚、干燥，自觉瘙痒。舌淡红，苔白净，脉细。

【组方特色】熟地甘温质润，补血养阴。当归养血活血，用于血虚兼血瘀。白芍养血敛阴，柔肝止痛，平抑肝阳。制首乌补肝肾，益精血，乌须发。阿胶为补血止血要药。本方以治出血而致血虚为佳。炙黄芪甘温，善入脾胃，为补中益气要药，补气又补血。

滋阴活血方

【组成】白疕活血基础方加天冬 9g，麦冬 9g，南北沙参各 9g，玉竹 9g，石斛 9g，白芍 9g，枸杞子 9g。

【功效】滋阴活血。

【主治】本方适用于阴虚血瘀证。银屑病皮损，长久不消退，颜色淡、暗红，皮损浸润较浅，鳞屑较少，瘙痒不明显。口干，皮肤干。舌质淡红，苔白净，脉细。

【组方特色】天冬、麦冬滋肺阴、润肺燥、清肺热，又可养胃阴、清胃热、生津止渴。南北沙参养阴清肺，益胃生津。石斛益胃生津，滋肾阴，清虚热。玉竹养阴润燥，生津止渴。枸杞子滋补肝肾，益精明目。

行气活血方

【组成】白疕活血基础方加川芎 6~12g，香附 6~9g，郁金 6~9g，降香 6~9g，姜黄 6g。

【功效】行气活血。

【主治】本方适用于气机郁滞，瘀血阻络证。银屑病患者病久，情绪不佳，心烦郁闷，胸胁胀痛，皮损暗红，女性患者常伴有月经不调。舌质红苔薄黄，脉脉弦细或弦滑。

【组方特色】气为血帅，活血多与理气结合，这是活血剂中最常用的治法。川芎为血中气药，凡是身体各部位所致瘀血均可使用。郁金既入血分，又入气分，凉血活血，行气解郁，善治肝郁气滞之血瘀。香附疏肝解郁，调经止痛。姜黄辛散温通，能活血行气止痛。降香化瘀行血，理气止痛，治疗血瘀气滞之胸胁心腹诸痛。

玄府活血方

【组成】白疕活血基础方加麻黄 6g，桂枝 6~12g，生石膏 15~30g，杏仁 6~9g，生姜 3~6g，羌活 3~6g，白芷 6g。

【功效】开通玄府，活血化瘀。

【主治】本方适用于肺卫被郁，毛窍闭塞，瘀阻血脉证。银屑病患者长久不愈，皮损肥厚，颜色淡、暗红，浸润明显，皮肤干燥无汗。舌质淡红，苔薄白，脉滑。

【组方特色】麻黄苦辛性温，善开腠发汗，祛在表之风寒，开郁闭之肺气。桂枝透达营卫，解肌发表，温通经脉。桂枝与麻黄两药相须为用，辛温发汗，解肌发表。杏仁与麻黄相伍，宣降肺气。生石膏辛甘大寒，清泄肺热，以生津，辛散解肌以透邪。麻黄与石膏二药，一辛温，一辛寒：一以宣肺为主，一以清肺为主，且俱能透邪于外。生姜辛散温通，能发汗解表。羌活善于升散发表，有较强的解表散寒，祛风胜湿之功。白芷辛散温通，解表散寒。

化痰活血方

【组成】白疕活血基础方加海浮石 15~30g，瓜蒌 9g，白芥子 6g，浙贝母 15~30g，海藻 15g，昆布 15g。

【功效】化痰散结，活血化瘀。

【主治】本方适用于痰湿瘀阻证。银屑病患者，形体肥胖，甚至咳痰，喜肥甘厚味。皮损呈大斑块状、肥厚，经久顽固不退，颜色暗红，浸润明显，表面粗糙苔藓化。舌质淡，苔白厚腻，脉滑。

【组方特色】海浮石能清肺热而化痰清火，软坚散结。海藻、昆布消痰软坚散结，利水消肿。浙贝母清热化痰，散结消痈。瓜蒌清热化痰，宽胸散结，润肠通便。白芥子辛温，利气机，化寒痰，逐水饮。全方能温通经络，又能消肿散结止痛。

【庄国康医案】

薄某，男，31岁。初诊时期：2014年2月24日。

主诉：全身皮疹反复9年。

现病史：患者9年前躯干四肢起大斑块皮疹，自觉瘙痒，曾经治疗后消退2年。后又反复发作，入冬加重，头皮较少，入夏好转但不消退。皮肤干燥，很少出汗。纳可，二便调。

检查：前胸、后背及四肢伸侧可见暗红色浸润性斑块，表面可见干燥肥厚性银白色鳞屑，苔藓化。

脉象：弦细。

舌象：舌质暗红，苔薄黄。

西医诊断：斑块型银屑病。

中医诊断：白疕。

中医辨证：玄府郁闭。

治法：开通玄府，祛瘀活血解毒。

处方：玄府活血方加减。

炙麻黄 6g	杏仁 10g	生石膏 30g	桂枝 10g
生姜 6g	土茯苓 30g	白鲜皮 10g	玄参 10g
紫草 10g	丹皮 10g	生槐花 10g	白花蛇舌草 15g
大青叶 15g	丹参 10g	三棱 10g	莪术 10g

14剂，水煎服，每日1剂，2次分服。

外用卡泊三醇软膏、湿毒软膏。

二诊（3月11日）：服上方14剂后，病情明显改善，皮疹已大部趋消，见色素沉着。舌质淡红，苔白净，脉弦细。继续以玄府开窍、凉血活血为法，上方加龙葵10g，14剂，水煎服。外用药物同前。

三诊（3月25日）：复诊时病情继续好转，皮疹大部分消退，留有色素沉着。下肢部分皮疹边缘有浸润。仍宗前方，加熟地15g，全当归15g，14剂，水煎服。

（张晓红　孟晓）

重镇活血汤

【组成】生龙骨30g，生牡蛎30g，代赭石30g，石决明30g，珍珠母30g，灵磁石30g，丹参30g，秦艽30g，漏芦10g。

【功效】重镇潜阳，搜风止痒。

【主治】慢性顽固性瘙痒性皮肤病，如皮肤瘙痒症、神经性皮炎、异位性皮炎、结节性痒疹、嗜酸粒细胞增多性皮炎、慢性湿疹等。

【组方特色】顽固性瘙痒因瘙痒剧烈，病情缠绵反复，诸药无效，影响起居，日久患者情志不畅，心火亢盛，以致心神躁扰，故施以潜阳之法，才可宁心安神、息风止痒。庄国康教授据此创制重镇活血汤，功在重镇潜阳、活血止痒，主要用于治疗情志不畅、心火亢盛所引起的慢性顽固性以瘙痒为主症的皮肤疾患。本方大量采用金石和介壳类重潜药物，如生龙骨、生牡蛎、代赭石、石决明、珍珠母、灵磁石以搜风止痒。重潜药物在《神农本草经》中多被列为上、中二品，其质重坠，"重可去怯"，可导引心阳下潜，使之归藏于阴，以达到宁心安神之功效。方中金石类药物之代表灵磁石、代赭石，质重能镇，含有铁质，金能平木，善平肝风。介壳类药物之代表龙骨可平肝潜阳，牡蛎可入肺潜浮阳以定魄，故龙骨、牡蛎为调养心神之妙药，二药合用可收敛心气之耗散，并三焦之气化，可使浮荡之魂魄安其宅地使心有所主，神有所安。病久入络伤血，故佐以丹参、秦艽、漏芦活血通络。

【方证要点】本方对慢性顽固的瘙痒性皮肤疾病，属情志不畅、心火亢盛者最为相宜。具体方证要点如下：

（1）慢性病程。

（2）阵发性剧烈瘙痒。

（3）皮损肥厚或形成结节。

（4）脉弦滑，舌质紫暗。

【加减变化】根据皮疹颜色、形态以及患者整体辨证论治。血虚不足者，加用当归、熟地黄；皮肤干燥者，加用生地、玄参、制何首乌；气滞血瘀者，加用降香、当归、川芎、茜草、三棱、莪术；阴虚者，加用天冬、麦冬、石斛、黄精；血热者，加用生地、牡丹皮、紫草、生槐花；气滞痰凝者，加用莱菔子、白芥子、海浮石、海蛤壳；脾失健运者，加用陈皮、半夏、茯苓、甘草；肝气郁结者，加用香附、柴胡、郁金；兼见热象者，可加用白茅根、白花蛇舌草、大青叶；瘙痒发于四肢者，加用鸡血藤、首乌藤。

【使用禁忌】服此方时禁食荤腥海味、辛辣动风的食物，孕妇慎用，儿童与老年人酌情减量。

【庄国康医案】

患者男，76 岁。初诊日期：2011 年 5 月 30 日。

主诉：全身皮肤起疹伴瘙痒 20 余年，加重半年。

现病史：20 余年前患者无明显诱因皮肤出现红斑、丘疹，伴瘙痒，后反复难愈，半年前瘙痒加重，每晚不能安卧，经中西医多方治疗效果不显，生活极度痛苦。就诊时可见患者全身皮肤干燥，成片红斑、丘疹、结节，部分苔癣化，可见浸润、抓痕。

脉象：沉细。

舌象：舌质暗，苔薄。

西医诊断：慢性湿疹。

中医辨证：血瘀风盛。

治法：重潜搜风，活血止痒。

处方：重镇活血汤加减。

灵磁石 30g	代赭石 30g	生龙骨 30g	生牡蛎 30g
珍珠母 30g	乌蛇 10g	秦艽 10g	漏芦 10g
丹参 15g	三棱 10g	莪术 10g	苦参 10g
浮萍 10g	白鲜皮 10g	浮小麦 30g	首乌藤 15g

7 剂，水煎服，日 1 剂，分 2 次服。

二诊：患者近日双手掌及足底部皮肤出现密集丘疱疹，部分血疱，双下肢浮肿，躯干部结节性皮损较前平复，瘙痒程度减轻，舌质红，苔薄，脉沉细。庄国康教授考虑患者目前兼有湿热之邪，当重潜搜风、清利湿热，故采用重镇活血汤配伍龙胆泻肝汤化裁，水煎服 14 剂。并予生地榆 60g，马齿苋 30g，菊花 10g，苦参 10g，白矾 6g，水煎湿敷。

三诊：患者服药 1 周后手足部水疱、血疱消失，瘙痒明显减轻，夜间可入睡。查背部有小片红斑、无浸润，手背部皮肤散在结节，下肢轻度浮肿、潮红。舌质尖红，苔薄，脉细数。庄老认为患者目前湿邪已去大半，而兼有阴伤，应重潜搜风、滋阴除湿。故二诊方加黄精 10g，生地黄 30g，玄参 15g，天冬 15g，麦冬 15g，玉竹 15g，石斛 10g，水煎服 14 剂。停用外用方后调治半年，患者顽疾获愈。

（颜志芳　赵洁）

丹蛇解毒方

【组成】丹参 15g，乌梢蛇 10g，赤芍 10g，白芍 10g，土茯苓 15g，草河车 10g，郁金 10g，石斛 10g，白花蛇舌草 15g，苍术 10g，茯苓 10g，甘草 6g。

【功效】凉血活血，搜风解毒。

【主治】本方可用于稳定期斑块状银屑病患者的基础治疗，亦可加减用于治疗掌跖脓疱病、慢性角化性湿疹、神经性皮炎、皮肤淀粉样变、皮肤瘙痒症等。

【组方特色】斑块状银屑病病机是血瘀风燥，气血运行失畅，以致经脉阻滞，气血瘀结，肌肤失养。蛇类药（乌梢蛇、白花蛇等）搜风达邪，克久郁肌肤之顽疾，以此为君，伍以活血脉之品（丹参等），可克慢性动风血瘀之结。许铣教授据此又伍以清热解毒、育阴行气之味，创制丹蛇解毒方，治疗斑块状银屑病，临床疗效颇佳。方中以丹参、乌梢蛇为主药，丹参活血化瘀专入血分，在体内达脏腑而化瘀滞，在肌表利关节而通经络；乌梢蛇药性走窜，具祛风通络之功，主治诸痒风疹、皮肤不仁、顽痹诸风；土茯苓、草河车、白花蛇舌草、赤芍清热解毒，除湿止痒为臣药；白芍、石斛养血敛阴；郁金活血行气，以助主药活血解毒搜风之功，为佐药；茯苓健脾除湿，甘草调和诸药，两药合用顾护胃气，以防诸药久服伤胃，为使药。

【方证要点】本方适用于稳定期斑块状银屑病及其他慢性顽固性瘙痒性皮肤病，皮损表现以暗红色斑块、结节或苔藓样变为主，中医辨证符合血瘀兼有热象，以实证为主，或兼有血虚阴虚者亦可加减应用。对进行期银屑病属血热证者不宜用。具体方证要点如下：

（1）慢性病程，迁延不愈。

（2）皮损表现为暗红色斑块、结节或苔藓样变，多伴随干燥、脱屑及顽固性瘙痒。

（3）患者可伴有口干、大便干、心烦怕热、失眠等。

（4）舌质暗红，脉涩或细缓。

【加减变化】皮肤浸润性肥厚、色紫暗，久不愈者加三棱、莪术；鳞屑较厚者加当归、鸡血藤；皮损干燥伤阴甚者加玉竹、沙参；皮损色红、舌红者加生地黄、丹皮；有新发皮损者，加北豆根、白英；瘙痒甚者加磁石、生龙骨、生牡蛎。

【使用禁忌】服此方时忌服辛辣腥发食物，脾胃虚寒者酌情减量。

【许铣医案】

刘某，男，22岁。初诊：2014年5月6日。

主诉：四肢、躯干反复出现红色斑块、鳞屑10余年，加重2个月。

现病史：10年前外感后双下肢出现红色斑片伴鳞屑，轻度瘙痒，于当地医院皮肤科就诊，考虑"寻常型银屑病"，外用药物后好转。此后皮疹反复发作，冬重夏轻。2个月前因"复发扁桃体炎"，皮疹泛发，遂来门诊就诊。

检查：躯干及四肢散在大小不等、暗红色肥厚斑块，双下肢为重，部分融合成片，边界清楚，周围炎性红晕不明显，表面覆盖片状银白色鳞屑，不易剥脱，基底炎性反应不明显，也无明显点状出血现象，周身未见脓疱及关节改变。

脉象：脉弦。

舌象：舌暗红，苔白。

西医诊断：银屑病。

中医诊断：白疕。

中医辨证：血瘀风燥。

治法：凉血活血，搜风解毒。

处方：丹蛇解毒方加减。

丹参15g	乌梢蛇10g	赤芍10g	白芍10g
土茯苓15g	草河车10g	郁金10g	石斛10g
白花蛇舌草15g	苍术10g	茯苓10g	甘草6g
生地黄30g	丹皮15g	川牛膝10g	白英15g

30剂，水煎服，每日1剂，分2次服。

二诊（6月10日）：皮损明显减轻，较前变薄，鳞屑减少，无明显瘙痒，时有自汗。丹蛇解毒方加生地黄30g，丹皮15g，浮小麦30g，五味子10g，白英15g，白茅根10g，北豆根10g。35剂，水煎服，每日1剂，分2次服。

三诊（7月15日）：皮损消退变平，双下肢遗留色素沉着斑。

（丁旭　郭润）

四季汤

【组成】生何首乌15g，柿蒂15g，黄芩15g，马齿苋15g。

【功效】清热解毒，燥湿止痒。

【主治】本方外用治疗急慢性毛囊炎、痤疮、酒渣鼻、脂溢性皮炎。

【组方特色】四季汤是许铣教授创制的治疗皮肤病的外用方剂。组成本方的四味中药材，恰于一年中春、夏、秋、冬四季所采集，故命名为"四季汤"。黄芩，常于春季采挖，性苦、寒，"主恶疮疽蚀火疡""疔疮红肿疼痛"，可清热燥湿、泻火解毒，现代药理研究示黄芩含有黄芩苷、汉黄芩素、苯乙酮、苯甲酸等成分，有抑制细菌、真菌的作用。许老认为，黄芩归肺经，肺主皮毛，故其尤善治疗皮肤疾患，在四季汤中，可化解湿、热、毒三邪，且可抑制细菌增殖，减轻局部炎症反应。马齿苋，常采收于夏季，性酸、寒，"主诸肿瘘疣目""散血消肿，解毒"，可清热解毒、凉血消肿，现代药理研究提示马齿苋含大量去甲基肾上腺素、多巴胺、钾盐、生物碱、黄酮类、皂苷、有机酸及多种维生素，具有明显的抗菌作用。许老认为，马齿苋为治疗热毒炽盛之皮肤疾患的要药，功专清热、解毒，可减轻皮损炎症，消退红肿，鲜品疗效更佳。何首乌，常于秋后茎叶枯萎时采集，其性苦、甘、涩、温，其块根入药，生用可解毒、消痈，"消痈肿，疗头面风疮"，现代研究发现何首乌含蒽醌类化合物，主要成分为大黄酚和大黄素，有较强的抗炎、抑菌作用，且对金黄色葡萄球菌有明显抑制作用。许老临床中发现生何首乌抑菌、抗炎、消脓效果更佳，其于四季汤中，主要针对伴有脓疱的皮损。柿蒂，采集于冬季柿子成熟时节，其性苦、涩、平，内服可降气止呃，临床多用于治疗呃逆，现代药理研究发现柿蒂富含鞣质，具有较强的收敛性，且有一定抑菌作用。许老在四季汤中加入柿蒂，取其涩性能收能敛，其富含鞣质，可以抑菌，且能减少油脂分泌。许老的四季汤选此四药合用，可清热解毒、消肿抑菌，不但可缓解患者红斑、脓疱的临床症状，且可以抑制油脂分泌，抑制细菌增殖，标本兼治。

【方证要点】本方对感染性皮肤病最为适用，尤其对油性或混合性皮肤患者，可达到抗炎、控油，调节皮肤油脂分泌的作用。如患者皮肤干燥，可加减使用。具体方证要点如下：

（1）急性或慢性病程。

（2）临床表现以红斑、毛囊性丘疹、脓疱为主。

（3）伴或不伴瘙痒。

（4）皮肤属于油性或混合性患者。

【加减变化】本方为外用药液，可外敷或清洗皮损患处，根据病变而定。对于全身性皮损，亦可药浴。许老认为，要提高外用中药治疗的疗效，需要在皮损辨证的理论指导下，灵活地配伍运用。如颜面潮红者，可加荷叶以凉血；肤色暗者，加红花以活血化瘀；脓疱为主者，加野菊花或蒲公英、紫花地丁以清热解毒；有渗出、瘙痒者加白鲜皮以燥湿止痒。

【使用方法】药材浸泡后煎煮30分钟，倒出药液晾至室温，用清洁的纱布

4~6层或毛巾蘸取药液，使药液完全浸湿纱布或毛巾，拧至不滴水的程度，湿敷皮损处，可重复 2~3 次，每次均另换纱布或毛巾，合计 20 分钟，湿敷后不必清洗。

【使用禁忌】治疗期间不食肥肉等油腻之物，少食含糖量高及辛辣刺激性食物，戒烟限酒，保持规律作息，减少油脂分泌。

注意事项：①对组方中任意成分过敏者禁用。嘱患者在使用中药湿敷前，先于耳后或前臂内侧试用，避免出现患处的过敏反应或者刺激反应。②由于四季汤中含黄芩，湿敷可能造成皮肤一过性黄染，反复清洗后可即去除，须事先告之患者，避免引起不必要的担忧。③用药期间，嘱患者每次更换湿敷用的纱布或毛巾，保持局部清洁，避免搔抓或挤压皮损，以减少细菌感染的机会。

【许铣医案】

祝某，女，47 岁。初诊：2014 年 4 月 22 日。

主诉：面部红色丘疹伴脓疱反复发作 2 个月。

现病史：患者 2 个月前无明显诱因面部出现粟粒大小红色丘疹，伴毛囊性小脓疱，自觉瘙痒，有轻度疼痛，无明显全身症状。月经正常。曾外用面膜等治疗，未见明显好转，皮疹反复发作，逐渐加重，遂于我院就诊。刻下症：面部皮肤油腻，皮损红肿伴脓疱，时有轻度疼痛、瘙痒，大便稍干，纳眠可，余无特殊不适。

检查：一般情况良好，面部见大量毛囊性小脓疱，有时可挤出粉状物，量多、色红，疹间皮肤正常，皮疹表面无鳞屑或脂溢性物覆盖。

脉象：弦。

舌象：舌暗红，苔薄白。

西医诊断：成人痤疮。

中医诊断：肺风粉刺。

中医辨证：血热内蕴。

治法：清热解毒，活血散结

内服处方：丹蛇解毒方（汤）加苦地丁 15g，三颗针 15g，生山楂 15g。

外洗方：四季汤加白鲜皮。

| 生何首乌 15g | 柿蒂 15g | 黄芩 15g | 马齿苋 15g |

白鲜皮 15g

14 剂，水煎，冷湿敷，每日 1 次。

二诊（5 月 6 日）：2 周后复诊，患者面部丘疹明显好转，无新发皮损，脓疱明显减少。瘙痒基本缓解，疼痛不明显。继服原方，予四季汤湿敷。治疗约 2

个月，患者间断口服汤药，持续用"四季汤"外敷，面部皮损明显减轻，偶有新发丘疹及脓疱，疼痛不明显，可见色素沉着。

（吴小红　孔倩）

解毒活血汤

【组成】蒲公英 15g，白花蛇舌草 20g，白英 20g，蛇莓 20g，三棱 10g，莪术 10g，半枝莲 10g，龙葵 10g，生甘草 10g。

【功效】清热解毒，活血化瘀。

【主治】各型银屑病。

【组方特色】张作舟教授认为，治疗银屑病应重用清热解毒药物。银屑病表现为皮损红赤，为瘀而化热之象。邪热炽盛，阻滞经络，蕴而成毒，且耗伤阴血是导致银屑病反复不愈的原因。张老根据上述理论和临床经验，组成本方。方中蒲公英、白花蛇舌草、白英、蛇莓、半枝莲、龙葵清热凉血，消肿解毒，使热毒从小便而解；三棱、莪术破血祛瘀，行气止痛，其性温既可反佐大剂苦寒之品，防止伤及脾胃，又温通祛瘀，助清热解毒之品通行经脉，搜剔经络肌腠藏匿之邪；生甘草既具清热解毒之力，又能调和诸药。诸药合用，共奏清热解毒、活血化瘀之功。

现代研究表明，蒲公英、白花蛇舌草、龙葵等清热解毒药物有较好的抗感染作用，并且能够刺激网状内皮系统，增强吞噬细胞的活力，起到抗菌消炎之作用，这与银屑病发病的球菌感染学说不谋而合。考虑到银屑病的病理特点为表皮角质细胞的过度增生，其症状与肿瘤相似，张老常选择一些具有抑制细胞增殖、抗肿瘤的药物，临床用之收效甚好。如白花蛇舌草，性味苦甘寒，有清热散瘀、利湿解毒之功效，对于瘀、毒、热结聚之皮肤病有很好的疗效，该药是张老治疗银屑病时最常使用的药物之一。现代研究表明，白花蛇舌草对于多种肿瘤细胞都有较强的抑制作用。

【方证要点】本方针对银屑病偏于血热而兼有血瘀，张老认为本病的病因无论是感受风、湿、寒、热等邪，客于腠理，蕴积不散，终可化为毒热，与血气相搏，血行不畅，久病成瘀，而成顽疾。具体方证有以下特点：

（1）慢性病程。

（2）皮损表现为红斑色暗，持久不退，叠起白屑。

（3）身体比较壮实。

（4）舌质红或偏暗，脉弦或弦细。

【加减变化】皮疹色红，周围可见炎性红晕，伴有新出皮疹，为毒热内蕴，加土茯苓、龙胆草，以增强清热解毒之力。皮疹泛发全身，融合成大片，渐成红皮病，为毒热燔灼营血之象，予羚羊角粉 0.6g 冲服，并加生石膏、芦根、白茅根，以清热、凉血、护阴。鳞屑黏滞，有少许渗出，舌苔黄腻，为湿热之象，加龙胆草、茵陈、泽泻、车前子。伴有咽痛、淋巴结肿大，为卫分有热之象，加锦灯笼、射干、麦冬、连翘，以清热、利咽、散结。皮疹坚硬，浸润肥厚，为瘀热结聚之象，加连翘、夏枯草、鸡血藤、玄参，以清热、活血、散结。皮疹暗红呈斑块状，触之厚硬，为血瘀之象，加丹参、鸡血藤、赤芍，以增强活血化瘀之力。皮疹淡红，鳞屑疏松，为血虚之征，加当归、生地养血活血。后期皮损浸润已不明显，干燥，鳞屑成层，为瘀热伤阴之象，加生地、北沙参、麻仁以养阴润燥。皮疹瘙痒明显，为血热或血燥生风，加白鲜皮、刺蒺藜以清热消风；若皮疹稳定，呈斑块状，加乌梢蛇、全蝎以增强搜风通络之力。值得注意的是，若皮疹处于进行期，切不可用搜风之品。疾病日久，伴有倦怠乏力、胃纳不佳、舌体胖大者，多为气阴两虚之象，加党参、黄芪、生地、玄参，以益气养阴扶正。伴有关节疼痛肿胀，加伸筋草、秦艽；疼痛日久加独活寄生汤。脓疱型加大清热解毒之品的剂量，并加金银花、连翘、紫花地丁。对于静止期暗红而干燥的皮疹，可将活血通络药物与养阴药物同用。

【使用禁忌】

（1）服药期间注意避免上呼吸道感染、少食辛辣食物、少饮酒。

（2）儿童及老人减量服用。

（3）孕妇慎用。

【张作舟医案】

张某，男，22 岁。初诊日期：2005 年 6 月 5 日。

主诉：全身泛发红丘疹伴有鳞屑 1 个月。

现病史：患者 1 个月前咽痛、发热后，全身出现散在红丘疹，搔后表面有少许鳞屑。某中医院诊为银屑病，给予中药口服及水杨酸软膏外涂，皮疹颜色略浅。然而新疹不断出现，遍及头面、躯干、四肢，部分融合成片，时有瘙痒。伴咽干口燥，大便不畅，小溲黄赤。

检查：患者头面、耳道、躯干、四肢泛发米粒至钱币大小不等红色丘疹及斑块，周围可见炎性红晕，色红而痒，上覆少许白色鳞屑，刮之成层。咽喉部充血，扁桃体肿大。

脉象：脉滑。

舌象：舌质红，苔黄。

西医诊断：急性点滴状银屑病。

中医诊断：白疕。

中医辨证：热毒燔灼气血。

治法：清热解毒，凉血活血。

处方：

羚羊角粉 0.6g	龙胆草 10g	土茯苓 15g	连翘 10g
半枝莲 15g	龙葵 15g	射干 10g	锦灯笼 10g

21 剂，水煎服，每日 1 剂。

外用银屑霜涂皮损处，每日 2 次。

二诊（6 月 24 日）：患者 3 周后复诊，躯干及上肢皮疹大部分消退，中央部消退明显，边缘仍略有浸润。下肢皮疹颜色较前转淡转暗，鳞屑疏松易于脱落。咽喉略有不适，大便仍干。舌质转暗，苔薄黄，脉象弦滑。热象已减，然血瘀血燥之象渐露，治以清热解毒、活血养阴为法。银屑合剂加减。处方：

半枝莲 15g	龙葵 15g	鸡血藤 10g	麦冬 10g
锦灯笼 10g	连翘 10g	麻仁 10g	夏枯草 15g。

14 剂，水煎服，每日 1 剂。外治法同前。

三诊（7 月 8 日）：患者全身皮疹消退 90%，仅下肢有散在红色斑片，浸润不明显，少许鳞屑附着，无瘙痒等症状。其余皮疹消退处留有色素沉着。咽喉略有充血，自觉口干，大便通畅。舌质稍红，苔薄黄，脉滑。继以前方化裁，考虑热退津亏，酌加益阴养血之品。处方：

干生地 20g	当归 10g	丹参 15g	连翘 10g
半枝莲 15g	龙葵 15g		

14 剂，水煎服，每日 1 剂。

四诊（7 月 23 日）：全身皮疹基本消退，仅小腿处散在 4~5 枚淡红色斑片，无浸润，鳞屑极少，无瘙痒。咽喉肿痛消失，二便调。舌质稍红，苔薄白略干，脉缓有力。临床治愈，继以养阴扶正、清热解毒之品调理。处方：

干生地 20g	北沙参 15g	鸡血藤 10g	丹参 15g
当归 10g	红景天 10g		

上方调理月余，皮疹至冬季未再发作。

（刘瓦利　王宁）

白癜汤

【组成】当归 10g，川芎 10g，何首乌 15g，菟丝子 15g，补骨脂 15g，羌活 10g，独活 10g，防风 10g，白芷 10g，女贞子 15g，墨旱莲 15g，黄芪 15g，甘草 10g。

【功效】祛风通络，疏肝补肾。

【主治】治疗白癜风。

【组方特色】本方是张作舟教授所创，张老提出治疗白癜风要以"三点一要"为主线。第一点，肝肾阴虚为本，应滋补肝肾为主；第二点，风邪侵袭为标，治以祛风除湿为法；第三点，日久气滞血瘀，宜行气活血通络；以脾胃虚弱为要，注意健脾益气。方中用当归、何首乌柔肝养血；补骨脂、菟丝子、女贞子、墨旱莲益肾填精，体现"乙癸同源、肝肾同治"的原则；黄芪、甘草健脾益气，补后天之本，以充气血生化之源；川芎活血通络；羌活、独活、防风、白芷补肝肾，祛风湿。全方共奏补肝肾，益脾胃，祛风湿，通经络之功效。

【方证要点】本方针对白癜风而设，张老认为白癜风的病因多以肝肾阴虚为本，风邪侵袭为标，日久则导致气滞血瘀。具体方证要点如下：

（1）皮损分布比较广泛，或发病较快，伴有肝郁不舒，情绪抑郁，腰酸乏力诸症。

（2）女性可见经前乳胀，月经行经不畅，或有血块。

（3）舌质偏暗，脉沉细或涩。

【加减变化】根据季节变化选用药物。白癜风一年四季均可发生，中医在本病治疗时，强调"天人合一"。张老认为，白癜风治疗要根据发病季节的不同，酌情选用不同药物，如白斑出现在夏季，或夏季加重者，加入紫草、茜草等凉血活血药物；白斑出现在冬季，或冬季加重者，可加入桂枝、细辛等温经通络药物；春季白斑发生，或春季加重者，可加用浮萍、潼蒺藜等药物。

常可配合外治药物复方补骨脂酊（白驳酊）。组成：补骨脂 20~30g，菟丝子 20g，当归 10g，细辛 3g。以 75% 乙醇 100~150ml 浸泡 7 天，过滤，外涂白斑处，每天 2 次。

【使用禁忌】

（1）服药期间少食辛辣、腥发食物，少饮酒。

（2）儿童及老人减量服用。

（3）孕妇慎用。

【张作舟医案】

何某，女，43 岁。初诊日期：2000 年 7 月 15 日。

主诉：头面部色素脱失斑 1 个月。

现病史：患者 1 个月前发现面部出现数片色素脱失斑，无明显瘙痒、疼痛等感觉。某医院诊断为"白癜风"，给予皮质类固醇激素软膏外涂，色素脱失斑不断扩大，色素脱失愈加明显。平素性急易怒，偶有胸胁胀满。经前乳房胀痛，小腹沉坠，腰酸乏力，经行不畅，淋沥不尽。食纳尚可，寤寐宁，二便调。

检查：右耳、左耳周围分别可见 5.5cm×9cm、5.5cm×9.5cm 大小不等的色素脱失斑，界线清楚，斑色瓷白，缺少光泽，边缘不整，斑内可见数片绿豆大小的色素岛，周围可见色素沉着。前额发际处、上唇散在数片色素减退斑，前额斑片相互融合，形状不规则，上唇斑片黄豆大小，界线模糊。

脉象：脉沉细涩。

舌象：舌质暗红，苔薄白。

西医诊断：白癜风。

中医诊断：白驳风。

中医辨证：血虚生风，肝肾不足。

治法：祛风养血，疏肝补肾。

处方：白癜汤化裁。

羌独活各 10g	防风 10g	白芷 10g	郁金 10g
香附 10g	柴胡 10g	当归 10g	丹参 15g
仙鹤草 15g	补骨脂 15g	浮萍 10g	刺蒺藜 15g
赤芍 10g	泽兰叶 10g	姜黄 6g	甘草 10g

21 剂，水煎服，每日 1 剂。

同时以复方补骨脂酊外涂白斑处。

二诊（8 月 5 日）：双耳周白斑面积同前，但色素岛已见增多、增大，色素岛及周围正常皮肤颜色较前明显加深，前额、唇色素减退斑较浅，颜色略深。胸胁胀满症状已不明显，上周月经来潮，乳房胀痛及小腹沉坠感减轻，仍觉腰酸乏力，下肢困重。食纳可，眠安，二便调。舌质稍暗，苔薄白，脉沉细。知其肝郁气结之象已解大半，而肾精不足之征显露。治以祛风养血，补肾填精。仍以白癜汤化裁加强补益肝肾之力。处方：

羌独活各 10g	防风 10g	白芷 10g	柴胡 10g
赤白芍各 10g	当归 10g	枸杞子 10g	补骨脂 15g
威灵仙 10g	何首乌 15g	菟丝子 15g	丹参 15g
泽兰叶 10g	熟地 20g	女贞子 15g	甘草 10g

共 49 剂，水煎服，每日 1 剂。

继续外用复方补骨脂酊外涂白斑处。

三诊（9 月 30 日）：上唇部白斑全部消退，前额白斑已经难以辨认，右耳周白斑分裂成 3 片，大小分别为 2.5cm×5cm、2.0cm×2.2cm 和 1.4cm×1.5cm。左耳周白斑分裂成两片，大小分别为 1cm×4.5cm 和 0.3cm×1.6cm，边界不规则，周围皮肤颜色加深，有轻微刺痒感。月经正常，无经行乳胀腹痛，腰酸腿沉好转，仍感倦怠乏力，纳可，眠安，二便调。舌质暗，苔薄白，脉沉细。张老认为皮肤颜色加深、刺痒均为血瘀阻络之象，治依前法，酌加益气活血、化瘀通络之品，仍以白癜汤化裁。处方：

羌独活各 10g	防风 10g	白芷 10g	当归 10g
川芎 15g	丹参 15g	黄芪 15g	补骨脂 15g
何首乌 15g	菟丝子 15g	女贞子 15g	莪术 10g
党参 15g	细辛 3g	桂枝 6g	甘草 10g

70 剂，水煎服，每日 1 剂。

继续外用复方补骨脂酊外涂白斑处。

四诊（12月9日）：上唇部及前额部白斑全部消退，右耳周白斑仅存 2.0cm×4.3cm 大小一片，左耳周白斑为 1.5cm×3.0cm 和 0.3cm×1.3cm 两片，其间亦见大小不等的色素岛，边界不整，周围色素沉着，轻微刺痒感。倦怠乏力好转，腰膝酸软症状已不明显，月经正常，食纳可，眠安，二便调。舌质稍暗，苔薄白，脉沉。白斑已消大半，继以祛风养血、补肾填精、温经活血之法治疗，以白癜汤为基础方化裁，再进 70 余剂，配合复方补骨脂酊外涂。

药后白斑全部消退，无明显不适症状。随访 1 年，未再复发。

（刘瓦利　王宁）

蛇丹方

【组成】黄芩 10g，莪术 9g，连翘 10g，益母草 15g，蒲公英 15g，刺蒺藜 15~30g，白花蛇舌草 15~30g，丹参 15~30g，制大黄 6g，生山楂 15g，夏枯草 15g，苍术 10g。

【功效】清热解毒祛湿，软坚活血散结。

【主治】痤疮、酒渣鼻属湿热痰瘀互结证之热证、阳证者，临床表现为颜面皮肤潮红，皮损以炎性丘疹、结节、囊肿者为主。

【组方特色】中医称痤疮为"肺风粉刺""面疱""酒刺"等病名，对本病的治疗亦早有记载。综合古今医家对痤疮的认识，认为痤疮是由内外合邪而成。外受风热、湿热之邪蕴阻肌肤，内多由肺胃、肝肾功能失调以及久病痰瘀互结凝滞肌肤而成。素体血热偏盛，是痤疮发病的根本；饮食不节，外邪侵袭是致病的条件；血瘀痰结使病情复杂深重。治疗常内外合治。内治主要以疏风、清热、泻火、祛湿、凉血、化痰散结以及活血化瘀为主。同时，实热证强调"以通为用"的原则，临床上保证患者大便及月经的通畅。蛇丹方具有清热解毒祛湿、活血散结之功效，治疗以湿热痰瘀互结证的痤疮。其中黄芩、连翘、白花蛇舌草、蒲公英、制大黄等清热利湿解毒，为君药，清肺肝等上中焦之热。莪术、丹参、益母草、生山楂等活血化瘀，夏枯草、白蒺藜等消肿散结为臣药。其中益母草现代药理研究显示其有降低雄性激素，提升雌性激素水平的作用。丹参有抗细胞角化、促进毛囊口打开、利于皮脂排除的作用，可以起到改善肤质的效果。白蒺藜兼有祛风除湿的作用。苍术、茯苓健脾燥湿，甘草调和诸药。诸药协同作用，用于寻常痤疮湿热痰瘀互结证的治疗。

　　蛇丹方是刘瓦利教授在总结科内老专家经验基础上，结合个人多年临床经验，参验痤疮的发病机制和临床证候总结出来的。本方治疗顽固性痤疮临床属于湿热痰瘀证者，具有清热解毒祛湿、软坚活血散结功效，主要针对目前国际改良分级法的1~2级痤疮，乃至3级。从20世纪90年代初以来，由多项课题支持，在许铣、刘瓦利等导师带领下，由后辈多名研究生等进一步的临床实验及实验室研究证实，本方对痤疮之湿热痰瘀证者，疗效显著，而且实验室研究证实其中药物对痤疮丙酸杆菌有明显的抑制作用，对于痤疮丙酸杆菌造成的兔耳模型有显著的治疗作用。

　　【方证要点】本方对痤疮、酒渣鼻患者，表现为颜面皮肤潮红，皮损以丘疹为主，油性皮肤或混合性皮肤，中医辨治属于湿热痰瘀互结证，偏于阳证、实证者最为相宜。而对于虚证、阴证痤疮者不宜用，或者患者素体壮实，或者通过温通透托等治疗，由阴证转阳证者，可加减使用。具体方证要点如下：

　　（1）体格壮实，无明确内科疾患。

　　（2）慢性病程，病程较久，痰瘀湿热等实邪明显者。

　　（3）皮损往往以炎性丘疹、结节、囊肿者为主。

　　（4）脉弦滑，舌质暗苔黄腻。

　　【加减变化】湿热重者，常加茵陈、栀子、金银花、连翘等；痰湿重者，可见有痤疮瘢痕，皮损较深，舌暗红，患者工作压力大，情绪急躁，脉弦或弦数等症，加玄参10g，牡蛎10g，浙贝母10g，瓜蒌15g，半夏9g等化痰软坚散结；口干、颜面潮红等阴伤重者，加生石膏20g，知母10g，生地黄30g，天花粉15g等清肺胃之热、凉血养阴之品；伴有月经不调，性急，胸胁胀痛，痛经患者，加柴胡10g，香附10g，桃仁10g，红花10g疏肝理气化瘀。

　　【使用禁忌】服此方时需注意：

　　（1）患者需注意饮食禁忌，少食甜食，如巧克力、奶油蛋糕等，忌食肥肉、油炸食物等油腻之品。

（2）患者需注意作息规律。

（3）清洁对于痤疮患者非常重要，应用温水清洁面部，每日2~3次。同时建议患者毛巾每日消毒晾晒，防止重复感染。

（4）儿童与老年人酌情减量。

（5）孕妇慎用。

【刘瓦利医案】

裴某，女，24岁。初诊：2014年6月24日。

主诉：面部丘疹伴脓疱反复发作2年，加重1个月。

现病史：患者面部痤疮反复，曾用过多种方法包括口服及外涂消炎药物、中药并到美容院治疗，但效果均不显著。就诊时见米粒大小红色丘疹遍布面颊及前额部，面颊部丘疹融合成片、色红、尖部有脓疱。面部出油较多，平素嗜食油腻、辛辣食物，月经前症状加重，并伴有痛经，大便不调，1~2日一行。

检查：面部出油较多，多发毛囊性丘疹、结节，散在囊肿。

脉象：弦滑。

舌象：舌红，苔薄黄。

西医诊断：痤疮，毛囊炎。

中医辨证：湿热兼痰瘀互结。

治法：清热解毒祛湿，软坚活血散结。

处方：蛇丹方加减。

黄芩 10g	莪术 9g	连翘 10g	益母草 15g
蒲公英 15g	刺蒺藜 15g	白花蛇舌草 15g	丹参 15g
制大黄 6g	生山楂 15g	夏枯草 15g	苍术 10g
茵陈 15g	半夏 9g	瓜蒌 15g	

14剂，水煎服，每日1剂。

外用以清热解毒、除湿控油为主。方药：黄柏15g，大青叶15g，马齿苋15g，苦参15g，紫花地丁15g等，研末，水调局部外敷，每次15分钟，每日1次。

二诊（7月8日）：面部皮损明显改善，仅有散在丘疹及色素沉着，基本痊愈。

（吴小红 刘瓦利）

通阳解毒汤

【组成】生麻黄6g，黑附片6g，细辛3g，黄连6g，吴茱萸3g，白芍12g，炙甘草 6g，丹参 15g，白花蛇舌草 15g。

【功效】温阳解郁，通络解毒。

【主治】慢性顽固性痤疮，尤其以结节或囊肿为主要表现者。

【组方特色】通阳解毒汤组方以麻黄附子细辛汤为基础，加入清热解毒、活血化瘀之品，法以温通为主，药为寒热并用。方中麻黄、附子、细辛温补阳气、通达阳气、发越阳气，共为治疗阳郁寒凝证的主药；吴茱萸开郁化滞、逐寒降气，黄连清热解毒治疗中上二焦之郁热，共为辅药；芍药甘草汤缓急止痛，并佐制附子毒性；丹参、白花蛇舌草清热活血，为本流派治疗痤疮的经典药物，曾经临床及药理验证。全方共奏温阳解郁、通络解毒之功效。临证时，根据患者寒热证候之轻重适当加减应用更能提高疗效。

【方证要点】本方对慢性顽固性痤疮辨证为阳郁、阳虚兼有血瘀者最为相宜，患者多表现为上热下寒，或局部有热而整体虚寒。痤疮实热证或阴虚血燥证者不宜用。具体方证要点如下：

（1）慢性病程，时轻时重。

（2）面部皮损颜色暗红或紫暗，多以结节、囊肿为主，持续时间长，消退后多遗留色素沉着及瘢痕；皮疹不痛，或偶有新疹红肿疼痛。

（3）面色晦暗或黧黑，口唇色暗，眼圈发黑，畏寒肢冷，四末不温，汗少；受凉后腹胀、大便溏泻；甚或神疲乏力，少气懒言，嗜睡；女性可见月经延期、量少色暗、痛经等。

（4）舌淡胖边有齿痕，或舌质紫暗，脉沉细无力。

【加减变化】本方主要针对痤疮顽固难愈，尤其是结节囊肿型痤疮中医辨证属于阳郁寒凝、上热下寒者，总体属于寒热并用，临证时可根据患者具体的寒热多少调整寒药热药用量。方中热药（麻黄、附子、细辛、吴茱萸）重在温通而非温补，如果患者阳虚或气血亏虚较重者，可加强补益力量。伴有睡眠障碍者，去麻黄。

【使用禁忌】服此方时忌食生冷油腻食物，阴虚火旺者不宜服用。

【医案】

案1　患者女，35 岁，2007 年 6 月 10 日初诊。

主诉：面部皮疹反复发作 10 余年。

现病史：面部多发暗红丘疹、结节、囊肿，少数新疹肿痛明显，体型略胖，下半身怕冷，手足不温，食多易饥，食后腹胀，易困倦，平素月经延期，痛经，自诉 10 年来曾多次服中药疗效不佳，且常出现服药后腹泻。

检查：面部多发暗红丘疹、结节、囊肿，少数丘疹鲜红肿胀，体型略胖。

脉象：脉沉弱。

舌象：舌淡胖有齿痕，苔白腻。

西医诊断：囊肿型痤疮。

中医诊断：肺风粉刺。

中医辨证：阳郁寒凝，上热下寒证。

治法：温阳解郁，通络解毒。

处方：通阳解毒汤加减。

生麻黄 6g	黑附片 6g	细辛 3g	黄连 6g
吴茱萸 3g	炙甘草 6g	丹参 15g	白花蛇舌草 15g
炒白术 10g	太子参 15g	生黄芪 20g	当归 10g

3剂，水煎服，黑附片先煎30分钟。服药3天后腹胀除，食量逐渐恢复正常；1周后皮疹红肿明显减轻，自觉体力增加，困倦亦减轻。宗上方调理2个月，痛经缓解，痤疮全部消退，未再复发。

案2 患者男，23岁，2008年6月5日初诊。

主诉：面部皮疹反复发作2年，加重3个月。

现病史：面部多发大小不等结节及少量囊肿，红肿疼痛，不易破溃，面色晦暗，大便稀溏，受凉后易出现腹胀，口干喜热饮，汗少。

检查：面部多发大小不等红色结节及少量囊肿，面色晦暗。

脉象：脉沉弦数。

舌象：舌质暗紫，舌尖红，苔白。

西医诊断：囊肿型痤疮。

中医诊断：肺风粉刺。

中医辨证：阳郁寒凝，上热下寒证。

治法：温阳解郁，通络解毒。

处方：通阳解毒汤加减。

生麻黄 6g	黑附片 8g	细辛 3g	黄连 6g
吴茱萸 3g	白芍 12g	炙甘草 6g	丹参 15g
金银花 15g	连翘 15g	生地 30g	玄参 20g

7剂，水煎服，黑附片先煎30分钟。1周后复诊，已停止出新疹，红肿明显减轻，少数结节变大但质地变软且疼痛减轻；续服药2周后，皮疹大部分变平。宗上方调理2个月后基本痊愈，大便亦恢复正常。

（丁旭　郭润）

第二节　特色外用方

湿毒膏

【组成】青黛 150g，黄柏末 310g，煅石膏末 310g，炉甘石末 180g，五倍子末 90g。

制法：用凡士林调成 30% 油膏。

【功效】收湿止痒，凉血消斑。

【主治】外用治疗慢性湿疹、皲裂性湿疹。

【组方特色】本方来源于《朱仁康临床经验集》，功在收湿止痒，主要是用于治疗湿热毒聚所引起的慢性斑块性皮肤疾患，以青黛、黄柏为主药。

青黛始载于《药性论》："解小儿疳热消瘦，杀虫。"其后，多部医籍补充了青黛的其他功效，如《本经逢原》谓其："治温毒发斑"；《要药分剂》谓其："除热解毒，兼能凉血"；《本草经疏》谓其："解毒除热，固其所长，古方多有用之于诸血证者。"其味咸、性寒，无毒，入肝、肺、胃经，有清热解毒、凉血止血、清肝泻火、定惊等功效。主治温病热毒斑疹，血热吐血、衄血、咯血，肝热惊痫，肝火犯肺之咳嗽，咽喉肿痛，丹毒，痄腮，疮肿，蛇虫咬伤等。青黛具有很强的抗细菌、抗真菌及抗病毒作用，且对免疫系统有调节作用，能明显抑制 T 细胞过度活化和增殖。其主要成分靛玉红可以选择性抑制细胞 DNA 合成，促进细胞膜表面载体的运转及各种受体的功能，可以减少局部皮肤炎症反应，降低毛细血管通透性。

黄柏最早的药用记载见于《神农本草经》，被列为上品，味苦寒，"主五脏肠胃中结热，黄疸，肠痔，止泻痢，女子漏下赤白，阴伤蚀疮"；《名医别录》谓：黄柏"疗惊气在皮间，肌肤热赤起"。黄柏具有清热燥湿，解毒疗疮之功效。实验研究证明，其有较强的广谱抗球菌、杆菌、真菌及病毒的作用，其中生物活性成分对细胞免疫的诱导期具有明显的抑制作用。

五倍子最早载于《本草拾遗》一书，其性寒、味酸涩，归肺、大肠、肾经，具有敛肺降火、涩肠止泻、收敛止汗及止血、解毒消肿之功。五倍子生药醇提物对人成纤维细胞的增殖具有抑制作用。

煅石膏、炉甘石收湿敛疮，薄肤杀虫。

诸药合用，共奏清热凉血，解毒敛疮之效。

【方证要点】本方适用于慢性斑块性皮肤病损害，不宜用于有渗出倾向的皮损（如湿疹急性期），具体方证要点如下：

（1）慢性病程。

（2）皮损色红或淡红。

（3）皮损肥厚，呈慢性苔藓样外观。

（4）皮损表面可有干性鳞屑。

【加减变化】本方主要是针对病程日久的慢性湿疹，皮损肥厚，经久不消，局部瘙痒难耐诸证，如局限性或泛发性慢性湿疹、阴囊湿疹、神经性皮炎、结节性痒疹等；在临床中也可推广应用于具有红、厚、痒等湿毒证候的银屑病、扁平苔藓、毛发红糠疹等皮肤病；若皮损色红明显，可酌情加入青黛粉末，以加强清热凉血消斑之功效。

【使用禁忌】禁用于有渗出倾向的皮损处，口腔黏膜部位慎用之；对药物成分过敏者不宜使用。

【临床研究】广安门医院皮肤科联合法国高德美制药公司，于2009年9月至2010年10月，进行了中药"湿毒软膏（湿毒膏）"治疗斑块型银屑病的单中心、随机、单盲、安慰剂对照的临床疗效评价。

本临床研究合计纳入100名轻、中度斑块型银屑病门诊患者。受试者按1:1比例随机分入湿毒软膏（湿毒膏）组或安慰剂对照组，接受疗程为8周的局部外用治疗。选取评价指标：①皮损严重性评分（Total Severity Score，TSS），即红斑、鳞屑、斑块浸润程度评分相加之总和，每项根据严重程度划分为0到4分；②研究者皮损评价（Investigator Global Assessment，IGA），根据皮损情况划分为0分（无皮损）到4分（非常严重）；③受试者自我皮损评价（Global Subjects Assessment of Treatment，GSA），评分分为7个等级，从-1分（加重）到5分（完全消失）。结果显示：试验组在TSS方面较对照组有显著降低，治疗后试验组TSS评分为2.7，对照组为5.1（$P < 0.001$）；IGA及GSA方面，试验组明显优于对照组（$P < 0.001$）。结论：湿毒软膏治疗斑块型银屑病安全、有效。

（闫雨荷）

玉黄膏

【组成】姜黄90g，当归30g，白芷9g，甘草30g，轻粉6g，冰片6g，蜂白蜡90~125g。

制法：先将前四种药，浸泡麻油内三天，然后置炉火上熬至枯黄，离火去渣，加入预先研磨好的轻粉及冰片，最后加入蜂白蜡溶化，调搅至冷成膏。

【功效】化瘀消斑，润肌止痒。

【主治】治疗各种肥厚型皮肤病，如斑块状银屑病、皮肤皲裂证、神经性皮炎等。

【组方特色】玉黄膏是以广安门医院皮肤科创始人朱仁康教授的经验方为基础研制而成的，方药取自《朱仁康临床经验集》，也是广安门医院皮肤科的传统院内制剂。功在化瘀消斑、润肌止痒，主要用于治疗各种肥厚型皮肤病，如斑块状银屑病、皮肤皲裂证、神经性皮炎等。全方重用姜黄为君，姜黄味辛苦而性温，归肝、脾二经，味辛散能温通，味苦能泻火；该药既入血分又入气分，外能通经络以祛风，内行气血以化瘀止痛，故尤擅化瘀消斑。臣以当归，其味甘辛而性温，归肝、心、脾经。当归甘温质润，长于补血，为补血之圣药，主治血虚诸证；其性兼具辛温，辛行温通，又为活血行气之要药，故能养血润燥而不留瘀。两药配伍，化瘀消斑之力颇强，又能润燥止痒。白芷味辛性温，辛散气香，长于发表散风，且质地轻清，亦能散风透疹，擅治表邪外束诸证，防止风邪久郁，不及发泄。甘草为使，清热解毒，又能调和诸药。全方配伍，活血行瘀以消斑，养血润燥以息风。同时，玉黄膏制备时还少佐了轻粉和冰片，轻粉性寒味辛，有毒，外用有较强的杀虫止痒、生肌敛疮之作用；冰片辛苦而微寒，能清热解毒、防腐生肌。常于外用制剂中添加以上两味，以止痒消肿敛疮。

【方证要点】本方针对慢性肥厚型皮肤疾病，皮疹肥厚，伴有瘙痒者最为相宜。化瘀润燥之力尤强，而对于急性期渗出性皮肤病及红斑鳞屑性皮肤病等（如急性湿疹、多形红斑、点滴状银屑病、接触性皮炎等）不宜使用。具体方证要点如下：

（1）慢性病程。

（2）皮损肥厚浸润、苔藓化，或皮肤皲裂。

（3）瘙痒明显。

（4）无渗出，无破溃。

【加减变化】朱仁康设立本方主要是针对病程日久的顽固性肥厚型皮肤疾病，如斑块状银屑病、皮肤皲裂证、神经性皮炎等。临床上根据疾病症状的不同，亦可临方调配。例如在银屑病进行期，皮疹鲜红，可在玉黄膏中加黄柏末三钱，调和成膏，外捈，每日 1~2 次；而银屑病静止期，皮疹浸润肥厚，可在玉黄膏加入红粉（比例为一两玉黄膏配二钱红粉），调和成膏，外捈，每日 1次。

【使用禁忌】对此方中药物成分过敏者、皮肤有渗出者、皮肤破损出血者、孕妇禁用，儿童慎用，老年人酌情减量。

另外需要注意的是，选择含有红粉制剂的药膏时，最好先选一小块皮损试捈，如无过敏现象，再涂擦别处，并相应减少涂抹次数。随时注意皮损情况，避免发生不良反应，尤其在大面积皮损上使用时。

【朱仁康医案】

杨某，男，10岁。初诊日期：1976年12月2日。

主诉：身起红斑鳞屑已2年，全身皮肤大片潮红已3个月。

现病史：1974年冬季，头皮先出现两块皮癣，之后躯干、四肢皮损逐渐增多，始终未见消退。1976年9月曾在某诊所治疗，服药后很快发现全身皮肤大片潮红，大量脱屑，痒感增剧。又经某医院治疗，潮红面积仍日渐扩大，层层脱屑，呈红皮征象，大便干。

检查：全身皮损约占体表90%，基底潮红，上盖银白色片状鳞屑及大量痂皮，剥落后则裸出潮红面，以头皮、脸面、胸背、两腿为重。面部可见搔痕及少量渗出。

脉象：细滑。

舌象：舌质红绛，苔光。

西医诊断：银屑病红皮症。

中医诊断：白疕。

中医辨证：血热生风，风燥伤阴。

治法：凉血清热，息风润燥。

处方：

生地30g	丹皮9g	赤芍9g	麦冬9g
玄参9g	丹参9g	麻仁9g	大青叶9g
山豆根9g	白鲜皮9g		

7剂，水煎服。

外用玉黄膏60g涂擦。

二诊（12月10日）：药后四肢皮肤潮红减轻，头皮、躯干仍见屑多，潮红而痒。上方去丹参、山豆根、麻仁，加紫草15g，地肤子9g，10剂。外用同上。

三诊（12月21日）：全身皮肤潮红明显减轻，脱屑、痂皮亦渐减少，尚痒。宗上方加苍耳子9g，继服10剂。外用同上。

四诊（12月31日）：躯干部皮损基本趋平，亦不潮红，头皮鳞屑亦少，舌尖红，脉细滑。上方加麻仁9g，继服10剂。外用同上。

五诊（1977年1月11日）：躯干、头皮、上肢的皮肤已趋正常，两腿尚见鳞屑发痒。上方去苍耳子加天冬9g，继服10剂。外用同上。

六诊（1月21日）：小腿、臀部尚留小片皮损，发痒不甚，大便略干。上方去丹皮、赤芍，继服15剂。外用同上。

七诊（2月8日）：基本痊愈，只小腿稍有脱屑，舌尖红，苔净，上方去大青叶，10剂后全退而愈。外用同上。

（曾雪）

湿疹膏

【组成】青黛60g，黄柏末60g，煅石膏末620g，氧化锌620g，麻油620g，凡士林930g。

制法：先将青黛入乳钵内研细，再依次加入黄柏末、氧化锌、煅石膏研和，最后加入凡士林、麻油调和成膏。

【功效】收湿止痒。

【主治】婴儿湿疹或亚急性湿疹，渗水不多者。

【组方特色】湿疹膏是以朱仁康教授的经验方为基础研制而成的，方药组成取自《朱仁康临床经验集》，也是广安门医院皮肤科的传统院内制剂，功效主要为收湿止痒，临床应用于亚急性湿疹，渗水不多者及婴儿湿疹、特应性皮炎等。本方重用煅石膏，煅石膏味甘、微涩，性寒偏平和，清热力较生石膏稍逊，外用有收湿、生肌、敛疮、止血之效。《景岳全书》中记载煅石膏主要应用于治疗湿疹。现代药理学研究显示，煅石膏可以降低血管通透性起到消炎的作用。同时配以黄柏、青黛，其中黄柏味苦，性寒，归肾、膀胱经，有清热燥湿、泻火除蒸、解毒疗疮的功效，主治疮疡肿毒、湿疹湿疮。现代药理研究表明，黄柏具有抗菌、免疫抑制、抗炎、抗氧化的作用。青黛味咸、性寒，归肝经，具有清热解毒、凉血消斑、泻火定惊的功效。《本草衍义》中有"入青黛一两……涂疮上……痛痒皆去"的记载。现代药理研究表明，青黛具有抗炎、调节免疫、抗菌、抗病毒、抗肿瘤、镇痛等药理作用，外用对急性、亚急性炎症均有明显的抗炎效果。三药合用以收湿止痒，同时又有一定的抗炎、抗菌作用。湿疹膏中还配伍氧化锌以收敛杀菌，制作时加入凡士林、麻油调和成膏，收湿止痒的同时可以滋养、保护创面。

【方证要点】本方针对亚急性湿疹、婴儿湿疹、特应性皮炎等皮肤疾病，皮疹见小丘疹、鳞屑和结痂，瘙痒剧烈，渗出不多者。具体方证要点如下：

（1）亚急性病程。

（2）临床表现以小丘疹、鳞屑和结痂为主，可有少数丘疱疹或小水疱及糜烂。

（3）瘙痒明显。

（4）可伴少量渗出。

【加减变化】朱仁康设立本方主要是针对亚急性湿疹或者婴儿湿疹渗出不多者。临床上根据疾病症状的不同，亦可临方调配。如亚急性湿疹，渗出偏多时，可以配合除湿止痒方冷湿敷治疗，每日2~3次，渗出减少后予湿疹膏每日2次外用。慢性湿疹急性发作，皮损肥厚干燥皲裂，又见渗出时，可予湿疹膏、玉红膏配伍使用，每日2次，收湿止痒的同时予润肤生肌。

【使用禁忌】对此方中药物成分过敏者、皮肤渗出明显者、皮肤破损出血者禁用。孕妇、儿童需在医师指导下使用。

在初次使用湿疹膏时，应先选一小块皮损试涂，如无过敏现象，再涂别处。随时注意皮损情况，避免发生不良反应，尤其是在大面积皮损上使用时。

（孔倩　吴小红）

五倍子膏

【组成】五倍子末310g，黄柏末90g，轻粉60g，凡士林280g，麻油180ml。

【功效】薄肤，止痒。

【主治】慢性阴囊湿疹、神经性皮炎。

【组方特色】五倍子又名百虫仓，在《本草纲目》中被归入虫部，它是盐肤木、青麸杨或红麸杨等漆树科植物叶上的虫瘿，由五倍子蚜寄生而形成。外表呈灰褐色，椭圆形，其内中空，秋季摘下虫瘿，煮死内部寄生虫干燥备用。五倍子味酸咸，能敛肺止血，化痰止咳收汗；其气寒，能散热毒疮肿；其性收，能除泻痢湿烂。《本草纲目》卷十一《虫部·五倍子》指出其内服能"敛肺降火，化痰饮，止咳嗽……治眼赤湿烂，消肿毒、喉痹，敛溃疮、金疮，收脱肛、子肠坠下"。五倍子外用与内服作用不同，能收湿敛疮、薄肤止痒，《本草经疏》卷十三《木部中品·五倍子》记载五倍子外用能"杀虫，性燥，能主风湿、疮痒脓水"。现代药理研究证明，五倍子中含有没食子鞣质和鞣酸，对蛋白质有沉淀作用，与皮肤、黏膜的溃疡面接触后，其组织蛋白质即被凝固，形成一层被膜而呈收敛作用，其中腺细胞的蛋白质被凝固引起分泌抑制，从而使黏膜干燥；而酸性物质可以使厚皮变薄，有柔皮润肤的作用。此外，五倍子还对多种细菌如金黄色葡萄球菌、链球菌、铜绿假单胞菌等有抑制作用。

黄柏苦寒，能清热燥湿，《神农本草经》卷一《上经·檗木》载其能"主五脏肠胃中结热，黄疸，肠痔，止泄痢，女子漏下赤白，阴伤蚀疮。"《名医别录·中品》卷第二檗木中亦提到其在皮肤病中的作用，能治"肌肤热赤起"。现代药理研究表明，黄柏含有小檗碱在内的多种生物碱，能抑制皮肤上的多种细菌及真菌，有较强的抗菌作用，同时能加强白细胞的吞噬作用，有良好的消炎作用。

轻粉是水银、白矾、食盐等用升华法而制成的氯化亚汞结晶性粉末，外用具有攻毒杀虫、敛疮止痒之能。《本草拾遗·石部》卷第二水银粉中载其外用能"杀疮疥癣虫，及鼻上酒齄，风疮瘙痒"。现代药理研究表明，轻粉具有广谱抑菌作用，对多种革兰阳性与阴性菌及致病性皮肤真菌均有良好抑菌效果。

五倍子膏药少效专，配伍巧妙严谨，诸药合用，共奏祛湿薄肤止痒之效。

【方证要点】本方对皮损肥厚的神经性皮炎、慢性湿疹以及有少许渗出的皮疹，都有较好的疗效。具体方证要点如下：

（1）亚急性或慢性病程。

（2）皮损肥厚、粗糙、干燥、龟裂。

（3）有渗出倾向或皮损有少量渗出。

【使用方法】先将轻粉研细末，然后与五倍子末、黄柏末同研，再用凡士林约280g，麻油180ml，调成适当稠度的油膏。薄敷患处，按揉10余次，每日使用1~2次。

【使用禁忌】

（1）本产品为纯外用膏剂，开放性伤口、皮肤破溃处或皮损有大量渗出时禁用。

（2）过敏体质者或对药物成分过敏者禁用。

（3）妊娠、准备妊娠或哺乳期妇女及婴幼儿禁用。

（4）使用后有皮疹加重、瘙痒加剧等过敏反应者立即停药。

（5）本药因含有轻粉，不宜大面积使用。

【临床研究】五倍子膏最初用于治疗湿疹及神经性皮炎，因薄肤止痒功效显著，本流派为了扩大其治疗范围，对组方进行了完善，也对剂型进行了改良。以五倍子膏处方为基础，拟定了愈银方用以治疗银屑病。

2005年1月至2006年12月进行了窄谱中波紫外线（NB-UVB）联合中药愈银方药浴治疗寻常型银屑病的随机、对照临床研究。完成本研究的寻常银屑病患者共119例，治疗组予愈银方药浴联合NB-UVB照射治疗，对照组仅予NB-UVB照射治疗，每周2次，连续治疗8周后进行疗效判定。结果显示：①两组PASI评分与初诊比较，治疗第2、4、6、8周均有统计学意义（$P < 0.05$）。

②治疗组、对照组的痊愈率分别为 69.35%、24.56%，总有效率分别为 96.77%、71.93%，两组疗效比较有统计学意义（$P < 0.01$）。③从第 2 周起 PASI 评分下降率治疗组与对照组比较，差异有统计学意义（$P < 0.01$）。④ NB–UVB 照射总剂量（J/cm^2）比较，治疗组（9.95 ± 4.76）少于对照组（12.77 ± 5.05），经统计学处理，两组差异有统计学意义（$P < 0.01$）。⑤治疗组和对照组的不良反应发生率分别为 4.84%（3/62 例）、31.58%（18/57 例），差异亦有统计学意义（$P < 0.01$）。结论：NB–UVB 联合中药药浴治疗银屑病，可以提高疗效，减少紫外线累积量，减轻紫外线照射的不良反应。

（崔炳南　肖战说）

醋泡方

【组成】皂角 30g，大枫子 30g，荆芥 18g，防风 18g，红花 18g，地骨皮 18g，明矾 18g。

【功效】祛风杀虫，活血敛疮。

【主治】血虚风燥型手足癣、手足湿疹。

【组方特色】文献中很早就有用醋来治疗手足癣的记载，明代的《本草纲目》卷七《谷部·醋》中认为醋能"消痈肿、散水气、杀邪毒、理诸药"。醋为酸性，从木化，治风疾，有祛风止痒之效。现代研究也证实，醋本身形成的酸性环境可阻碍真菌的生长（大多数真菌适宜生长的环境 pH 为 5~6.5）。且醋有软化角质和促进表皮角质层剥脱的作用，可以加强外用药物的渗透和吸收。本方中皂角以陈醋浸泡后可治皮肤癣病，有祛风杀虫止痒之功。大枫子攻毒杀虫，祛风燥湿。元代的《本草衍义补遗》曰："其攻毒杀虫，风刺赤鼻，手背皲裂。"《本草纲目》记载："大风油治疮，有杀虫劫毒之功，盖不可多服，用之外涂，其功不可没也。"明代的《外科正宗》记载，用本品与斑蝥、土槿皮等酒浸后外涂，治疗癣疮。地骨皮与红花配伍，红花活血，地骨皮凉血，外用消红斑、红肿效佳。明矾外用主要有清热解毒、杀虫止痒、收敛燥湿之功。诸药合用，共奏祛风杀虫、活血敛疮之效。

中药醋泡方药物制剂为中医学传统醋浸剂，其应用类似于现代药浴疗法，能通过热效应、药效应的共同作用，加速皮肤对药物的吸收，又能在升高皮肤温度的同时扩张毛细血管，促进局部微循环，改善病灶局部的血氧供给，维持皮肤正常的新陈代谢，改善局部组织营养和全身功能，促进皮损修复，有利于药物作用的深达而发挥更大的药效。因此，醋泡方较西药药膏穿透力强，尤其适用于角化型手足癣、手足湿疹患者。

【方证要点】

（1）慢性病程。

（2）皮损肥厚粗糙、干燥、皲裂；或水疱不显，干燥落屑。

（3）发于手足部位。

（4）皮损真菌镜检阳性或阴性。

【使用方法】将醋泡方中的皂角、明矾等7味中药按比例剂量捣碎，以10%的醋酸浸泡2周，渗滤出浸液加入苯甲酸25g（合0.1%）摇匀分装，500ml为1份。使用时兑入等量食醋，药液加温到40℃左右，自感舒适为度，清洁皮肤后浸泡患足或患手30分钟。每日1次，1周调换新液1次。

【使用禁忌】本产品为纯外用制剂，开放性伤口或皮肤破溃处禁用；过敏体质者或对药物成分过敏者禁用；妊娠、准备妊娠或哺乳期妇女禁用；使用后有皮疹加重、瘙痒加剧等过敏反应者立即停药。

【临床研究】在20世纪70年代，我科许铣、庄国康教授用"醋泡方治疗手足癣"进行了临床观察总结，药物抑真菌试验及扫描电镜的观察等系统研究工作，证实醋泡方有杀菌、抑菌作用，治疗角化型手足癣的近期及远期效果均佳。经北京、天津地区6个市区级医院验证，共观察312例患者、385只手，2个月治愈率68.31%，总有效率95.84%。治疗后经过1~5年的追踪结果显示，保持痊愈者达82.09%。

在此研究基础上，广安门医院皮肤科由刘瓦利主任牵头，于2012年7月至2015年6月进行了"醋泡方"治疗角化型手足癣的多中心、随机、阳性药物平行对照的临床疗效评价。本临床研究抽取三家临床医院皮肤科门诊，年龄在18~65岁角化型手足癣患者240例，随机分为2组，分别采用醋泡方、1%盐酸特比萘芬乳膏治疗4周，每周临床观察1次，疗程结束后进行疗效判定及数据统计学分析，并随访判定远期疗效。结果：醋泡方治疗角化型手足癣的总有效率（76.47%）明显优于对照组（55%）（$P < 0.001$）。而在改善皮损单项症状方面，醋泡方能更好地改善手足癣病的丘疹、角化、鳞屑和瘙痒症状。结论：醋泡方治疗角化型手足癣优于西药盐酸特比萘芬乳膏，并能有效减少其复发。

（颜志芳　刘瓦利）

第五章

流派特色技法

第一节　制药技术

一、湿毒膏制作

【作用】收湿止痒，凉血消斑。

【材料】青黛 150g，黄柏末 310g，煅石膏末 310g，炉甘石末 180g，五倍子末 90g，用凡士林调成 30% 油膏。

【操作步骤】

（1）将处方中的各种药物，逐个分别研碎成末。

（2）120 目过筛。

（3）将药物按顺序、比例混合。

（4）融入凡士林。

（5）用软膏刀搅拌，调和均匀。

（6）药膏静置 24 小时后称重，装盒备用。

【技术要领】先将青黛和黄柏研细，后加入三种药研和，添加药物时注意逐渐等量增加药物，以达到最佳混合均匀效果，最后混入凡士林，调成 30% 油膏。

【适应证】慢性湿疹、皲裂性湿疹、银屑病、毛发红糠疹等。

【禁忌证】皮肤急性炎症早期及有渗液时、感染性皮损部位、对药物成分过敏者不宜使用。

【环境条件】

（1）人流、物流严格分开，无关人员和物料不得通过生产区。

（2）生产车间必须能够防尘、防昆虫、防鼠类等的污染。

（3）不允许在同一房间内同时进行不同品种或同一品种、不同规格的操作。

（4）车间内应设置更换品种及日常清洗设备、管道、容器等必要的水池、上下水道等设施。

（5）车间要进行隔断，原则是防止产品、原材料、半成品和包装材料的混杂和污染，又应留有足够的面积进行操作。

二、五石膏制作

【作用】收湿止痒。

【材料】青黛 9g，黄柏末 9g，枯矾 9g，蛤粉 60g，炉甘石 60g，煅石膏

90g，滑石 12g，凡士林 370g，麻油 250ml。

【操作步骤】

（1）将处方中的各种药物，共同研碎成末。

（2）120 目过筛。

（3）融入凡士林及麻油内。

（4）用软膏刀搅拌，调和均匀。

（5）药膏静置 24 小时后称重，装盒备用。

【技术要领】将所用药物共研细末，加入凡士林及麻油内，调和成膏。

【适应证】湿疹渗水不多时。

【禁忌证】皮损大量渗液时、感染性皮损部位、对药物成分过敏者不宜使用。

【环境条件】与湿毒膏制作环境条件相同。

三、玉黄膏制作

【作用】润肌止痒。

【材料】当归 30g，白芷 9g，姜黄 9g，甘草 30g，轻粉 6g，冰片 6g，蜂白蜡 90~125g。

【操作步骤】

（1）先将当归、白芷、姜黄、甘草浸泡麻油内 3 天。

（2）炉火内熬至枯黄。

（3）离火去渣。

（4）加入轻粉、冰片（预先研末）。

（5）加蜂白蜡溶化（夏天加 125g，冬天加 90g）。

（6）调搅至冷成膏。

（7）药膏静置 24 小时后称重，装盒备用。

【技术要领】麻油浸药满三日后方可使用，蜂白蜡的用量应根据季节做适当调整。

【适应证】皮肤皲裂、银屑病。

【禁忌证】有渗液倾向的皮损、感染性皮损部位、对药物成分过敏者不宜使用。

【环境条件】与湿毒膏制作环境条件相同。

四、五倍子膏制作

【作用】薄肤止痒。

【材料】五倍子末 310g，黄柏末 90g，凡士林 280g，麻油 180ml。

【操作步骤】

（1）先将轻粉研细末，不见星为度。

（2）与五倍子末、黄柏末同研调和。

（3）凡士林 280g，麻油 180ml，调成适当稠度的油膏。

【技术要领】药物分别研磨成细末，按顺序混合均匀，加入凡士林及麻油内，调和成膏。

【适应证】湿疹、神经性皮炎。

【禁忌证】本产品为纯外用膏剂，开放性伤口、皮肤破溃处或皮损有大量渗出时禁用；过敏体质者或对药物成分过敏者禁用；妊娠、准备妊娠或哺乳期妇女及婴幼儿禁用；使用后有皮疹加重、瘙痒加剧等过敏反应者立即停药；本药因含有轻粉，不宜大面积使用。

【环境条件】与湿毒膏制作环境条件相同。

五、玉红膏制作

【作用】生肌长皮。

【材料】当归 60g，甘草 35g，白芷 15g，紫草 9g，血竭 12g，轻粉 12g，麻油 500ml，白蜡 60g。

【操作步骤】

（1）将当归、甘草、白芷、紫草入麻油内浸三日。

（2）熬枯去渣。

（3）加入白蜡溶化。

（4）将血竭、轻粉研末后，加入搅匀成膏。

【技术要领】麻油浸药满三日后方可使用；血竭、轻粉最后加入。

【适应证】溃疡面、臁疮。

【禁忌证】感染性皮损部位、对药物成分过敏者不宜使用。

【环境条件】与湿毒膏制作环境条件相同。

六、红粉纱条制作

【作用】提毒去腐。

【材料】红粉末 25g，朱砂末 6g，玉红膏 125g。

【操作步骤】

（1）将药物溶化，混合均匀。

（2）将纱布剪成不同大小的块片。

（3）将纱布浸于药膏之内。

（4）高压消毒后备用。

【技术要领】将纱布完全浸于药膏之内，高压消毒后取用。

【适应证】溃疡面。

【禁忌证】感染性皮损部位、对药物成分过敏者不宜使用。

【环境条件】与湿毒膏制作环境条件相同。

七、湿疹膏制作

【作用】收湿止痒。

【材料】青黛 60g，黄柏末 60g，氧化锌 620g，煅石膏末 620g，麻油 620g，凡士林 930g。

【操作步骤】

（1）先将青黛入乳钵内研细。

（2）加入黄柏末研和。

（3）加入氧化锌研和。

（4）加入煅石膏研和。

（5）加入凡士林、麻油调和成膏。

【技术要领】药物分别研末，按顺序、比例逐一加入调和成膏。

【适应证】婴儿湿疹或亚急性湿疹，渗水不多者。

【禁忌证】渗出明显处、感染性皮损部位、对药物成分过敏者不宜使用。

【环境条件】与湿毒膏制作环境条件相同。

八、四黄膏制作

【作用】清热解毒消肿。

【材料】黄连 30g，黄芩 30g，土大黄 30g，黄柏 30g，芙蓉叶 30g，泽兰叶 30g。

【操作步骤】

（1）以上药物共研细末。

（2）用麻油 500ml 入锅加温，加入黄蜡 125g 熔化。

（3）离火再加入上述药末，调和成膏。

【技术要领】药物共同研磨，离火后加入麻油与黄蜡的混合基质中。

【适应证】一切肿毒。

【禁忌证】皮损部位有大量渗出时、对药物成分过敏者不宜使用。

【环境条件】与湿毒膏制作环境条件相同。

九、止痒润肤霜制作

【作用】活血通络，润肤止痒。

【材料】紫草15g，红花10g，丹参15g。

【操作步骤】

（1）准备油相：硬脂酸50g，紫草、红花的凡士林滤过物50g，羊毛脂50g，十六（八）醇50g，单硬脂酸甘油酯30g。

（2）准备水相：十二烷基硫酸钠10g，甘油50ml，尼泊尔金乙酯1.0g，丹参溶液710ml。

（3）将油相徐徐倒入水相溶液内，边倒边搅拌，搅拌时要按一定方向。

【技术要领】

（1）将紫草、红花用凡士林炸焦再用纱布过滤以备用。

（2）丹参用蒸馏水煎煮2次过滤后，汤剂备用。

（3）将油相加入水相。

（4）两相溶液需加热至75~85℃后再相互混合，搅拌均匀。

（5）逐渐冷却至40~50℃再停止搅拌。

【适应证】皮肤瘙痒症，湿疹。

【禁忌证】皮损部位有大量渗出时、感染部位、对药物成分过敏者不宜使用。

【环境条件】与湿毒膏制作环境条件相同。

十、醋泡方制作

【作用】灭菌止痒。

【材料】荆芥18g，防风18g，红花18g，地骨皮18g，皂角30g，大枫子30g，明矾18g。

【操作步骤】

（1）将药物泡入米醋。

（2）浸泡3~5日后备用。

【技术要领】米醋应将药物完全浸没；浸泡 3~5 天后方可取用。

【适应证】鹅掌风（手癣）、干脚癣。

【禁忌证】皮损部位有感染、渗出或糜烂时，对药物成分过敏者不宜使用。

【环境条件】与湿毒膏制作环境条件相同。

十一、白驳酊制作

【作用】滋补肝肾，调和气血。

【材料】补骨脂 15~20g，菟丝子 20g，细辛 3~5g，75% 乙醇 200ml。

【操作步骤】

（1）将诸药碾碎。

（2）将药物置于乙醇内浸泡 7 日。

（3）过滤去渣备用。

【技术要领】药物应完全浸没于乙醇中；浸泡 7 日后方可取用。

【适应证】白癜风。

【禁忌证】皮损部位破溃时、对药物成分过敏者不宜使用。

【环境条件】与湿毒膏制作环境条件相同。

十二、生发酊制作

【作用】养血活血，祛风通络。

【材料】当归 10g，川芎 10g，细辛 5g，桂枝 10g，丹参 20g，75% 乙醇 500ml。

【操作步骤】

（1）将诸药碾碎。

（2）将药物置于乙醇内浸泡 7 日。

（3）过滤去渣备用。

【技术要领】药物应完全浸没于乙醇中；浸泡 7 日后方可取用。

【适应证】斑秃、脂溢性脱发。

【禁忌证】皮损部位破溃处、对药物成分过敏者不宜使用。

【环境条件】与湿毒膏制作环境条件相同。

十三、生发一号丸制作

【作用】养血消风。

【材料】生熟地（各）90g，当归 90g，白芍 60g，女贞子 30g，菟丝子 30g，羌活 30g，木瓜 30g。

【操作步骤】

（1）药物研成细末。

（2）炼蜜为丸，每丸重9g。

【技术要领】将诸药研成细末，搅拌均匀，用蜜调和后口服。

【适应证】养血消风。

【禁忌证】脱发属实证者、对药物成分过敏者不宜使用。

【环境条件】与湿毒膏制作环境条件相同。

（闫雨荷）

十四、苍术膏制作

【作用】养血润燥。

【材料】苍术1000g，当归90g，白鲜皮60g（或白蒺藜90g）。

【操作步骤】

1.传统熬制方法

诸药加水1000ml熬制1小时，取汁，连熬3次，慢火浓缩4小时，加蜂蜜250g，调成膏。

2.机器熬制方法

（1）准备泡浸容器。

（2）布袋洗净，将中药装入，用光滑的棉线或麻绳扎紧袋口，浸泡时间约60分钟，中药吸水量约为药重的1.5~2倍，加水量1000~1500ml。

（3）检查充填阀门和备用阀门是否关合。

（4）煎药煲注水1000~1500ml，然后再将已浸泡的中药及过滤网放进煎药煲内。严格防止中药掉进机内影响包装。

（5）打开煎药机电源总开关。

（6）按"加热"键，分别设定煎制需要的武火和文火时间后，然后返回武火状态即开始煎药，煎药时间为1小时，取汁，重复2次。

（7）将煎煮好的药液按"贮存"键，打入煎药机前端的浓缩机内。

（8）按照前项开始进行第2次煎煮。第2次煎煮后，将煎煮好的药液打入煎药机前端的浓缩机内。

（9）打开浓缩机电源浓缩液体到规定的数量时，加入辅料（蜂蜜）进行2次提取。

（10）在开始包装前20~30分钟打开"热合"键，首先设定上温为120℃，下温为120℃，开始包装。

（11）根据药量而定包装数量，打开加热分装按钮，将浓缩好的药液趁热倒入封装容器内，根据袋数和服药次数调节设定进行分装至药液装完。

（12）将煎好包装药送至中药调剂室。

（13）清洗煎药煲，加清水药机内，用软布擦洗药煲（禁用钢丝棉擦洗以免电磁阀堵塞），然后开启药煲充填总阀和备用阀门，将煲内污水排出，冲洗完毕马上关掉充填总阀门和备用阀。

（14）清洗充填总开关管道，煎药机内再加适量的水，用剪刀将机头下端包装袋的封口剪开，打开充填总开关，按下"注入键"排光污水和遗留药液即停止，然后关好充填总开关。关闭电源阀门开关等待下次使用。

【适应证】毛发红糠疹，毛发苔藓，掌跖角化症，鱼鳞病，肥厚性慢性湿疹。

【禁忌证】对于热毒炽盛等一切实证均慎用。膏方中若使用白蒺藜，慢性肝病及肝功能不全者慎用，也可将白蒺藜调整为白鲜皮使用。

【环境条件】与湿毒膏制作环境条件相同。

（李祥林）

第二节　治疗技术

一、中药面膜疗法

【作用】中药面膜治疗是中药外治疗法之一，可以通过药物直接接触面部肌肤，使药物有效成分经皮肤直接吸收，直达病所，发挥清热解毒、凉血消斑、活血化瘀等作用。而且面膜还可在干燥、凝固的过程中起到收缩毛孔，消除局部皮肤炎症的作用。

【材料】消痤散：黄芩、黄柏等；祛斑散：茯苓、白芷等；祛疣散：白蒺藜、王不留行等。

【操作步骤】

（1）根据医嘱及病情需要，选用相应的药物面膜。

（2）指导患者清洁面部，告知患者简要流程及注意事项。

（3）将调制好的中药面膜放入一次性塑料杯中。

（4）协助患者取舒适体位，用一次性压舌板将面膜均匀地涂于患者面部。

（5）敷面膜过程中询问患者感受，如有不适立即停止治疗。

（6）15分钟后除去面膜，清洗面部，擦干。

【技术要领】外用面膜时要避开患者眼睛、鼻孔及唇红区，如误入眼睛，可用大量清水冲洗。

【适应证】面部的各种急、慢性炎症性皮肤病，如痤疮、脂溢性皮炎、毛囊炎、酒渣鼻、扁平疣、激素依赖性皮炎等；面部色素增加性皮肤病，如黄褐斑、黑变病、炎症后色素沉着斑等。

【禁忌证】对中药面膜组成药物或其他添加成分过敏或不耐受者禁用。

【环境条件】阴凉干燥处保存。

二、中药泡洗疗法

【作用】中药泡洗直接作用于皮肤病患处，根据选择的药物方剂不同，具有清热利湿、润肤止痒、祛厚薄肤、清热凉血、活血解毒等功效，能收缩毛细血管，改善局部炎症反应，促进皮肤新陈代谢。

【材料】除湿止痒方：马齿苋、大青叶等；润燥止痒方：火麻仁、王不留行等；凉血止痒方：生地榆、荷叶等。

【操作步骤】

（1）根据医嘱选择正确的药物进行泡洗，告知患者方法及注意事项。

（2）患者取舒适体位，暴露患处。取大小适宜的双层纱布，浸泡药液并拧至半干，敷于患处，皮损面积较大时，用浸泡药液的纱布擦拭。敷药过程中询问患者，如有不适立即停止治疗。

（3）15分钟左右拿掉外用纱布，扔于黄色垃圾袋中。

【技术要领】

（1）泡洗时间以15~20分钟为宜，使用时不加热、不加水。

（2）第一次泡洗治疗时间可稍短，注意观察药物反应，如出现严重红肿、瘙痒、刺痛等不良反应及时停药。

（3）头皮泡洗时，可将头发分开（或剪短、剃光头发），用数层浸透药液的纱布敷贴。

【适应证】银屑病、副银屑病、皮炎湿疹类皮肤病、异位性皮炎、掌跖脓疱病、疖、痈、丹毒、足癣（脚气）、带状疱疹、扁平苔藓、毛发红糠疹、慢性溃疡等皮肤病。

【禁忌证】对泡洗方剂组成中药过敏或不耐受者禁用。

【环境条件】将药液放于冰箱冷藏或阴凉干燥处保存。

三、中药塌渍疗法

【作用】中药塌渍治疗是以中医的整体观念和辨证论治为指导，用中药煎汤泡洗患者的全身或局部，使药物透过皮肤、孔窍、腧穴等部位直接吸收，进入经脉血络，输布全身，以发挥其疏通经络、调和气血、解毒化瘀、扶正祛邪的作用。现代医学研究表明，中药塌渍治疗通过辨证使用不同的剂型、温度，可以加速皮肤对药物的吸收，改善微循环，达到维持皮肤正常的新陈代谢的作用。

【材料】根据不同疾病通过辨证使用相应的中药。

【操作步骤】

（1）核对患者信息，告知患者流程及注意事项，并请患者填写《知情同意书》。

（2）提前 1 小时将患者用药准备好。

（3）协助患者做好塌渍治疗前准备，泡洗容器套一次性塑料袋，倒入煎好的药液，加入适量清水，并调整至适宜水温。

（4）患者进入治疗室泡洗。

（5）每隔 15 分钟进入治疗室询问患者感受，如有不适立即结束治疗；填写《中药塌渍治疗巡视记录》。

（6）治疗完成后，协助患者穿好衣服，由助手从治疗桶底部漏斗排出药液，去除塑料袋并按医用垃圾处理，用"健之素"消毒液消毒刷洗泡洗桶。

（7）填写《中药塌渍治疗记录》。

（8）治疗结束后，消毒泡洗桶及治疗室。

【技术要领】

（1）心脏病、高血压等心、脑血管疾病患者，以及 60 岁以上患者，不建议用塌渍疗法，如患者愿承担风险，治疗时需家属陪伴；65 岁以上患者严禁治疗。

（2）饱餐或空腹不能进行塌渍治疗；行塌渍治疗时，室内排风扇应打开。

（3）塌渍治疗温度不宜过高，38~40℃为宜，水位在胸以下。

（4）塌渍治疗后，应注意保温，避免感冒；治疗过程中严禁吸烟。

（5）治疗时间 15~20 分钟，全程不超过 1 小时；治疗时要注意及时补充水分。

（6）如塌渍治疗时出现任何不适，请立即停止治疗，并及时按呼叫器。

【适应证】银屑病、副银屑病、湿疹、皮炎、痒疹、皮肤淀粉样变、扁平苔藓、毛发红糠疹等皮肤病，治疗皮损面积大于 50% 体表面积者。

【禁忌证】心脏病、高血压、低血糖、精神疾患、酒后等患者禁用。

【环境条件】治疗室应具备良好的通风条件。

四、毫针疗法

【作用】毫针刺法是指运用不同的毫针针具，通过一定的手法，刺激人体特定部位（腧穴），以防治疾病的方法。本法具有疏通经络、调和阴阳、扶正祛邪等作用。

【材料】一次性针灸针若干，75% 乙醇，一次性棉签若干。

【操作步骤】

（1）接治疗单后核对患者姓名、年龄、部位，做好解释，请患者签《知情同意书》。

（2）检查操作物品：一次性针灸针若干，75% 乙醇，一次性棉签若干。

（3）协助患者取合理体位，暴露毫针治疗部位。

（4）针刺的部位用 75% 乙醇消毒。

（5）针具选择：按照不同施术部位选择相应针具。

（6）进针：针刺时，快速刺入穴位。

（7）行针：通过提插捻转等加强针感。

（8）留针：按照具体治疗需要，选择相应留针时间，一般留针 20 分钟。

（9）出针：出针时，左手持一次性棉签按压穴位，右手拇、食指持针柄，轻柔出针；出针后，按压针孔片刻，以防出血；尤其是面部和头部等易出血的部位，应按压较长时间。

（10）治疗后告知患者注意事项及下次治疗时间。

【技术要领】

（1）饥饿、饱食、醉酒、大怒、大惊、过度疲劳、精神紧张者，不宜立即进行针刺。

（2）如遇晕针者，应停止操作；晕针严重者应平卧送急诊治疗。

【适应证】荨麻疹、带状疱疹后遗神经痛、湿疹、神经性皮炎、瘙痒症、痒疹、痤疮、银屑病、玫瑰痤疮、斑秃、白癜风及其他疼痛、正气虚损性皮肤病。

【禁忌证】眼部、肛门周围、会阴部皮损者，以及孕妇、瘢痕体质者禁用。

【环境条件】

（1）诊室应具备良好的通风、采光条件。

（2）注意物体表面清洁与消毒，床单、枕巾等直接接触患者的用品应每人次更换，亦可选择使用一次性床单，被血液、体液、分泌物、排泄物等污染时立即更换，更换后的用品应及时清洗与消毒。

（3）每间诊室应配备至少一套洗手设施及充足的手卫生用品，包括流动水、洗手池、皂液、速干手消毒剂及干手用品等，干手用品宜使用一次性干手纸巾，应配备洗手流程及说明图。

（4）医务人员应穿工作服，必要时戴帽子、口罩，操作前后做好手卫生。

五、火针疗法

【作用】火针疗法是指用火将针体下部烧红后，迅速刺入穴位及患处，并快速退出以治疗疾病的一种方法。本法具有温经散寒、活血化瘀、软坚散结、祛腐生肌等作用，在临床上可用于皮肤病的治疗。

【材料】一次性针灸针若干、止血钳、75% 乙醇、95% 乙醇、无菌棉球若干、打火机。

【操作步骤】

（1）接到治疗单后核对患者姓名、年龄、部位，做好解释，请患者签《知情同意书》。

（2）检查操作物品：一次性针灸针若干、止血钳、75% 乙醇、95% 乙醇、无菌棉球若干、打火机。

（3）协助患者取合理的体位，暴露针刺部位。

（4）针刺部位用 75% 乙醇棉球消毒。

（5）点燃 95% 的乙醇棉球，烧红一次性针灸针针尖及针体。

（6）针体烧红后，应迅速、准确刺入针刺部位。

（7）针体达到治疗深度后，即可出针。

（8）火针时注意避开较大血管。

（9）妥善处理针孔：如有出血或渗出物，可用无菌棉球擦拭按压。

（10）治疗后告知患者注意事项，如不宜沾水、注意清洁等，及下次治疗时间。

【技术要领】

（1）针孔当日不宜沾水，以防感染。

（2）精神过于紧张、饥饿、疲劳的患者不宜立刻治疗。

（3）针孔局部若出现微红、灼热、轻度疼痛、轻度瘙痒等症状属正常现象，可不做处理。

（4）应注意针孔局部的清洁，忌用手搔抓，不宜涂抹油、膏类药物。

（5）如遇晕针者，应停止操作；严重者应平卧送急诊治疗。

【适应证】湿疹、皮炎、带状疱疹、痤疮、银屑病、荨麻疹、神经性皮炎、痒疹、白癜风等皮肤病。

【禁忌证】眼部、肛门周围、会阴部皮损者，以及孕妇、瘢痕体质者禁用。

【环境条件】与毫针治疗环境条件相同。

六、拔罐放血疗法

【作用】火罐法是指通过燃烧加热罐内空气，利用罐内空气冷却时形成负压，将罐吸附于施术部位的皮肤上，治疗疾病的一种疗法。拔火罐放血则是在局部消毒后，先用一次性注射器针头浅刺出血，再在出血部位行拔火罐，留罐，以加强放血治疗效果的方法。此法具有清热除湿、散寒止痛、活血化瘀、祛风解表、行气消肿、拔毒排脓等作用。

【材料】治疗车、治疗盘、玻璃罐若干、止血钳、95%乙醇、75%乙醇、打火机、无菌棉球若干、一次性注射器针头、无菌纱布、消毒湿巾。

【操作步骤】

（1）接到治疗单后，核对患者姓名、年龄、部位，做好解释，请患者签《知情同意书》。

（2）检查操作物品：治疗车、治疗盘、玻璃罐若干、止血钳、95%乙醇、75%乙醇、打火机、无菌棉球若干、一次性注射器针头、无菌纱布、消毒湿巾。

（3）协助患者取合理体位，暴露拔火罐放血部位。

（4）选用合适玻璃罐，并检查罐口边缘是否光滑。

（5）治疗部位用75%乙醇棉球消毒。

（6）先用一次性注射器针头在放血部位浅刺几下，再行拔火罐，留置5~15分钟。

（7）操作者一手按压罐口边缘，一手用力起罐，用无菌纱布擦拭干净患者皮肤。

（8）用后的玻璃罐用消毒湿巾擦拭干净，最后统一送至供应室消毒。

（9）治疗后告知患者注意事项以及下次治疗时间。

【技术要领】

（1）充分暴露治疗部位，放血时避开较大血管，放血当日不宜洗澡，局部不可着水。

（2）过饥、过饱、醉酒、过度疲劳者不宜立刻治疗。

（3）起罐后，如局部有水疱或拔出脓血，小者可自行吸收，不用处理；大者应注意清洁局部皮肤，做常规消毒，用一次性注射器针头挑破疱壁，放出疱内液体，待自然愈合，在水疱结痂愈合后方可沾水。

（4）如遇晕罐、晕血者，应停止操作；严重者应平卧送急诊治疗。

【适应证】湿疹、带状疱疹、痤疮、痒疹、神经性皮炎、酒渣鼻、毛囊炎等皮肤病的治疗。

【禁忌证】眼部、肛门周围、会阴部皮损者，以及孕妇、瘢痕体质者禁用。

【环境条件】与毫针治疗环境条件相同。

七、电针疗法

【作用】电针是在毫针针刺得气的基础上，应用电针仪输出脉冲电流，通过毫针作用于人体一定部位，以达到防治疾病目的的一种针刺方法。

【材料】一次性针灸针若干，电针仪，75% 乙醇，一次性棉签若干。

【操作步骤】

（1）核对：接治疗单后核对患者姓名、年龄、部位，做好解释，请患者签《知情同意书》。

（2）检查：一次性针灸针若干、电针仪、75% 乙醇、一次性棉签若干。

（3）准备：检查电源开关，使用干电池的主机要备好电池，并确保电量充足；检查输出电极线，并保证导电性良好，确保电针仪正常工作；检查电针仪各输出旋钮或按键并调整到"零"位。

（4）选穴：协助患者取合适的体位，暴露针刺部位。

（5）消毒：治疗部位或穴位用 75% 乙醇棉签消毒。

（6）操作：选取穴位，按毫针进针和治疗方法完成操作。

（7）连接：将电极线插入相应的主机输出插孔，电极线输出端两极分别连接于毫针针柄或针体上。

（8）开机：在确保供电之后打开电针仪电源开关。

（9）调节：调节波形、频率旋钮或按键，选择治疗所需的波形、频率；调节对应输出旋钮或按键，逐级、缓慢地增加输出幅度，以患者可耐受为度，或根据使用说明书的规定，在许可的范围内调节加强。

（10）时间设定：25 分钟。

（11）关机：电针治疗完成后，应首先缓慢调节强度旋钮或按键，使输出强度置"零"位，关闭电针仪电源开关，然后从针柄（针体）取下电极线。

（12）出针：按毫针操作规范要求进行出针操作。

（13）医嘱：交代注意事项及下次治疗时间。

【技术要领】

（1）过饥、过饱、过劳、醉酒、精神紧张者，不宜立即进行针刺。

（2）如遇晕针者，应立即停止电针治疗，关闭电源，按毫针晕针的处理方法处理。

【适应证】慢性荨麻疹、带状疱疹后遗神经痛、湿疹、斑秃、白癜风等。

【禁忌证】皮肤破损处、肿瘤局部、孕妇、心脏附近、安装心脏起搏器者，以及瘢痕体质者禁用。

【环境条件】与毫针治疗环境条件相同。

八、皮内针（揿针）疗法

【作用】揿针以"浅刺"论为刺法理论基础，奠基于《内经》的"浅刺""浮刺"学说，通过调节卫气，激发机体卫外功能，达到治病的目的。揿针疗法一方面在针刺入皮肤后，通过特定途径激活神经－内分泌－免疫网络发挥调整和治疗作用；另一方面针体长久的留置于相应穴位后，产生持续的刺激，经神经－内分泌－免疫网络传导整合后，发挥对靶器官的作用，产生揿针针刺效应。

【材料】揿针若干，镊子1个，75%乙醇1瓶，一次性棉签若干，治疗车1个。

【操作步骤】

（1）操作前准备：检查操作物品：揿针若干，镊子1个，75%乙醇1瓶，一次性棉签若干，治疗车1个。

（2）核对患者姓名、年龄、部位，做好解释，请患者签《知情同意书》。

（3）协助患者取舒适的体位，暴露针刺部位，先用拇指按压穴位，询问患者感觉。

（4）消毒：施术前需要针刺的穴位皮肤以75%乙醇棉签擦拭消毒。

（5）核对患者穴位后，按刺入腧穴的深浅和患者的胖瘦选择合适的揿针，检查针身是否松动，针尖是否带钩。

（6）贴埋时注意避开浅处血管，尽量不要刺到血管，贴埋的深度以能看到针体在皮下，但不引起皮肤凹陷为宜，以患者无痛和不影响活动为原则。

（7）一手固定腧穴部皮肤，另一手持镊子夹持针尾直刺入腧穴皮内。

（8）贴埋后可适当按压。

（9）治疗后告知患者注意事项及下次治疗时间。

【技术要领】

（1）1天内不能沾水（或结合穴位愈合情况），防止感染。

（2）1天后自行揭掉，忌自行贴过长时间。

（3）如有红肿、瘙痒、过敏者请立即揭掉。

（4）若发生感染、皮炎等情况请及时告知医生。

（5）如遇晕针者，应拔出已刺入的揿针并让其平卧恢复；晕针严重者应平卧送急诊治疗。

【适应证】神经性皮炎、带状疱疹、湿疹、荨麻疹等多种皮肤疾病。

【禁忌证】皮肤红肿部位、皮肤化脓感染处；紫癜和瘢痕部；金属过敏者；皮损在肛门周围、会阴部；皮损呈糜烂、渗出状态处；具有严重精神、免疫、血液、心脑、肝肾等重大疾病；妊娠、哺乳期妇女以及孕妇下腹、腰骶部禁用。

【环境条件】与毫针治疗环境条件相同。

九、中医美容针刺技术

【作用】中医美容针刺技术是以中医经络学说和脏腑学说为指导，以针刺的方法为手段，通过对局部皮肤及穴位刺激，以疏通经气，恢复、调节人体脏腑气血功能。本法具有养护皮肤、养颜美容、延缓衰老，治疗面部皮肤疾病，改善面部皮肤状况的作用。

【材料】根据疾病种类选择对应的治疗针具，75%乙醇。

【操作步骤】

（1）填写门诊病历，告知患者简要流程及注意事项，请患者签署《针刺美容治疗知情同意书》，待患者清洁治疗部位后拍照。

（2）治疗前需用75%乙醇对治疗局部消毒；如患者乙醇不耐受，用碘伏对治疗局部擦拭。

（3）根据疾病种类，选择对应的治疗针具。

（4）根据患者肤质及皮损情况选择穴位。

（5）治疗后用棉球按压，防止出血。

（6）嘱患者如出血较多，出现皮肤瘀青，可以使用面部修复辅料，配合局部热敷或者红光治疗促进瘀青消退。

（7）填写《治疗记录》，请患者确认签字，并告知患者下次治疗时间。

【技术要领】

（1）饥饿、饱食、醉酒、大怒、大惊、过度疲劳、精神紧张者，不宜立即进行针刺。

（2）如遇晕针者，应停止操作；晕针严重者应平卧送急诊治疗。

【适应证】面部痘坑、黄褐斑、炎症后色素沉着等损容性皮肤病，及改善面部皮肤松弛、表浅皱纹、毛孔粗大、肤色暗沉、皮肤老化美容需求。

【禁忌证】妊娠。

【环境条件】与毫针治疗环境条件相同。

（王煜明　魏璠　曾志见　郑晋云）

第六章

流派优势病种
诊治经验

第一节 银屑病

（一）疾病认识

银屑病是一种由遗传与环境共同作用，在免疫介导下诱发的慢性复发性炎症性皮肤病，其典型皮损为鳞屑性红斑或斑块，除可引起全身任何部位皮肤或黏膜病变外，也可累及关节等多种组织和器官。本病反复发作，缠绵难愈，常罹患终身，给患者的身心健康及社会适应带来严重的不良影响。根据皮损表现，银屑病临床上分4种类型，包括寻常型、红皮病型、脓疱型和关节病型，其中以寻常型最常见，占全部患者的95%以上。

银屑病相当于中医的"白疕""干癣""松皮癣"等范畴，《医宗金鉴·外科心法要诀·发无定处·白疕》记载"此证俗名蛇虱，生于皮肤，形如疹疥，色白而痒，搔之白皮"，是由于"风邪客于皮肤，血燥不能荣养所致"。中医学从整体观出发认识皮肤病的发病机制，既注意体表局部的病理改变，又重视体内脏腑气血经络功能失调对皮肤病的影响。我们在临床中观察到：①银屑病患者多为青年人，生机旺盛，血气方刚，阳热偏盛者居多；②皮损形态主要为红斑、丘疹和鳞屑；③常伴咽痛、口渴、心烦、便干、溲赤、舌红、苔黄、脉数等征象。因此我们认为"血分有热"是银屑病的主要原因。患者可因外感六淫，或过食辛辣鱼虾酒酪，或心绪烦扰，七情内伤，以及其他因素侵扰，使血热内蕴，郁久化毒，以致血热毒邪外壅肌肤而发病。

（二）辨证思路

寻常型银屑病约占95%以上，初发者常因血热毒邪偏盛，热盛生风，风盛化燥，证属"血热"；若病邪留恋，风燥日久，毒热未尽，而阴血却已耗伤，以致血燥生风，风盛则燥，肌肤失养，证属"血燥"；若病日久，热毒留恋，血热壅滞不退，血受热则煎熬成块，瘀热互结，经络阻隔，则证属"血瘀"。需要指出的是此三证并不完全独立，在银屑病的整个病程中三者相互转化、相互兼夹，临床表现各有偏重。另外，在三证之中还常见到多种兼夹证候，如湿热、热毒、风热、肝郁、阴虚诸证均能有所体现，最终形成银屑病复杂多样的临床表现。

（三）治疗方案

1. 血热证

症状：本证多见于银屑病进行期。发病迅速，皮疹以红斑、丘疹为主，部分扩大或融合成斑块，基底鲜红，鳞屑层层，易于剥离，有点状出血，周围绕以红晕。皮损新出者不断，常波及耳孔、乳晕、脐凹、阴部及头面、躯干、四肢伸侧，并可有同形反应。常伴有心烦躁热，咽痛口渴，便秘溲赤，手足心热。舌红苔黄，脉象弦数或滑数。

辨证：血热内盛。

治法：清热解毒，凉血祛风。

处方：克银一方加减。

土茯苓 30g   忍冬藤 15g   山豆根 10g   板蓝根 15g
草河车 15g   白鲜皮 15g   威灵仙 10g   生甘草 6g

分析：根据《外感温热篇》"在卫汗之可也，到气才可清气，入营犹可透热转气，入血只恐耗血动血，直须凉血散血"理论，采用清热解毒、凉血祛风法，着重清泻气分毒热，气分毒热得以清泻，波及营血之毒热随之消减。

2. 血燥证

症状：本证好发于银屑病静止期或消退期，皮损以斑片状为主，小如钱币，大似地图，皮肤干燥，呈淡红色斑块，鳞屑较薄，干燥疏松，抚之即落，甚则皲裂，瘙痒或痛，同时可伴有五心烦热、肢体倦怠、头晕少眠等症状。舌淡苔净，脉细。

辨证：血虚风燥。

治法：清热凉血，养阴消风。

处方：克银二方加减。

生地 30g   玄参 15g   丹参 15g   麻仁 10g
大青叶 15g   山豆根 10g   白鲜皮 15g   草河车 15g
连翘 15g

分析：本证临床表现为此时毒热未尽，阴血已伤，如果徒清热解毒则有苦寒化燥之弊，反而更伤阴耗血；如仅滋阴养血润燥，恐敛邪使毒热难解，故应清热凉血与养阴生津并用。

3. 血瘀证

症状：本证多为顽固肥厚斑块状银屑病，病程较长，反复发作，经年不愈，皮损紫暗或色素沉着，鳞屑较厚，有的呈蛎壳状。舌有瘀斑，苔薄，脉细涩。

辨证：血瘀肌肤，毒热未尽。

治法：清热凉血，活血消斑。

处方：桃红四物汤加减。

生地 15g	丹皮 10g	赤芍 10g	川牛膝 15g
当归尾 10g	丹参 15g	三棱 10g	莪术 10g
虎杖 10g	茜草 10g	桃仁 10g	红花 6g

分析：本证为毒热相搏，瘀热互结，脉络不通所致，故用清热凉血、活血消斑之法以治之。

4. 湿热证

症状：本证主要为脓疱型银屑病，临床表现为急性发病，周身皮肤迅速潮红肿胀，泛发小脓疱或形成"脓湖"，伴有糜烂，以四肢屈侧及皱襞部为甚，常伴有发热。舌红或有裂纹，苔黄或黄腻，脉数或滑数。

辨证：湿热毒蕴。

治法：清热利湿，凉血解毒。

处方：清瘟败毒饮与萆薢渗湿汤加减。

丹皮 10g	玄参 10g	生石膏 30g	生地 15g
知母 10g	金银花 10g	连翘 10g	栀子 10g
萆薢 15g	赤芍 10g	土茯苓 20g	蒲公英 15g
生甘草 6g			

分析：本证病因多为湿热毒邪困阻皮肤，热入营血，外发肌肤。发病后期常伴有气阴两虚，宜在清余毒的同时佐加黄芪、太子参、石斛、麦冬、沙参等以益气养阴。

5. 风湿痹阻证

症状：本证相当于关节病型银屑病发病，临床表现在鳞屑性红斑的基础上伴有关节红肿热痛，或晨僵、变形、活动功能障碍，主要为手足或肢体关节肿痛，屈伸不利，阴雨季节加重。舌质红或淡红，脉弦滑。

辨证：风湿痹阻。

治法：通络活血，祛风除湿。

处方：独活寄生汤加减。

秦艽 10g	防风 10g	桑枝 10g	独活 10g
威灵仙 10g	白鲜皮 15g	土茯苓 20g	当归 10g
赤芍 10g	鸡血藤 15g	牛膝 15g	

分析：本证初期多为风湿热邪痹阻关节经络，后期常为肝肾不足，关节失

养，气滞血瘀。也可用四妙散加减治疗，如黄柏、苍术、川牛膝、薏苡仁、忍冬藤、桑枝、防风等。

6. 热毒炽盛证

症状：本证相当于红皮病型银屑病，初期主要表现为全身皮肤潮红肿胀、大量脱屑，伴有壮热恶寒、口渴喜饮、小便黄、大便干燥等。舌质红绛，苔薄，脉洪数。后期皮损暗红干燥、脱屑。

辨证：毒热炽盛。

治法：清热泻火，凉血解毒。

处方：犀角地黄汤合清瘟败毒饮加减。

大青叶 15g	栀子 10g	白茅根 15g	生地 15g
玄参 10g	黄芩 10g	丹皮 10g	赤芍 10g
金银花 10g	紫草 10g		

分析：本证常由寻常型银屑病治疗不当、精神刺激，或脓疱型银屑病演变而来，若伴高热者加水牛角、生石膏以凉血清热、透邪外出；大便秘结者加大黄以通腑泄热。

（四）典型案例

患者男，43 岁，2005 年 5 月 18 日初诊。

患者 13 年前无明显诱因于头皮开始起小片红斑、脱屑，瘙痒不甚，皮疹逐渐扩大，蔓延至躯干和四肢。曾在当地多家医院采用中西医结合治疗，病情时轻时重，反复发作。半年前患者皮疹再次加重且逐渐增多，泛发全身，瘙痒明显，遂来我院皮肤科就诊。皮肤科检查：头皮及全身大片暗红色斑块，上覆银白色鳞屑，易于刮落，点状出血不明显。皮疹以躯干和双下肢为多，背部和胫前皮损浸润肥厚，部分呈苔藓样变。舌质暗红苔薄，脉弦。

西医诊断：银屑病（寻常型）。

中医诊断：白疕。

辨证：血瘀证。

治法：活血通络，凉血解毒。

处方：

生地 20g	紫草 10g	玄参 10g	赤芍 10g
莪术 10g	郁金 10g	鸡血藤 15g	当归 10g
丹参 30g	土茯苓 20g	草河车 10g	白鲜皮 10g
生甘草 6g			

7剂，水煎服，日1剂，分早晚2次服。

二诊：服上药7剂后，皮疹鳞屑减少变薄，瘙痒减轻，头皮和双上肢皮疹好转，继服上方加三棱10g，14剂，水煎服。

三诊：服上药14剂后皮疹变薄，尤以双上肢和躯干皮疹消退明显，仍时感轻度瘙痒。

处方：

生地20g	紫草10g	玄参10g	赤芍10g
莪术10g	郁金10g	鸡血藤15g	当归10g
丹参30g	土茯苓20g	蝉蜕10g	白鲜皮10g
生甘草6g			

14剂，水煎服，日1剂，分早晚2次服。

四诊：躯干和双上肢皮疹基本消退，留有色素沉着斑；头皮和双下肢胫前仅留有数块小片皮疹，嘱继用上方14剂。1个月后全身皮疹基本消退。

案例点评：本例寻常型银屑病患者，病程较长，病情时轻时重，反复发作，毒热之邪煎灼阴血，气血运行不畅，导致经脉阻塞，气血瘀结。中医辨证为血瘀证，方用生地、紫草、玄参、赤芍凉血解毒散结，当归、丹参、鸡血藤活血和营养血，郁金、莪术行气破血，土茯苓、草河车清热解毒消肿，白鲜皮祛风止痒，甘草调和诸药。诸药合用而愈。

（五）临证经验

我们认为银屑病发病的根本原因是各种致病因素导致体内热毒蕴积，无论证候如何，毒热始终存在，因此将"清热解毒"之法始终贯穿在本病的治疗过程中，方能取得较好的疗效。

1. 强调个体化治疗

这体现在疾病发展的不同时期及不同患者的不同兼证中。如进行期多采用清热解毒祛风之品，使热毒从气分而解，配合使用凉血活血药，使血热得平，血瘀得防；如血瘀与风热同时相伴，则宜重用活血化瘀之品，配以清热解毒祛风之剂，因为此时血瘀已转为本病的主要病机，而热毒仍留恋不去，以致瘀热互结为患；血虚风燥则宜以养血活血为主，佐以清热祛风，使血虚得补，余热得清，则诸症自除。

2. 兼证的治疗原则及方法

根据患者临床表现的侧重点及兼夹证的表现，我们总结出了一系列辨证加减方法。若皮损色红，周围可见红晕，伴有新出皮疹，为毒热内蕴，重用生地、丹皮、赤芍，加紫草、土茯苓、龙胆草、白花蛇舌草、大青叶以增强清热解毒之力；若皮损鲜红，面积较大，鳞屑较厚者则重用生地，配以丹皮、赤芍、黄芩、大青叶、紫草以加强凉血作用，或加生石膏、知母以增强清解气分热势之力；若皮疹泛发全身，融合成大片，渐成红皮病者，为毒热燔灼营血之象，予羚羊角粉冲服，并加生石膏、芦根、白茅根以清热凉血护阴；若皮损色红灼热，加生石膏、知母；若皮损坚硬、浸润肥厚者为瘀热结聚之象，予连翘、夏枯草、鸡血藤、玄参以清热活血散结；若皮损呈暗红斑块状，触之厚硬，或见鳞屑较厚者为血瘀之象，选用三棱、莪术、当归、虎杖、桃仁、红花、丹参、鸡血藤、赤芍以增强活血化瘀之力；若皮损淡红，鳞屑疏松，为血虚之征，加当归、鸡血藤、怀牛膝、生地养血活血；若新皮损多发，切不可用搜风之品，应加强清热凉血之力；若后期皮损浸润已不明显，干燥鳞屑成层，为瘀热伤阴之象，加生地、北沙参、麻仁以养阴润燥；若皮损干裂，鳞屑多而干燥者为阴液亏虚，加北沙参、桃仁、杏仁、麦冬养阴润燥；若皮损呈斑块状经久不愈，加乌蛇、全虫以增强搜风通络之力；若疾病日久，伴有倦怠乏力、气短，胃纳不佳，舌体胖大者，多为气阴两虚之象，加黄芪、党参、太子参、生地、玄参以益气扶正；若畏寒肢冷，皮疹冬季加重者为阳气亏虚，加黄芪、桂枝、附子、细辛温阳散寒；若皮疹瘙痒明显者，为血热或血燥生风，加白鲜皮、白蒺藜以清热消风；若鳞屑黏滞，有少许渗出，舌苔黄腻者为湿热之象，加龙胆草、茵陈、泽泻、车前子；若双足或有肿胀，食纳差，大便干或稀，口干不欲饮，舌质红，苔厚，脉滑者为脾虚湿困，合芩连平胃散，选用黄芩、黄连、厚朴、陈皮、苍术以健脾利湿；痰多者，加全瓜蒌、杏仁理气祛痰；伴有咽喉肿痛，或皮损于咽喉肿痛后加重可配用银翘散，加金银花、连翘、牛蒡子、芦根、桔梗、青果、锦灯笼、射干以清热利咽散结；便干是银屑病患者常见症状，可根据不同病情选用生川军（生大黄）、大青叶、火麻仁、肉苁蓉、当归等药调之；烦躁口渴者，加麦冬、沙参、玄参、天花粉、鲜芦根、鲜茅根、玉竹等，甚者加生石膏、知母、山栀、竹叶等药；五心烦热者，加知母、地骨皮；舌瘦苔净者，加北沙参、石斛、玉竹；小便黄者，加竹叶、生草梢，清热利湿。

3. 治疗过程中应遵循的原则

通过对银屑病病因病机的探索及长期的临床实践观察，我们认为在治疗过程中还要遵循以下原则以提高疗效。①力求中医辨证准确：银屑病的诊断不难，确诊后关键是辨证准确，依其皮损特点和舌象脉症，确定主症及兼夹证候以辨证论治。②守方不移：只要辨证准确，服药1~3周即可见效。一般平均坚持服药 7~40 周。③改变药量：若服药 1~3 周疗效不理想，可适当加重用量，如土茯苓可用至 40g 左右，草河车、白鲜皮可增用至 30g。④及时调换方剂：例如在治疗过程中血热证经克银一方治疗一段时间后已见效果，再服皮损变化不大，若皮损已由鲜红转变为红褐或淡红，变为血燥证，则用克银二方治疗；但在治疗过程中复感外邪或饮食不当，皮损加重或又有新起皮损，这时可加重克银二方中清热解毒药的用量，或改用克银一方调治。

（刘瓦利）

第二节　湿疹

（一）疾病认识

湿疹是由多种内外因素引起的炎症性瘙痒性皮肤病。皮损具有多形性、对称性、渗出倾向、瘙痒和易反复发作等特点。临床通常依据疾病的病程及部位进行分类，但也有部分依据皮损形态进行分类，如钱币状湿疹、角化性湿疹等。经典湿疹通常根据发病病程分为急性、亚急性、慢性三期。急性期皮损可渗出明显，慢性期则皮损浸润、肥厚。

湿疹在古代文献中早有记载，因部位、形态、发病年龄不同而命名不同。例如泛发全身，浸淫遍体，渗水极多者名"浸淫疮"；周身遍起红粟，瘙痒极甚为"粟疮"；抓之出血者名"血风疮"。依据发病部位不同，又有不同名称，发于耳廓者称"旋耳疮"，发于手背者称"病疮"，发于小腿者称"湿臁疮"，发于阴囊部者称"肾囊风"或"胞漏疮"，发于面部之脂溢性湿疹称"面游风"。此外婴幼儿湿疹称"胎癥疮""奶癣"等。

朱仁康教授认为湿疹的病因以内因为主，不外湿、热、风三者。

1. 湿

脾主湿，脾失健运，饮食失宜，湿从内生。如多饮茶酒而生茶湿、酒湿；多餐鱼腥、海味、五辛发物而生湿热；多吃生冷水果，损伤脾阳而水湿内生。

2. 热

心主火，心主血脉，凡心绪烦扰，神志不宁，心经有火，则血热内生。青年人血气方盛，婴儿胎中遗热，都是血热的由来。脾湿血热，湿热相结，浸淫肌肤而成疮。

3. 风

或因流水日久，伤阴耗血，血虚生风；或因湿热内蕴，复受外风；或因过食辛辣香燥之物，而使血燥生风。内风的生成多与营血变化有关，临床常见的有以下几种情况：血虚生风，血虚肤失所养，则风从内生；血瘀生风，瘀血阻滞，血不养肤，风从内生；血热或血虚日久则血燥，前者属血热风燥，后者属血虚风燥。

（二）辨证思路

朱仁康教授是中医外科大家，主张中西医汇通，兼收并蓄，是中西医结合诊治皮肤病的先驱。他在所著的《中西医学汇综》、主编的《国医导报》中均强调中西医不可偏废，应融会贯通，取长补短。在临床诊治过程中辨病与辨证相结合，通过辨病、辨证分析，层层求因，提炼治疗规律，增强方药的针对性，进一步提高临床疗效。他认为湿疹的病因病机、病程特点与银屑病、玫瑰糠疹等其他炎症性皮肤病不同，临床辨证分型、治法用药也自成体系。在临床诊治过程中，首先应做出正确的疾病诊断，再结合辨证进行治疗。

皮肤是人体最大的器官，是机体的重要组成部分，覆盖于体表，内有经络与五脏六腑相系。肌肤腠理受邪，必渐趋于内，脏腑有病亦可形诸于外，内外相关是一个整体。他总结出了一套有别于内科"望闻问切"四诊合参的诊断模式，即以皮损的不同表现、特点为主，以舌苔、脉象为辅，即审疹论治、辨病为先来进行辨证论治。如《朱仁康临床经验集》中曾指出："辨皮损主要是根据局部皮肤皮疹形态来进行辨证治疗，是中医皮肤外科临床施治的主要依据。"在湿疹的辨证论治过程中，他同样强调皮损辨证的重要性，从辨斑、疹、脓疱及水疱等不同的皮损形态进行辨证论治。其中水疱、丘疹是湿疹的主要疹型。朱仁康认为水疱（包括丘疹、水疱、大疱及浸淫湿烂等）均为水湿为患，湿邪外淫，轻则起疱，重则浸淫湿烂，如水湿上泛可发旋耳疮，湿热下注可发胞漏疮。凡脾经有湿，肌中蕴热，湿热相搏，而易引起皮肤潮红渗水，治拟利湿清热或淡渗利湿；又有毒热内炽而发生大疱如天疱疮，则宜清热败毒。而丘疹、斑丘疹类皮损，他认为此类皮损大都淡红或暗红色，瘙痒无度，散在或集聚，多见于风热证，如粟疮（丘疹性湿疹）等，治拟疏风清热。

此外，如前所述，朱仁康教授认为湿疹的发病与湿、热、风三邪密切相关，但在临床辨证治疗过程中如何辨别邪气的性质、轻重及邪正之间的关系，是我们能否取得较好临床疗效的重要因素。

（三）治疗方案

1. 内治法

（1）湿热证

症状：多见于急性湿疹、脂溢性湿疹以及慢性湿疹急性发作期。临床表现为皮肤起红斑水疱，瘙痒极甚，黄水淋漓，味腥而黏，或结黄痂、糜烂、脱皮，大便干，小便黄赤。舌红苔黄或腻，脉滑数或濡滑。

辨证：湿热互结，浸淫肌肤。

治法：清热凉血，除湿利水。

处方：龙胆泻肝汤加减。

生地 30g	丹皮 9g	赤芍 9g	龙胆草 9g
黄芩 9g	黑山栀 9g	茯苓皮 9g	泽泻 9g
川木通 6g	车前子 9g	六一散（包煎）9g	

加减：如因搔抓感染起脓疱时，加蒲公英、金银花、连翘；如发于下肢的湿疹，亦可用萆薢渗湿汤加减。

分析：此类证型在湿疹中最为常见，患者发病迅速，皮损红肿渗出明显。朱仁康认为本证多由心肝火旺，脾失健运，湿热内生，而发为皮疹，故常将此证亦称为血热内湿或心火脾湿证。治疗以清心利小便，清肝利湿热，健脾淡渗利湿为主。他认同古人之言："治湿不利小便，非其治也。"治疗时尤其注重利小便，给湿邪以出路。上方虽为龙胆泻肝汤加减，但并不为单纯清肝胆湿热而设。他去原方中柴胡、当归，重用生地、丹皮、赤芍以清热凉血，六一散清心利小便。此外，他治疗此证鲜用大剂苦寒之品，恐其冰伏中焦，湿遏热阻，更难化解。

（2）脾虚证

症状：多见于亚急性湿疹或泛发性湿疹。临床表现为皮肤起水窠，色暗淡不红，瘙痒出水。或伴有胃脘疼，饮食不多，面色萎黄，腿脚浮肿，大便溏，小便微黄等症。舌淡苔白或腻，脉缓。

辨证：脾运失健，湿邪泛滥。

治法：健脾除湿。

处方：除湿胃苓汤加减。

苍术 9g	陈皮 9g	川厚朴 9g	猪茯苓各 9g
泽泻 9g	六一散（包煎）9g	白鲜皮 9g	地肤子 9g

加减：如胃纳不馨、头重如裹者加藿香、佩兰以芳香化湿；乏力倦怠者加

黄芪、党参；皮肤肿胀者加冬瓜皮、大腹皮。

分析：朱仁康教授强调本证多因素体脾虚，湿邪内生而致。"诸湿肿满，皆属于脾"，脾主湿而恶湿，脾虚则水湿不化，泛溢皮肤而发为湿疹。脾虚湿盛，热象不显，治以健脾利湿为主。此方补脾未用健脾益气的黄芪、白术、党参，而以苍术、陈皮燥湿运脾；此方燥湿未用苦寒燥湿的黄芩、黄连、黄柏，而用淡渗利湿之茯苓、泽泻，明确健脾运化水湿，重在运化，除湿重在淡渗利湿而不伤脾、碍脾。全方合用，看似平淡，却清扬精妙。

（3）血热证

症状：多见于丘疹性湿疹，即粟疮或血风疮。临床可见遍身起红丘疹，瘙痒极甚，搔破有渗出。舌质红苔薄白，脉弦滑。

辨证：血热夹湿，热重于湿。

治法：凉血清热，兼以除湿。

处方：凉血除湿汤加减。

生地 30g	丹皮 9g	赤芍 9g	豨莶草 9g
海桐皮 9g	苦参 9g	白鲜皮 9g	地肤子 9g
六一散（包煎）9g			

加减：皮损红肿者加龙胆草、车前草、马齿苋；局部渗出多者，加泽泻、冬瓜皮。

分析：朱仁康教授认为本证多因血分有热，与风、湿邪互结，蕴于肌肤而发病。本证患者多起病急，皮损呈泛发、色红且抓后有渗出，热重于湿。治疗时重用生地、丹皮、赤芍以清热凉血，同时以豨莶草、海桐皮、白鲜皮、地肤子以祛风除湿，并加苦参以燥湿，六一散以淡渗利湿。朱仁康强调，对于此类病证的治疗，切忌妄投羌活、白芷、防风等辛温散风之品，如误用势必风火相煽，加重病情。

（4）阴伤证

症状：多见于亚急性、慢性泛发性湿疹。一般病程久，表现为皮肤浸润，干燥脱屑，瘙痒剧烈，略见出水。舌红苔光或舌根腻，脉细弦滑。

辨证：湿邪留恋，伤阴耗血。

治法：滋阴养血，除湿止痒。

处方：滋阴除湿汤。

| 生地 30g | 玄参 12g | 当归 12g | 丹参 15g |
| 茯苓 9g | 泽泻 9g | 白鲜皮 9g | 蛇床子 9g |

加减：气虚明显者，加生黄芪；苔藓样变明显者，加桃仁、红花。

分析：朱仁康教授指出：滋阴除湿之法看似有矛盾，一般认为滋阴可能助湿，利湿可能伤阴，然本方用生地、玄参、当归、丹参滋阴养血而不致助湿，茯苓、泽泻除湿而不伤阴，用于渗水日久伤阴耗血之证，如反复不愈的湿疹及慢性阴囊湿疹等，疗效较好。

以上为朱仁康教授临床经典分型，但临床上往往诸因相兼，诸证交杂，治疗上不可拘泥于某一型。湿偏盛则渗液、糜烂；热偏盛者则弥漫潮红；风偏盛者则瘙痒难忍。本病急性期当以祛邪为主，后期则要以调理为主，脾胃为后天之本，气血生化之源，脾失健运则湿邪内生，郁而化热，热盛生风，湿疹由生。以往本病的治疗药物大多苦寒伤胃，反而会加重本病，脾失健运是其根本病因，健脾利湿是治疗湿疹的根本大法，同时结合皮损的局部辨证，方可提高临床疗效。

2. 外治法

所谓"良医不废外治"，外用药物作用于局部皮损，能直达病所，便于局部渗透、吸收，加快皮损消退，减轻自觉症状。外治法主要依据皮损的形态进行分型治疗。

（1）溻渍法（相当于湿敷）：本法适用于急性渗水多者。用黄柏或马齿苋或生地榆，任选一种。每次用30g煎水取汁，置于盆中，待凉，用纱布6~7层或小厚毛巾浸汁，稍拧，然后湿敷于皮损上，每5分钟重复一次，共敷20~30分钟，每日3~5次。可达到收敛、清热、解毒作用。

该法亦可结合药膏，应用于慢性期。皮损干燥瘙痒者，治以养血润肤、疏通腠理。常用药物：艾叶、透骨草、红花、丹参、荆芥、防风等各30g，加水煎煮30分钟，放温凉后泡洗患处（水温不宜高）。每次15~20分钟，每日1~2次。

皮损角化肥厚或鳞屑多者，治以养血疏风通络。常用药物：王不留行、透骨草、五倍子、荷叶、丁香、当归、红花，加水煎煮30分钟，放温凉后泡洗患处（水温不宜高）。每次共15~20分钟，每日1~2次。若皮损肥厚皲裂者，可加白及、黄精等；瘙痒剧烈者，加苦参、白鲜皮、蛇床子等；皮损色红者，加丹皮、生地；皮损肥厚色暗；加当归、桃仁、红花。皮损肥厚浸润为主，泡洗后可外用复方五倍子膏，皲裂者外用玉红膏。

（2）药膏（包括软膏或糊剂）：湿疹急性、亚急性期，渗水不多可用湿疹膏、湿毒膏、五石膏等；慢性期，皮损肥厚浸润可用薄肤膏、利肤膏等；皲裂性湿疹，可用狼毒膏。以上可选用一种，亦可几种交替使用。

（3）粉剂：粉剂适用于湿疹急性或亚急性期，一般用药粉加植物油（芝麻油或菜籽油等）调成厚糊状，涂于皮损上，此剂型质地比药膏薄，更易于渗透。

常用的如青白散、湿疹粉。

（四）典型案例

柴某，男，38 岁。1970 年 9 月 2 日初诊。

患者因"全身泛发皮疹，反复不愈已 3 年"就诊。患者 3 年前冬季开始在两小腿起两小片集簇之丘疱疹，发痒，搔破后渗水，久治不愈，范围愈见扩大。1969 年冬渐播散至两前臂，一般入冬即见加重。今年交秋皮损已渐播散至胸、腹、背部。平时胃脘部疼痛，纳食不思，食后腹胀，大便日二三次，完谷不化，便溏，不敢食生冷水果。检查：胸、腹及后背、四肢可见成片红斑、丘疹及集簇之丘疱疹，渗水兼糜烂，搔痕结痂，部分呈暗褐色，瘙痒无度。舌质淡，苔薄白腻，脉缓滑。

西医诊断：泛发性湿疹。

中医诊断：浸淫疮。

辨证：脾阳不振，水湿内生，走窜肌肤，浸淫成疮。

治法：温阳健脾，芳香化湿。

处方：

苍术 9g	陈皮 9g	藿香 9g	淫羊藿 9g
猪苓 9g	桂枝 8g	茯苓 9g	泽泻 9g
蛇床子 9g	六一散（包煎）9g		

10 剂，水煎服，日 1 剂，分早晚 2 次服。

外用：生地榆 30g，水煎后湿敷渗水处；外涂皮湿一膏（含地榆、煅石膏、枯矾）。

二诊（9 月 15 日）：药后皮损减轻，渗水减少，瘙痒不甚，便溏，胃纳仍差，脉苔同前。宗前法，方用：

苍术 9g	炒白术 9g	藿香 9g	陈皮 9g
猪茯苓各 9g	炒薏苡仁 12g	山药 9g	淫羊藿 9g
蛇床子 9g	肉桂（研末冲服）1.5g		

10 剂，水煎服，日 1 剂，分早晚 2 次服。

三诊（9 月 26 日）：服前方 10 剂后，躯干皮损显见减轻，四肢皮损亦趋好转，大便成形，胃纳见馨，舌苔白腻渐化。继以前法，前方去肉桂加泽泻 9g，水煎服 10 剂。外用皮湿二膏。

四诊（10 月 3 日）：躯干、四肢皮损均已消退，原发小腿处皮损尚未痊愈，仍宗健脾理湿，以期巩固。处方：

苍术 9g	炒白术 9g	陈皮 9g	藿香 9g
茯苓 9g	泽泻 9g	车前子（包煎）9g	扁豆衣 9g
炒薏苡仁 9g			

服 10 剂后，皮疹消退而愈。

1975 年初随访，称几年来未复发。

案例分析： 本例泛发性湿疹，缠绵三载，其突出证候为脾阳不振。症见胃痛腹胀、纳呆便溏，食则完谷不化，主要因于脾阳不振，运化失健，水湿停滞，外窜浸淫肌肤，发为浸淫疮，而且每逢冬令，病即加重，亦说明为冬令阳气衰微之故。治疗上抓住其主要环节，采用温阳健脾、芳香化湿之剂，苍术、陈皮健脾燥湿；藿香芳香化湿；猪苓、茯苓、泽泻、六一散淡渗利湿；桂枝、肉桂通阳化气；淫羊藿、蛇床子补肾壮阳，温化除湿；佐用山药、扁豆、薏苡仁补脾止泻。病程三年，服药四十剂而获愈，不仅脾胃症状完全消除，而且泛发性皮损亦告消失。四年后随访，未复发。

（五）临证经验

1. 婴儿湿疹

朱仁康教授认为该病多因母食五辛发物，遗热于胎儿，或先天不足，胃强脾弱，运化失职，以致水湿内生，浸淫成疮。根据患者皮损表现不同又分湿癥、干癥。前者多见于发育良好的肥胖小儿，症见皮损潮红、糜烂、渗水、结痂，大便干，小便黄，舌红苔薄黄，治宜凉血利湿清热，方用消风导赤散加减；后者多属于脾虚，故治疗上着重治脾，补其脾虚，脾弱转强，水谷得运，湿亦无从产生，方用化湿汤加减。

2. 脂溢性湿疹

一般多见于皮脂分泌多的部位，朱仁康认为该病多由剧烈运动后，头部汗出，肌热当风，或用冷水淋头，复受外风，风邪侵入毛孔，郁久化燥；或因过食辛辣油腻，脾胃积热上蒸，复受外风，日久化燥所致。若初起病程不长，皮肤潮红微肿、发痒脱屑，脉弦滑，舌质红苔薄白或薄黄，证属血热风燥，治当凉血清热、消风润燥，选用凉血消风散。如病程已历数年之久，症见皮肤干燥、色暗、肥厚、层层脱屑、发痒挠破，大便干秘，脉弦细，舌淡苔净等，证属血虚风燥，治当养血润燥、消风止痒，选用养血消风散。以上为一般治疗原则，常需根据具体情况因人而施。

3. 慢性阴囊湿疹

本病属于中医"肾囊风"范畴，是一种较常见的皮肤病，在厂矿中尤为多见。由于其病程长，瘙痒剧烈，严重影响患者劳动、工作和学习。朱仁康从1971年底开始，对本病进行了防治研究工作，至1974年初为止，共治疗观察145例患者。根据中医辨证分型，分为四型。①阴伤型：阴囊皮损肥厚，干燥皲裂，瘙痒剧烈；②风湿型：阴囊皮损浸润暗黑，搔之稍见渗水；③阳虚型：阴囊潮湿发凉，汗出发痒；④湿热型：即急性发作的病例，同急性湿疹的处理。其中以阴伤型占多数，主要服滋阴除湿汤或为便于服用制成除湿丸。此外，风湿型可服活血疏风方，阳虚型可服温肾健脾方。

（六）零金碎玉

朱仁康教授非常重视皮损部位与经络脏腑的关系。若皮疹发于面部，属阳明经，朱老常用白虎汤治疗以清阳明实热，益胃汤治疗以养胃阴；皮疹发于耳周、两胁则属肝胆，多用龙胆泻肝汤治疗以清肝胆湿热；生于四肢者多责之于脾胃，常用除湿胃苓汤、化湿汤等；若皮疹生于手足心部，多为心经有热，常配合导赤散加减。

（沈冬　王俊慧）

第三节　荨麻疹

（一）疾病认识

荨麻疹是一种皮肤黏膜暂时性血管通透性增加而发生的局限性水肿，即风团，伴有或不伴有血管性水肿，瘙痒明显。皮损24小时内能完全消退，消退后不留痕迹，但易反复发作，病程可长达数年。根据病程可分为两大类，急性荨麻疹和慢性荨麻疹。本病可发生于任何年龄、季节和部位。

中医称本病为"瘾疹""赤白游风""风痦瘟""鬼饭疙瘩""风疹块""风瘙瘾轸"等。中医对荨麻疹病因病机的认识主要为禀赋不耐，卫外不固，风邪为患，客于肌表，致使营卫失调，腠理郁闭而致。元代朱震亨的《丹溪心法·斑疹》言其"隐隐然在皮肤之间，故言瘾疹也"，《诸病源候论》卷五十一《风瘙隐轸生疮候》记载："人皮肤虚，为风邪所折，则起隐轸，热多则色赤，风多则色白。"因该病发于皮肤，感受风邪而致病，且该病发无定处，时隐时现，恰与"风邪"的致病特点相一致。风性趋上，故皮肤肌腠易受累；风胜则痒，故皮肤瘙痒无度；风善行而数变，故本病发病急骤，皮疹发无定处或游走不定；风为阳邪，易化热化火，故皮疹鲜红；风常无形，故皮疹消退不留痕迹。该病的核心病机乃是风邪为患。

另外，本病虽为风邪致病，然内外因交互亦可发为本病，内因多责之禀赋不足，气血虚弱，营卫失固；外因责之虚邪贼风外袭，或饮食不当，如食用鱼虾、辛辣、膏粱厚味等化热动风；或因七情变化等而导致内热生风。标象明显时则发病快，来势急骤；本虚突出时，则反复发作，缠绵难愈。故治标的同时，仍不可忽视内在因素。

（二）辨证思路

朱仁康教授认为，荨麻疹急性期多为风邪外袭而致病，治疗当急则治其标，以驱散外受之风邪；而荨麻疹慢性期则多由于内外因合而为病，临床多反复难愈，治疗当缓则治其本，必须仔细审证求因，方能得治。

无论是急性荨麻疹还是慢性荨麻疹，朱仁康认为在本病中，风邪致病仍然是最重要的外因，不祛风不足以平外患，亦不能安内，临床常用治风三法：①疏风法；②祛风法；③搜风法。另外，针对内外因合而为病的慢性荨麻疹，朱老认为虽仍属风动所致，但若外邪与营血相搏，热伤营血，或饮食失宜，脾运失健，外受于风，或心经有火，血热生风，或久病入络，瘀阻经隧，营卫不宣，临床又有不同，所以临床上仍需要结合患者病情及皮损特点分证治之，治风同时，须兼顾配伍。

（三）治疗方案

1. 风热相搏证

症状：风疹发红，大片焮红，瘙痒不绝，重则面唇俱肿。汗出受热易起，或有咽干心烦。舌红苔薄白或薄黄，脉弦滑带数。

辨证：风热外袭，客于肌腠，伤及营血。

治法：疏风清热，佐以凉血。

处方：祛风清热饮加减。

荆芥 9g	防风 9g	羌活 9g	白芷 6g
浮萍 9g	蝉蜕 4.5g	赤芍 9g	生石膏 50g
知母 9g	黄芩 9g		

加减：若面唇俱肿，可加茯苓皮、桑白皮等利水消肿。若热盛津伤，咽干心烦明显，可加生地、玄参、麦冬等养阴生津。因风热之邪久郁，未经发泄，致风疹发作一二年不愈，可加乌蛇、黄连、金银花、连翘等搜风清热。

分析：此证多见于急性荨麻疹，亦偶见于慢性荨麻疹，风热外袭，热盛入里，表现为风团鲜红、瘙痒无度。该方是朱仁康治疗荨麻疹的代表性处方，其中荆芥、防风、羌活、白芷、浮萍、蝉蜕疏风清热、祛风解表于外；生石膏、知母、黄芩性寒，清热泻火于内，防止热盛入里，更伤营阴；赤芍和营活血，取"治风先治血，血行风自灭"之意，活血以息风。

2. 风寒外袭证

症状：风疹块色淡红或苍白，受风着凉后，即于露出部位发病。舌淡苔薄白，脉紧或缓。

辨证：卫外失固，风寒外袭。

治法：温经散寒，佐以固表。

处方：固卫御风汤。

黄芪 12g	防风 9g	炒白术 9g	桂枝 9g
赤芍 9g	白芍 9g	生姜 6g	生甘草 6g
大枣 7 枚			

加减：日久发作不休可加乌梅、五味子酸敛收涩；胃脘作痛或腹痛，加川朴、枳实、陈皮行气散结，化滞止痛；食少便溏，面萎神疲，加党参、白术补脾益气；咳嗽气喘，加杏仁止嗽平喘；冬季受冷或接触冷水即起，加附子温经散寒。

分析：此证多见于寒冷型荨麻疹，风团色白，遇冷而发。本方由玉屏风散合桂枝汤组成。黄芪、白术、防风固表御风；桂枝、白芍、生姜、大枣调和营卫、发散风寒；佐赤芍活血祛风。

3. 气血两虚证

症状：疹块色淡或与肤色相同，反复发作，瘙痒不甚，可迁延数月甚至更久，或劳累后加重，兼见头晕，精神疲惫，面色㿠白，体倦乏力，失眠等症。舌淡，苔薄，脉细而缓。

辨证：气血两虚证。

治法：益气养血。

处方：八珍汤加减。

川芎 9g	白芍 9g	当归 9g	熟地黄 9g
人参 9g	白术 9g	茯苓 9g	炙甘草 6g
生姜 3 片	大枣 5 枚		

加减：若兼见表证者，可用当归饮子加减。若遇风或遇冷易起，可加炙黄芪、防风固卫御风。若失眠明显，可加丹参养血安神，酸枣仁宁心安神。

分析：此证多见于久病体虚者，病症多缠绵不愈。久病或病后气血耗伤，气虚则卫外不固，血虚则风从内生，肌肤失养，故发疹。久病脾虚，化生无源，

气虚血弱，清阳不升，故见头晕、神疲、体倦等气血不足之象，用八珍汤补气养血为主，以"缓则治其本"。本方出自《瑞竹堂经验方》，由四君子汤及四物汤合并而来，脾主运化，为气血生化之源，故以四君子汤健脾益气；补血而不滞血，故以四物汤补血活血。方中人参甘温益气，熟地滋阴养血，两者相配，益气养血。白术、茯苓健脾利湿，助人参健脾益气；白芍、当归养血和营，助熟地补血养血。川芎行气活血，使熟地、白芍、当归补而不滞。炙甘草调和诸药。生姜、大枣调和脾胃。

4. 脾胃不和证

症状：身发风块，胃纳不振，腹痛、腹胀或恶心、呕吐，大便溏泻。苔白或腻，脉弦缓。

辨证：脾运失健，外受风寒。

治法：健脾理气，祛风散寒。

处方：健脾祛风汤。

苍术 9g	陈皮 6g	茯苓 9g	泽泻 9g
荆芥 9g	防风 9g	羌活 9g	乌药 9g
木香 3g	生姜 3 片	大枣 5 枚	

加减：若呕恶重者，可加生姜、黄连、法半夏；若大便干结，去茯苓、泽泻，加厚朴、枳实。

分析：此证多见于胃肠型荨麻疹，多由于饮食不当所致，兼有胃肠不适症状。苍术、陈皮、茯苓、泽泻、生姜、大枣健脾除湿，消痞助运；荆芥、防风、羌活祛风除湿；木香、乌药温胃散寒，理气止痛。

5. 血热内蕴证

症状：身起风疹块，每到晚间皮肤先感灼热刺痒，搔后随手起红紫条块，越搔越多，发时心中烦躁不安。舌红苔薄黄，脉弦滑带数。

辨证：心经有火，血热生风。

治法：凉血清热，消风止痒。

处方：凉血消风散加减。

生地 30g	当归 9g	荆芥 9g	蝉蜕 6g
苦参 9g	白蒺藜 9g	知母 9g	生石膏 30g
生甘草 6g			

加减：人工荨麻疹还可酌加紫草、桃仁。若皮疹鲜红不退，可去当归，改为丹皮、赤芍。

分析：此证多见于人工型荨麻疹，皮肤划痕症阳性。凉血消风散是朱仁康治疗荨麻疹的经验处方，本方从明代陈实功的《外科正宗》消风散化裁而成。此阶段风邪入里，里热已甚，故加生地、当归滋阴养血，防止热盛更伤营阴；知母、生石膏清气分之大热，急泻其火；荆芥、蝉蜕消风清热；苦参、白蒺藜祛风止痒。在该方基础上还可酌加紫草、桃仁，以凉血活血，防止热与血结，也体现了治风先治血的原则。

6.血瘀经脉证

症状：风疹块暗红，面色晦暗，口唇色紫，或风疹块见于腰围、表带压迫等处。舌质紫暗，脉细涩。

辨证：瘀滞阻络，血瘀生风。

治法：活血祛风。

处方：活血祛风汤。

当归尾 9g	赤芍 9g	桃仁 9g	红花 9g
荆芥 9g	蝉蜕 6g	白蒺藜 9g	甘草 6g

加减：兼有风热加金银花、连翘；兼风寒加麻黄、桂枝；如顽固性风瘾疹多年不愈，具有血瘀诸症，加地龙、皂角刺、刺猬皮。

分析：此证多见于慢性荨麻疹，或压力性荨麻疹。盖由久病入络，营卫失和，外受于风所致。活血祛风汤是朱仁康治疗慢性荨麻疹的经验方，用于荨麻疹发作日久以及皮肤瘙痒不止，舌质紫，脉细涩等。该方化裁于桃红四物汤，并合以祛风之剂，根据"治风先治血，血行风自灭"之旨拟方。方中重用活血药，如归尾、赤芍、桃仁、红花等，加大养血活血之力，养血以补虚，活血以祛风；并佐以荆芥、蝉蜕、白蒺藜消风止痒，甘草调和诸药。如顽固性荨麻疹多年不愈，具有血瘀诸症，由于瘀血阻于经隧、腠理之间，营卫之气不得宣通，宜通经祛瘀、活血消风，方用通经逐瘀汤：地龙9g，刺猬皮9g，皂角刺9g，桃仁9g，红花9g，赤芍9g。如顽固之症，长期发作，一二年不愈，具有风热诸症，体气壮实，证属风热之邪久郁，未经发泄，治以搜风败毒法，方用乌蛇驱风汤：乌蛇9g，蝉蜕6g，羌活9g，荆芥9g，防风9g，白芷6g，黄连6g，黄芩9g，金银花9g，连翘9g，生甘草6g。

（四）典型案例

李某某，男，34岁，1974年6月13日初诊。

患者因"皮肤发痒，搔后起风团已年余"就诊。近1年来每日晚间，皮肤初时淫淫作痒，搔后皮肤即起条条风团，瘙痒无度，发无虚夕，发时心烦难受。舌尖红，苔净，脉弦细。

西医诊断：人工型荨麻疹（皮肤划痕症）。

中医诊断：风瘾疹（血热证）。

辨证：心经有热，血热生风。

治法：凉血消风。

处方：

生地 30g	紫草 15g	当归 9g	荆芥 9g
防风 6g	蝉蜕 6g	白蒺藜 9g	桃仁 9g
知母 9g	生石膏（先煎）30g	生甘草 6g	

6 剂，水煎服，每日 1 剂。

二诊（6 月 19 日）：药后皮肤瘙痒明显减轻，尚起瘾疹。舌质红，脉弦细。仍宗凉血清热、消风止痒之法。中药加强清热凉血之品，上方去当归、桃仁、防风、白蒺藜，加丹皮 9g，赤芍 9g，金银花 9g，连翘 9g。6 剂，水煎服，日 1 剂。

三诊（6 月 26 日）：药后皮肤略有发痒，搔后瘾疹几近不发。舌质紫，苔净，脉沉细弦。仍宗前方，继服 10 剂。

之后随访 10 个月，荨麻疹已愈，未再复发。

案例分析：患者中年男性，病程日久，已年余，表现为反复发作的皮肤瘙痒，每晚发作，无停歇，抓后随手起条状风团，并伴心烦。患者夜半发作，舌尖红，伴心烦，此系素体心经有热，血热动风所致，每每搔抓皮肤，致外风引动内风，发为风团，证属血热证。法当凉血清热，息内风，平外风。一诊苔净、脉细弦，此阶段血热已盛，营阴已伤，故方中重用生地黄以滋阴凉血而存阴；加紫草、桃仁、当归，以凉血活血，防止热与血结；生石膏、知母急泻其热，取"入营犹可透热转气"之意，以防热盛血熻，热去血凉则内风以息；荆芥、防风、蝉蜕以疏风清热，外风得平。

一诊治疗后，外风已减，瘙痒减轻；但营阴仍亏，热与血结，故抓后仍起风团，且舌质红，脉细而弦，因此二诊中去掉了甘温活血之品的当归和桃仁，以及辛温祛风之品的防风和白蒺藜，加入丹皮、赤芍，配伍生地，取犀角地黄汤之意，以清热养阴、凉血散瘀，治热入营血之热毒；同时加入金银花、连翘，两药味甘性寒，芳香疏散，能透散在表之郁热，防止邪热更入里。

二诊治疗后，患者诸症好转，仅略有瘙痒，搔后已无风团。此时仍宗凉血清热、消风止痒之法，效不更方。之后随诊 10 个月，荨麻疹未再发作。本方取自朱仁康教授治疗慢性荨麻疹，特别是人工型荨麻疹的常用处方——凉血消风散。本方虽言消风，并不忘清热凉血，是朱老根据卫气营血辨证而设，善治血热生风诸证，根据邪热入里的层次不同，分层治之，在气言气，在营犹可透热转气，入血直须凉血散血，故该病虽病程长，治疗仍可短期取效。

（五）临证经验

朱仁康教授认为荨麻疹的成因，不仅仅是外因引起，还有不少是由于内因和（或）内因、外因相互作用而引起。一般急性期，多考虑风邪外袭所致，投以疏风清热或祛风胜湿之法，易于收效。至于慢性荨麻疹，多病程漫长，反复难愈，必须仔细审证求因，方能得治。如风邪久郁未经发泄，可重用搜风药驱风外出。又如卫气失固，遇风着冷即起，则宜固卫御风。也有既有内因，复感外风触发者，如饮食失宜，脾虚失运，复感外风，而致胃疼、呕吐、腹痛、便泄，应予温中健脾，理气止痛。又如内因血热，血热生风，外风引动内风者，亦不少见，常见皮肤灼热刺痒，搔后立即煽起条痕，所谓皮肤划痕症阳性，必须着重凉血清热以息内风。此外，血瘀之证是由于瘀血阻于经络肌腠之间，营卫不和，发为风疹块，应着重活血祛风，旨在"治风先治血，血行风自灭"。更有寒热错杂之证，又当寒热兼治。总之，慢性荨麻疹病情比较复杂，应当详究，审证求因，方能得治。

慢性荨麻疹临床上多反复发作、缠绵难愈，朱仁康在治疗慢性荨麻疹方面颇有心得，认为由于风邪外客，怫郁于肌表，营卫失调，不得宣泄，郁结不解，发为瘾疹，日久更易化热入里，伤阴及血。本病初发多属实证，延久则多虚多瘀。朱老认为在慢性荨麻疹中，风邪致病仍然是最重要的因素，不祛风，不足以平外患，亦不能安内。在散风药应用方面，风邪轻时可用疏风药，如牛蒡子、薄荷、浮萍、蒺藜之类；风邪重时可用祛风药，如荆芥、防风、羌活、独活等；风邪久羁，必须重用搜风药，如乌蛇、僵蚕之类。

另外，针对内外因合而为病的慢性荨麻疹，朱仁康认为其虽仍属风动所致，但若风邪与营血相搏，邪热入里，伤及营血，或饮食失宜，脾运失健，外受于风，或心经有火，血热生风，或久病入络，瘀阻经络，营卫不宣，临床又有不同。所以治风的同时，须兼顾配伍。因此在治疗中，根据风邪的特点与卫气营血的关系，随证配伍。如风热袭表证，可配以清热解毒之品，如金银花、大青叶、黄芩、生石膏、知母、连翘等。其中，金银花、连翘、大青叶能透散郁结于表之热毒；生石膏、知母、黄芩能急清气分之热毒，防止邪热入里损伤营阴，祛风药与清热解毒之品的配伍，能更好地解决风易化热的问题。另外，在风热袭表证中，还可以配伍清营凉血之品，如生地、当归、紫草、丹皮、赤芍等。邪热入里，热与血结，治疗当"凉血散血"，在清热凉血的同时，凉血活血以散血消风。再如风寒中表证，风寒外袭，风伤卫则卫气不和，寒伤营则营血内涩，不能外通于卫，以致营卫失和，发为瘾疹，临床可配伍调和营卫之品，药用麻黄、桂枝、白芍等，以调和营卫，营卫合则腠理闭，不易外受风邪。若表虚不固，而致风邪外袭，则需配以固卫御风之品，药用黄芪、防风、白术、附子之类，补表虚，实卫气，以祛风于外。

（六）零金碎玉

朱仁康教授对于荨麻疹的研究颇有造诣，本流派根据朱老的临床经验，初步探索出一套中医辨证治疗慢性荨麻疹的方法，针对临床西药治疗无效的慢性荨麻疹，充分发挥了中医中药扶正祛邪、调和阴阳的优势，既能有效控制病情，减少疾病发作，又能减少患者对西药的依赖，减轻患者的经济负担。在这里简要介绍朱老治疗本病时常用祛风药物的临床经验及特点。

1. 疏风药物

风邪袭表，邪气初感，宜用辛凉宣透之品，因势利导，解表疏风于外，常用金银花、连翘、浮萍、薄荷、升麻等。金银花、连翘、浮萍、薄荷等均为味甘性寒、芳香疏散之品，善散肺经风热邪气，透热达表。朱老常用该组药物疏散风邪，又取其能透散在表之郁热，防止邪热入里，伤及气营。

2. 祛风药物

风邪郁表，气郁不行，宜用辛温宣散之品，以解表开郁，祛风于外，常用荆芥、防风、白芷、羌活、独活、白蒺藜等。荆芥、防风、羌活、白芷等均为辛温之品，辛散气香，长于发表散风，且质地轻清，亦能散风透疹，擅治表邪外束之风邪诸证。朱老常用该组药物，宣散郁表之风邪，祛风止痒，使风邪复从表而出。

3. 搜风药物

风邪久羁，久病入络，必用搜风通络之品，通行经络，祛腠理经络之风邪，常用乌蛇、蝉蜕、僵蚕之类。乌蛇味甘咸而性平，入肺脾二经，能祛风湿、通经络，擅治"诸风瘙瘾疹，疥癣，皮肤不仁，顽痹诸风"；蝉蜕味甘而性寒，入肺肝二经，具有疏散风热、利咽开音、透疹息风之功效，主疗一切风热诸证，古人用"蜕"取其能行脏腑经络，僵蚕味辛咸而性平，归肝、肺、胃经，本品味辛行散，能祛风通络，味咸又能散风热以止痒。若风邪久羁，内郁肌肤日久，常常郁而化热，若风邪未经发泄常引起皮肤剧痒，该组药物尤善通行皮肤经络，搜剔郁闭经络之风邪，且能开散郁热。朱老常用该组药物治疗以皮肤剧痒为主要表现的慢性皮肤病，而不仅仅用于慢性荨麻疹的治疗。

（曾雪）

第四节　带状疱疹

（一）疾病认识

带状疱疹是由水痘–带状疱疹病毒感染引起，以沿神经分布的群集疱疹和神经痛为特征的一种病毒感染性皮肤病。任何年龄均可罹患，但多见于中老年人，病程一般为 2~3 周，老年人为 3~4 周。水疱干涸，结痂脱落后留有色素沉着。皮损消退 4 周后疼痛仍持续存在者，称为带状疱疹后遗神经痛。老年患者疼痛更为剧烈，疼痛程度较重、持续时间较长者可导致精神焦虑、抑郁等表现。大多数患者愈后不再复发，极少数患者（例如癌症患者、服用激素或免疫抑制剂的患者）可多次发病。目前，西医多采用抗病毒、营养神经、止痛等对症治疗。

本病最早见于隋代《诸病源候论》卷三十五《甑带疮候》："甑带疮者，绕腰生。此亦风湿搏血气所生，状如甑带，因以为名。"中医古籍中有"甑带疮""火腰带毒""缠腰火丹""火带疮""白蛇串""蛇丹""蜘蛛疮""蛇串疮"等称谓。因本病常见于腰胁间，蔓延如带，故在北方有缠腰龙、在南方有缠腰蛇疮之称；见于他处者，总称蛇疮。中医学认为，本病多因情志内伤、饮食失调、烦劳过度、年老体弱兼感毒邪等，致使肝郁化火，脾失健运，湿瘀化热，内外合邪，湿热火毒循经外发肌肤所致。

本病初发多为实证，如清代《医宗金鉴·外科心法要诀·腰部·缠腰火丹》论述："此证俗名蛇串疮，有干湿不同，红黄之异，皆如累累珠形。干者色红赤，形如云片，上起风粟，发痒作热。此属肝心二经风火，治宜龙胆泻肝汤；湿者色黄白，水疱大小不等，作烂流水，较干者多疼，此属脾肺二经湿热，治宜除湿胃苓汤。"迁延不愈后遗疼痛者多为气滞血瘀及虚实夹杂证。中医认为本病初发阶段可分为红斑型及水疱型两类。红斑型乃心肝火盛所致，可见肌肤或胸胁部皮肤起红粟，疱壁紧张，疼痛如火燎；心肝火旺，故见口苦咽干、口渴、烦躁易怒、小便短赤、大便干结。水疱型为脾虚湿蕴所致，可见红斑色淡，起集簇之水疱或大疱，疱壁松弛，或融合湿烂；湿盛困脾，脾失健运，故见胃纳不思或食后腹胀，口渴而不欲饮，便溏腹泻。发病后期，因余邪未清，气血凝滞，经络阻塞不通，或因正虚血瘀，筋脉失养，血行不畅，而见不同程度和类型的疼痛。

总之，本病的病位在皮肤、络脉，且常涉及肝胆、脾胃、心，急性期基本病机以湿热火毒、脾虚湿蕴、邪毒内阻为主，后遗症期基本病机以余邪未清、气滞血瘀、正虚血瘀为患。其转归与发病年龄、发病部位和基础疾病相关：年老体弱者易遗留后遗神经痛；发生于眼部者，可出现聚星障、瞳神紧小、绿风内障、上胞下垂及视瞻昏渺；发生于耳部者，可出现口僻及耳聋；侵及内脏者，出现腹痛、癃闭等；侵及大脑实质和脑膜者，出现头痛、神昏，甚至阴阳离决而死亡。

（二）辨证思路

本病应根据患者的全身症状、舌苔、脉象等进行综合辨证分型。辨证要分清虚实，还要注意素体强弱及合病、并病情况。初期以清热利湿解毒为主，后期以活血通络止痛为主，体虚者或久病者应扶正祛邪与通络止痛并用。除口服中药外，还可以联合应用中药外治、针灸治疗及物理治疗等。

早期积极治疗，对于缩短病程、防止后遗神经痛有重要意义。疱疹发生于头面部，或侵及内脏，或侵及大脑实质和脑膜者需要中西医结合治疗。合并肿瘤或免疫系统疾病的患者，应遵循"急则治其标"的原则进行治疗，但治疗时亦应注意其虚实夹杂的特性，不可过用攻邪之品以防更伤正气。

（三）治疗方案

1. 内治法

（1）心肝火盛证

症状：肌肤或胸胁部皮肤起红粟，疱壁紧张，疼痛如火燎，可伴有口苦咽干、口渴，烦躁易怒，小便短赤，大便干结。舌质红，苔薄黄或黄厚，脉弦滑微数。

辨证：心肝火盛，湿热毒蕴。

治法：清心肝之火，佐以利湿解毒。

处方：龙胆泻肝汤加减。

龙胆草 6g	黄芩 9g	柴胡 6g	炒栀子 9g
车前子 9g	生地 9g	泽泻 12g	当归 3g
生甘草 6g	延胡索 9g	竹叶 10g	丹皮 10g
通草 6g			

加减：伴有壮热者，加生石膏、水牛角；壮热严重、侵及目睛时，可加羚羊角粉 0.1~0.15g 冲服；发于腰部者加杜仲、桑寄生；发于颜面者加菊花；侵犯眼眉者加谷精草；发于上肢者加姜黄，发于下肢者加牛膝；出现血疱坏死者，加白茅根、赤芍；感染重者加金银花、蒲公英、板蓝根；年老体弱者加黄芪、

党参。

分析：此证可见于发病初期，在临床上属"干"类，即红斑型。多为情志内伤、烦劳过度以致气郁生火、外感毒邪、湿热火毒循经外发肌肤而发病。肝胆火旺，故口苦咽干、易怒；心火炽盛，故口渴、烦躁、小便短赤；热盛伤津，肠燥津枯，故大便干结。方中龙胆草清泻肝胆实火、利肝经湿热；栀子善清三焦之火，尤善清心，与黄芩配伍增强泻火燥湿清热之功；泽泻、木通（通草）、车前子渗湿泄热；生地、丹皮、竹叶入心肝血分，功善清热凉血；柴胡疏畅肝胆之气；生甘草清热解毒；当归、延胡索补血活血，行气止痛。

（2）脾虚湿蕴证

症状：红斑色淡，起集簇之水疱或大疱，疱壁松弛，或融合湿烂，可伴有胃纳不思或食后腹胀，口渴而不欲饮，便溏腹泻等。舌质淡白体胖，苔白厚或白腻，脉沉缓而滑。

辨证：脾失健运，蕴湿化热，兼感毒邪。

治法：健脾除湿，佐以清热解毒。

处方：除湿胃苓汤加减。

| 苍术 9g | 厚朴 6g | 陈皮 6g | 猪苓 9g |
| 泽泻 9g | 茯苓 9g | 黄芩 12g | 六一散（包煎）9g |

加减：若疱疹消退，局部疼痛不消，兼肝郁者合柴胡疏肝饮；食少腹胀者加木香、神曲；老年患者气血虚弱者，可加用八珍汤等。

分析：此证可见于发病初期，在临床上属"湿"类，即水疱型，多为饮食失调、脾失健运、蕴湿化热、外感毒邪而发病。脾湿郁久，运化失司，故纳呆、食后腹胀、口渴而不欲饮；脾虚湿盛，故便溏腹泻。方中苍术、厚朴、陈皮理气燥湿健脾；猪苓、泽泻利水渗湿，佐以茯苓健脾、加强运化水湿之功；黄芩、滑石泻火清热祛湿；生甘草清热解毒。

（3）气滞血瘀，余邪未清证

症状：疱疹消退后，仍疼痛不止，可伴有烦躁不安，纳少，眠差。舌质暗红，苔薄白，脉弦细。

辨证：气血瘀滞，余邪未清。

治法：疏肝理气，活血化瘀，清解余邪。

处方：逍遥散合桃红四物汤加减。

柴胡 9g	赤芍 10g	白芍 10g	茯苓 10g
白术 10g	薄荷 6g	黄芩 9g	桃仁 9g
红花 6g	生地 12g	当归尾 9g	川芎 6g

丹参15g

加减：疼痛剧烈者，可加全蝎、蜈蚣、地龙等；少气乏力者，可加黄芪、党参等。

分析：此证见于发病后期，可因湿热火毒郁结，邪阻经络等，局部气血瘀滞不通而疼痛。余邪未尽，扰动心神，故烦躁不安、眠差；肝气郁结，木郁不达致脾虚不运，故纳少。方中柴胡疏肝解郁；白芍柔肝缓急；茯苓、白术健脾益气，既能实土以御木侮，且使营血生化有源；薄荷可疏散郁遏之气，透达肝经郁热；川芎乃血中气药，功善活血祛瘀、行气开郁；赤芍、桃仁、红花、当归尾、丹参活血祛瘀；黄芩、生地清解余邪。

（4）气血亏虚，瘀血阻滞证

症状：疱疹消退后，仍疼痛不止，可伴有面色苍白或萎黄，气短懒言，四肢倦怠，自汗，纳少，心悸怔忡，头晕目眩，眠差。舌质淡暗，苔薄白，脉弦细或沉细。

辨证：气血两虚，瘀血阻滞。

治法：调补气血，活血化瘀。

处方：八珍汤加味。

人参10g	白术10g	茯苓10g	炙甘草10g
当归10g	川芎10g	白芍10g	熟地10g
生姜5g	大枣5g	珍珠母（先煎）30g	
煅牡蛎（先煎）30g		醋乳香9g	醋没药9g

加减：疼痛剧烈者，可加全蝎、蜈蚣、地龙等；以气虚为主，气短乏力明显者，可加党参、黄芪；以血瘀为主者，可易白芍为赤芍；血虚有热者，可易熟地为生地。

分析：此证多见于后遗症期，因年老体弱者或久病者，或疾病初期邪毒损伤正气者，致气血亏虚，气虚血行不畅，患处气血凝滞，经络阻塞不通。肺脾气虚则气短懒言、自汗；脾主四肢肌肉，主运化，脾气亏虚则面色萎黄、四肢倦怠、纳少；心血亏虚则面色苍白、心悸怔忡、头晕目眩；瘀血阻络，心神被扰则眠差。方中人参、白术、茯苓、炙甘草益气健脾；当归、川芎、白芍、熟地补血活血；生姜、大枣调和脾胃，以资生化气血；珍珠母镇心安神；煅牡蛎收敛固涩；醋乳香、醋没药活血化瘀止痛。

（5）阳气虚衰，血脉瘀阻证

症状：疱疹消退后，患处皮肤仍有胀痛、窜痛感，得热痛减，或麻木疼痛，痛处喜温喜按，可伴有神疲乏力，气短懒言，畏寒喜暖，纳谷不香，口唇色暗，夜尿频。舌质暗淡，苔薄白，脉沉细。

辨证：阳气虚衰，血脉瘀阻。

治法：温补阳气，活血通络止痛。

处方：

炙黄芪 30g	黑顺片 6g	桃仁 10g	红花 10g
细辛 3g	地龙 10g	当归尾 15g	延胡索 15g
川芎 10g	生地黄 15g	炙甘草 6g	

加减：疼痛剧烈者，可加全蝎、蜈蚣等；眠欠安者可加珍珠母、煅牡蛎、煅龙骨等；纳差、食后腹胀者可加陈皮、白术、茯苓等。

分析：此证多见于后遗症期，因年老体弱及多病久病之人，脏腑功能低下，患本病久治不愈，更伤及气血，导致阳气亏虚，血脉瘀阻。肺脾气虚，故神疲乏力，气短懒言；肾阳亏虚，失于温煦，故痛处喜温喜按、畏寒喜暖，固摄失司，故夜尿频；脾阳不足，运化失司，故纳谷不香；血脉瘀阻，故口唇色暗。方中炙黄芪补益脾肺之气；黑顺片、细辛补火助阳，散寒止痛；当归尾、川芎、延胡索、桃仁、红花、地龙理气活血、化瘀通络；佐以生地黄养阴生津、阴中求阳；炙甘草益气补中、缓急止痛。

（6）阴血不足，瘀血阻滞证

症状：疱疹消退部位皮肤隐痛或刺痛，痛处固定不移，痛处拒按，夜间为甚，可伴有口干咽燥，心烦不得眠，手足心热，神疲倦怠。舌质红绛苔少，脉细弦。

辨证：阴血不足，瘀血阻络。

治法：养血通络，祛瘀止痛。

处方：

生地黄 15g	熟地黄 15g	沙参 10g	当归 15g
枸杞子 10g	麦冬 10g	白芍 15g	炙甘草 6g
川楝子 6g	桃仁 10g	红花 10g	延胡索 15g
蜈蚣（研磨冲服）1 条			

加减：眠欠安者，可加珍珠母、煅牡蛎、煅龙骨等；虚火明显者，可加知母、玄参、黄柏等；纳差，或食后腹胀者，可加陈皮、白术、砂仁等。

分析：此证多见于后遗症期，因年老体弱者或久病者，或疾病初期邪毒损伤正气者，或治疗过程中过用苦寒之品劫伤阴液，致气阴两伤，筋脉失养；气虚血行不畅，患处气血凝滞，经络阻塞不通。阴虚津不上承，故口干咽燥；阴虚内热，故手足心热；虚火上扰心神，故心烦不得眠；脾气亏虚，故神疲倦怠。

方中生地黄、熟地黄、白芍、沙参、枸杞子、麦冬、当归以滋阴养血、柔肝止痛；炙甘草以益气补中、缓急止痛；川楝子、延胡索、桃仁、红花、蜈蚣以行气活血、祛瘀通络止痛。

2. 外治法

根据本病皮损的不同情况，可采用不同剂型的药物：

（1）初起粟疹累累焮肿，灼热刺痛者宜用清热消肿止痛之药外敷。如玉露膏，每日直接外涂患处 1 次，注意勿涂成一片；或以雄黄 6g，冰片 3g，研细，用高粱酒 30g，调敷患处。

（2）皮肤水疱未破者，可用双柏散、金黄散、二味拔毒散；同时可予疱疹清创处理。

（3）水疱破溃糜烂者，以解毒、祛湿之药煎水湿敷，以泄蓄热、收干。如马齿苋 30g，板蓝根 20g，黄柏 15g，每日 1 剂，水煎后放冷湿敷，每日 2 次。

（4）水疱已破，无明显糜烂者，可用四黄膏、青黛膏、雄黄酊外涂。

（5）干燥结痂近愈之际，可选用祛湿解毒而无刺激之药外敷。

3. 针灸疗法

（1）针刺疗法　取内关、足三里、曲池、合谷、三阴交穴，针刺入后采用提插捻转法，留针 20~30 分钟，一般每日 1 次。局部火针、围刺或刺络拔罐止痛效果较好。

（2）耳针疗法　取肝区、神门穴，每日 1 次。

4. 物理疗法

患处可给予半导体激光照射或皮科微波治疗，每日 1 次，对于促进疱疹吸收、缓解疼痛、缩短病程等有很好的辅助治疗作用。

（四）典型案例

患者女，49 岁。1974 年 7 月 5 日初诊。

患者右腰部出现大批水疱、刺痛 5 天。患者 5 天前突然发现右腰部出现成批集簇水疱，逐渐增多，刺痛甚剧，寤寐不安，在附近医院治疗，水疱仍有发展。检查：右腰部（相当胸椎 1、2 节段）、右侧腹部及后背可见大片集簇密集的小疱，皮肤灼红，不敢碰触，皮损延及单侧腰部前后。舌质绛苔净，脉弦细。

西医诊断：带状疱疹。

中医诊断：蛇串疮。

辨证：毒热内蕴。

治法：清热解毒。

处方：

马齿苋 60g　　　　蒲公英 15g　　　　大青叶 15g

3 剂，水煎服，日 1 剂，分早晚 2 次服。

二诊：服上方 3 剂后未能控制病情，尚见有新起水疱向后背蔓延，体温 39.1℃，局部水疱破后，轻度感染。证属湿热火毒蕴结。中药加强清热燥湿、泻火解毒之品，上方加马尾连 9g，黄芩 9g，金银花 15g，生甘草 6g。外用玉露膏。

三诊：服上方 3 剂后，仍起水疱向外扩展，发热已退，腹胀有凉气，胃不思纳，脉细滑，舌苔白腻。证属热祛湿盛，治宜温化除湿。

处方：

苍术 6g　　　　川朴 9g　　　　陈皮 9g　　　　茯苓皮 9g

猪苓 9g　　　　泽泻 9g　　　　桂枝 9g　　　　黄芩 6g

六一散（包煎）9g

4 剂，水煎服，日 1 剂，分早晚 2 次服。

外用四黄膏。

四诊：服上方 4 剂后，水疱已破，部分结痂，痛已减轻，病情基本控制，腹胀已轻，已思饮食。脉沉细，舌苔净。继服前方，外用同前。

五诊：服上方 4 剂后，后背均已结干痂，腹部有小片溃疡面，略感腹胀，宗前方去黄芩、桂枝，加木香 3g，马齿苋 15g。糜烂面外用红粉纱条加玉红膏。

六诊：服上方 3 剂后，大部水疱已结干痂，尚觉刺痛，前方加炙乳没各 6g。服 5 剂而愈。

案例分析：患者急性起病，以右腰腹部起密簇水疱为特征。初诊、二诊时以验方投之不应，范围益见扩大，疼痛剧烈，并见胃不思纳，腹胀有凉气，已见热退湿盛之证，改以温化除湿，病才得控制，最后获愈。

（五）临证经验

本病的治疗应根据患者发病所处的阶段，结合患者的全身症状、舌苔、脉象及皮损特征等进行综合辨证分型，采用中药口服、外用及针灸等联合治疗，可以有效提高临床疗效并减低后遗神经痛 VAS 评分。

朱仁康教授认为本病初期一般以清热利湿解毒为主，但如果出现效果欠佳，并见纳呆、腹胀有凉气等热退湿盛之证，应及时改以温化除湿之法为宜。发生于头面部的带状疱疹、遗留三叉神经痛经年不止者，朱老重用全蝎以搜风，将其研末每次服用 3g，每日 2 次，并配合散风清热息风止痛之剂；后期无论哪一种证型，均可在方药中加入虫类药物，如全蝎、蜈蚣、地龙等通络止痛，也可加用重镇安神药物如珍珠母、煅牡蛎、煅龙骨等养血镇静安神止痛；体虚者或久病者应扶正祛邪与通络止痛并用。

（六）零金碎玉

中医对于带状疱疹疼痛的辨证论治，在于审因辨痛，通过祛除病因，消除或缓解其疼痛病机而止痛。不能仅仅着眼于止痛，单纯应用止痛药物不能取得好的疗效，辨证论治配伍止痛药物才能取得锦上添花的疗效。

1. 寒邪致痛

寒邪凝滞经脉，或客于体内，因寒邪收引而产生的疼痛。其特点是痛有定处，拘急不可屈伸，遇寒痛剧，应用散寒止痛药，如附子、肉桂、高良姜、吴茱萸、小茴香、乌药等。

2. 湿邪致痛

感受湿邪，湿阻气机，气机不畅引起的疼痛。其特点为疼痛重着不移，每遇阴雨天加重，多发于躯体下部，应用祛湿止痛药，如防己、独活、羌活、蔓荆子、藁本、徐长卿等。

3. 热邪致痛

热毒壅滞血分，耗灼营血，结滞不通所致疼痛。其特点为疼痛伴灼热红肿，应用清热止痛药，如重楼、牛黄、金果榄、穿心莲、败酱草、红藤等。

4. 血瘀致痛

多见于久病患者，血行不畅引起之疼痛。特点是痛如针刺，固定不移。应用活血止痛药，如延胡索、川芎、郁金、乳香、没药、土鳖虫、红花、五灵脂、当归、赤芍、郁金；若瘀痛日久不愈，邪气入络者，可选用功善搜剔、通络止痛之虫类药物，如全蝎、蜈蚣等。

5. 气滞致痛

由情志等因素导致脏腑气机失调而引起的疼痛。其特点是以胀痛为主，且攻窜不定，常因情志不遂加重，多发于胸胁及脘腹部。应用理气止痛药，如香附、青皮、佛手、川楝子、青木香、乌药、檀香等。

6. 虚性致痛

虚性疼痛为津血匮乏，阳气亏虚，人体脏腑、脉络失于温养所致之疼痛。其特点是痛势绵绵不断，喜温喜按，应予补益兼具止痛作用的药物，如白芍、当归、甘草、胡芦巴、乌药等。

（七）专病专方

一般轻症用验方内治，即可收效。各部位之疱疹均适用。

（1）马齿苋合剂：大青叶 15g 或板蓝根 15g，蒲公英 15g，马齿苋 60g，疼痛剧加延胡索 9g，川楝子 9g。水煎服，日 1 剂，分 2 次服。

（2）马齿苋 60g，当归 15g，大青叶 15g。水煎服，日 1 剂，分 2 次服。

（3）当归浸膏片，每次 4 片，每日 4 次。

（张晓红　孟晓）

第五节　扁平疣

（一）疾病认识

扁平疣是由人乳头瘤病毒（HPV）感染皮肤黏膜所引起的良性赘生物，皮损多为扁平隆起性丘疹，好发于儿童及青少年颜面部、手背、前臂等处。扁平疣不但有碍容貌，而且具有传染性，造成的精神压力也不容忽视。

扁平疣，中医古籍称之为"扁瘊"，中医学认为本病病因病机主要在于机体正气不足，致气血不和、腠理不固，复外感风热邪毒蕴阻肌肤，或肝失疏泄，肝气郁结，引动肝火而成。疣最早被称为"肬"，中关于本病病因病机的记载如下：①本病以正气不足为本，正如《灵枢·经脉》谓："手太阳之别，名曰支正……实则节弛肘废，虚则生疣，小者如指痂疥。"认为本病是由于正气不足，气血失和，腠理不固而导致，强调了正气在发病中的重要性。②本病以风热毒邪为标，《诸病源候论》卷三十一《疣目候》提到"风邪搏于肌肉而变生"。《圣济总录》卷一百一中提到："风邪入于经络，气血凝滞……或在头面，或在手足。"风为阳邪，易袭阳位，故本病多发于颜面部、上肢；热毒之邪侵犯人体，耗伤正气，炼灼津液，瘀毒互结，蕴阻肌肤，凝结成瘊。③《外科枢要》卷三指出："疣属肝胆少阳经，风热血燥，或怒动肝火，或肝客淫气所致。"提出本病与少阳肝胆经密切相关，往往以情志为引，致肝失疏泄，肝经郁结，凝而郁结成疣；或郁而化火，肝火内动又与热毒之邪相互为伍，血燥发于肌肤。三者合而发病。

朱仁康教授认为本病系风热之邪客于肌表或内动肝火所致，强调内外因相合而致病。朱老强调外有风热邪气，阻滞肌肤，热毒凝聚不散而成结；在内将其责之于肝，肝失疏泄，肝郁虚火郁热而生赘疣。他认为本病的主要病机是

"热毒蕴于肌肤"，同时腠理不固，风热毒盛，可引动肝火，使热毒更加炽盛。

扁平疣的病理产物为痰湿、瘀血，其与本病密切相关。正气不足，肺脾气虚，则易生痰湿，或虚而致瘀；热毒蕴结，肝火炽盛，则易瘀毒互结。由此则成痰湿、瘀血，常表现为本虚标实。此外，本病病位主要在肝、脾二脏，脾虚正气不足则生疣，肝火内动毒蕴则生赘。总之，本病主要病机为"热毒蕴于肌肤"，热毒之邪贯穿始末，本虚标实，尤重肝脾。

（二）辨证思路

朱仁康教授认为，疣状赘生物突出于体表，从五行角度讲为木、火生发太过之象，其主要病机为"热毒蕴于肌肤"，病理产物在痰湿、瘀血，致病特点为热毒之邪贯穿于本病的始终。并且强调肝、脾二脏的重要性，常见虚实夹杂之症，脾虚湿盛生痰湿，热毒炽盛血凝滞。结合皮损辨证及脏腑辨证，本病主要证型为热毒炽盛型、湿毒蕴结型和瘀血阻滞型。因本病为热毒外达于肌肤为疣，故多从热论治，遵循"热者寒之"的治疗原则，以清热解毒为治疗大法，常选用以马齿苋合剂为代表方的清热解毒之剂。同时兼用活血凉血、排痰祛瘀、健脾利湿之法。朱老也非常注重外治法的应用，可使药物直达病所，内外合治又缩短病程，二者相得益彰。

（三）治疗方案

1. 内治法

（1）热毒炽盛证

症状：发病迅速，病程较短。颜面部、手背、前臂处粟米至绿豆大小的扁平隆起性丘疹，肤色正常或呈浅红色，表面光滑，较为密集，无明显瘙痒。舌燥咽干，牙龈出血，急躁易怒，烦躁不安，口渴喜饮，小便黄，大便干。舌质红，苔微黄，脉数。

辨证：热毒蕴结肌肤。

治法：清热解毒，凉血透疹。

处方：去疣三号方（马齿苋合剂三方）。

马齿苋 60g　　　　败酱草 15g　　　　紫草 15g　　　　大青叶 15g

加减：疹色较红，热毒炽盛者加生地、生槐花；血瘀热盛者加生地、丹皮、丹参；苔腻有湿热者，宜加茵陈、生薏苡仁；胁痛属肝气郁结者加柴胡、白芍、香附。

分析：此证多见于早期，病程较短。风热毒邪客于肌表，风为阳邪，善行数变，故见发病迅速，扩散呈密集分布；风热之邪易袭阳位，故好发于头面部及上肢；热毒侵袭上焦头面，可见头痛咽干；热毒炽盛则迫血妄行，故疹出色稍红，或伴牙龈出血；肝火内扰则见急躁易怒、烦躁不安。方中重用马齿苋清热解毒、凉血止血；败酱草清热解毒、祛瘀排痰；紫草凉血活血、解毒透疹；大青叶清热解毒、凉血消斑。

（2）湿毒浸淫证

症状：反复发作，病程较长。颜面部、手背、前臂处粟米至绿豆大小的扁平隆起性丘疹，肤色正常或呈褐色、黑色，表面光滑，无明显瘙痒。倦怠乏力，口不渴，小便清长，大便溏泻。舌质暗，舌体胖有齿痕，苔白腻，脉弦滑。

辨证：脾虚湿盛，痰瘀互结。

治法：健脾利湿，解毒祛瘀。

处方：去疣二号方（马齿苋合剂二方）。

马齿苋 60g	蜂房 5g	生薏苡仁 30g	紫草 15g

加减：病情反复发作，正虚邪恋者，加黄芪、黄精；病程日久，皮疹色黑，久病成瘀者，加红花、桃仁、丹参、丹皮；大便溏属脾虚者加白术、茯苓、山药、甘草；苔腻者加苍术、茯苓、泽泻、滑石；肝郁者加柴胡、当归、白芍。

分析：此证常见于中晚期，发病时间较长。脾虚而湿盛，正气不足，虚则生疣，又痰湿互结，正虚邪恋，故反复发作，病程缠绵；久病则瘀，可见疹色加深为黑褐色，舌质暗；苔白腻，脉弦滑为湿邪浸淫，痰湿互结之象。方中马齿苋清热解毒、凉血止血；蜂房祛风解毒；生薏苡仁健脾利湿、解毒散结；紫草凉血活血、解毒透疹。

（3）瘀血阻滞证

症状：反复发作，病程较长。反复颜面部、手背、前臂等处粟米至绿豆大小的扁平隆起性丘疹，颜色较深，呈褐色或黑色，表面光滑，乏力倦怠，面色苍白。舌暗苔白，舌下脉络瘀阻，脉涩。

辨证：瘀血阻滞肌肤。

治法：活血祛瘀，养血通络。

处方：去疣四号方。

当归尾 9g	赤芍 9g	白芍 9g	桃仁 9g
红花 9g	熟地 12g	牛膝 9g	赤小豆 15g
山甲片 9g			

加减：久病气虚，倦怠乏力者加黄芪、党参；胸胁胀痛，肝郁气滞者加柴胡、白芍、香附；瘀血日久，瘀热互结者加生地、丹皮；脾虚湿蕴、痰瘀互结者加苍术、厚朴、浙贝母。

分析：此证型多反复发作不愈，为疾病的中晚期。瘀血致病，则反复发作，舌暗苔白，舌下脉络瘀阻，脉涩；瘀血阻滞经络，外现于皮肤，又缠绵反复，故皮疹色暗；瘀血阻滞，损伤气血，则倦怠乏力；方中以山甲片为主药，通络化瘀散结；当归、赤白芍、赤小豆养血活血；桃仁、红花活血祛瘀；熟地黄滋阴养血；牛膝活血通络。

2. 外治法

（1）鸦胆子油外涂

症状：分布较为散在，疣体顽固，不易祛除。

治法：腐蚀赘疣。

处方：鸦胆子 30g。

配制：将鸦胆子剥去壳，取仁，捣碎，置瓶中加入乙醚，略高过鸦胆子为度。隔 2 个小时后，将上层浮油倒于平底玻璃皿中，待乙醚挥发后即得鸦胆子油，装小瓶中备用。

用法：用牙签挑取少量鸦胆子油，轻轻点于疣体上，不要碰及正常皮肤，以免出现凹痕。每日 1 次。

分析：适用于疣体数目较少，散在分布，比较顽固，不易祛除者，不适用于密集大片分布型。外用可直达病所，直接祛除疣体，疗效甚佳。单用一味鸦胆子，起腐蚀赘疣之功。

（2）中药外洗

症状：疣体数目较多，常密集成片分布，不易祛除。

治法：清热解毒，燥湿透疹。

处方：疣洗方。

马齿苋 60g	蜂房 9g	陈皮 15g	苍术 15g
细辛 9g	蛇床子 9g	白芷 9g	苦参 15g

用法：取适量水煎煮后，晾至室温，用 4~6 层纱布蘸取药液略用力反复擦洗患处。每日 4~5 次，每次揉搓 15~20 分钟，以皮肤觉灼热而不被损伤为度。

分析：本法适用于疣体数目较多，不易祛除，且常密集成片分布。方中马齿苋清热解毒，凉血止血；蜂房祛风解毒；苍术、陈皮燥湿散结；白芷、细辛辛温善行，托毒透达；蛇床子、苦参清热解毒，燥湿止痒。

（四）典型案例

杨某，女，13 岁，学生，1973 年 4 月初诊。

患者因"脸及手背起扁平疣赘 1 年，加重 1 周"就诊。患者去年脸部出现几个小疙瘩，1 周来加重，遍及脸颊部，手背部亦见少许，无明显自觉症状。未曾治疗。检查：脸、颊、眼睑、下颌部可见 50~60 个 0.1~0.3cm 大小扁平疣赘，稍隆起于皮面，呈正常肤色，手背部亦见少许同样皮疹。

西医诊断：扁平疣。

中医诊断：扁瘊。

辨证：热毒炽盛。

治法：清热解毒凉血。

处方：

马齿苋 60g	紫草 15g	败酱草 15g	大青叶 15g

18 剂，水煎服，日 1 剂，分早晚 2 次服。

二诊：服用上方 18 剂后，疣赘全部脱落，不留痕迹而愈。

案例分析：本例为热毒炽盛证扁平疣，近 1 周来患者皮疹迅速发展，遍及脸颊，密集分布。此为热毒之邪阻滞肌肤，外发于头面所致，故可辨证为热毒炽盛证。治以清热解毒凉血。方中以马齿苋清热解毒凉血；败酱草清热解毒祛瘀；紫草凉血活血解毒；大青叶清热解毒，凉血消斑。共服 18 剂后，皮疹全部消退，不留痕迹，预后较好。

（五）临证经验

朱仁康首创皮损辨证，根据局部皮疹形态进行辨证治疗。皮疹是疾病的外在表象，在一定程度上反映了疾病的本质，也是皮肤科临床施治的主要依据。扁平疣在临证上亦需要辨疹，扁平疣皮疹表现多为稍隆起于皮肤的扁平丘疹，主要根据疹出的颜色和形态数量来判断疾病的证型和进展。颜色大多为正常肤色者乃热毒之邪尚未深入，若颜色发红则知热毒炽盛，若颜色较深呈黑褐色则久病反复已成血瘀。根据皮疹数目形态，若疹出较分散，疹数较少，则邪气尚浅，未曾深入，处于疾病早期，或治疗得当，邪气已渐退，处于疾病恢复期；若疹出密集，呈线状或片状分布，则知毒邪已深，疾病处于急性进展期。据此来立法处方用药，判断疾病的进退和预后，可不失偏颇。

朱仁康在临证中也十分重视脏腑辨治，认为皮肤与内脏息息相关，《类经》卷三云："脏居于内，形见于外。"朱老将扁平疣主要责之于肝、脾二脏。扁平疣的发病与肝火内动有关，常由情志不畅导致肝失疏泄，使肝气郁滞，郁而化火，与热毒之邪相合致病，临床表现为疹色较红，伴瘙痒，病情进退常与情志密切相关；治疗上注重调肝，兼顾疏肝行气、清泻肝火。脾虚湿盛也是扁平疣发病的重要病机，脾虚则正气不固，正虚邪恋，脾虚则生痰湿，湿性黏滞，扁平疣也因此往往表现出反复发作，病程缠绵的特点。

如皮疹数目较少，日久不愈，可给予二氧化碳激光治疗。但如果皮疹数目较多，或进展期时，或为瘢痕体质者，还是以中医药内外合治为宜。

（六）零金碎玉

朱仁康教授详辨理法之精要，细别方药之用度，对扁平疣治疗颇有心得。朱老强调本病"热毒之邪蕴于肌肤"的致病特点，以清热解毒为治疗大法，随证加减，有的放矢。在方药上，朱老处方小而精，药味虽少，却直中病证之要害，创制了多个简便效廉的方剂，现简要介绍如下。

1. 去疣三号方

本方由马齿苋、败酱草、紫草、大青叶四味药组成，适用于热毒炽盛之证。配伍精当，直中本病热毒蕴结于肌肤之病机。热毒炽盛为本病致病之要，四药共收清热解毒之功；热毒内蕴，血热成瘀，故用马齿苋、紫草、大青叶凉血之功，则热毒可清，瘀血可化。全方皆为寒凉之药，但寒而不滞，可走可达，共奏清热解毒、活血凉血之效，凉散并行。20 世纪 70 年代在朱仁康教授的带领之下，我科在临床上用本方共观察治疗青年扁平疣 75 例，痊愈 47 例，进步 11 例，无效 17 例，疗效显著。

2. 去疣二号方

本方由马齿苋、蜂房、生薏苡仁、紫草四味药组成，适用于脾虚湿盛，痰瘀互结之证。本方相较去疣三号方，是去败酱草、大青叶，易生薏苡仁、蜂房而成。清热解毒之外又添健脾祛湿、祛风解毒之功。生薏苡仁健脾祛湿、解毒散结，本证反复发作，系脾虚不化而致，生薏苡仁健脾的同时又取其通利畅达之性，予湿毒以出路；蜂房用药颇为精妙，其质轻善走窜，轻取其量，意在祛风解毒，正合其"治皮肤之顽癣"之效。全方标本兼顾，扶正祛邪，又合少许祛风之药，微微走窜，可祛顽疾。

3. 鸦胆子

鸦胆子味苦，性寒，有小毒。归大肠、肝经。功效为清热解毒，截疟，止痢，外用腐蚀赘疣。正如《医学衷中参西录·药物》所云："凉血解毒之要药，防腐生肌，诚有奇效。鸦蛋子连皮捣细，醋调，敷疔毒甚效，立能止疼。其仁捣如泥，可以点痣。"

鸦胆子腐蚀赘疣效果显著，又清热解毒，外用直达病所。现代药理研究证明其可使赘疣细胞的细胞核固缩，细胞坏死、脱落。

4. 马齿苋

马齿苋味酸，性寒，归肝、大肠经。功效为清热解毒，凉血止血，止痢。《新修本草》卷十八谓其"主诸肿疣目，捣揩之"。《本草正义》卷四曰："马齿苋，善解痈肿热毒，亦可作敷药。"马齿苋为去疣方的主要组成，内服外敷皆可，内服60g水煎服，取其清热解毒凉血之功效，常配伍紫草、大青叶、败酱草、薏苡仁，共取清热解毒、化瘀祛湿之意。外用取新鲜马齿苋捣烂，敷于患处。

（华华　高德强　王树鑫）

第六节　结节性痒疹

（一）疾病认识

结节性痒疹是一种慢性炎症性皮肤病，以剧痒和结节性损害为特征。病因与昆虫叮咬，胃肠功能紊乱，内分泌代谢障碍，以及神经、精神因素等有关。皮损好发于四肢，也可见于腰臀部，最多见于小腿伸侧。

本病中医名为"马疥"，首见于《诸病源候论》卷三十五《疥候》，书中云："马疥者，皮肉隐嶙起作根墌，搔之不知痛。"本病主要是因体内蕴湿，兼感外邪风毒，或昆虫咬伤，毒汁内侵，湿邪风毒凝聚，经络阻隔，气血凝滞，形成结节而作痒。湿为重浊有质之邪，湿邪下注，故往往先发于下肢小腿处。湿性黏腻，故病程缠绵。

（二）辨证思路

结节性痒疹临床症状以剧烈瘙痒的坚实结节为特点，孙思邈《备急千金要方》曾引《素问》佚文："风邪客于肌中则肌虚，真气发散，又被寒搏皮肤，外发腠理，开毫毛，淫气妄行，则为痒也。"又如《灵枢·刺节真邪》曰："虚邪之中人也……搏于皮肤之间，其气外发，腠理开，毫毛摇，气往来行，则为痒。"而在清代《医宗金鉴·外科心法要诀·痈疽辨痒歌》中则明确提出"痒属风"。以上诸多论述均阐明了风邪是痒症的重要病因，故在治疗本病时应疏风止痒。同时风有外风、内风之别，外风多由于感受风寒湿热等六淫邪气，壅遏肤腠所致，治疗上要选择轻清宣散之品；内风多由心肝火旺，热盛生风导致，治疗上要考虑相应脏腑的疏利，若瘙痒同时伴有情志失调，肝失疏泄，心神浮越，治疗应采用重镇搜风法。并且通行血脉与藏神功能皆为心所主，互相影响，血脉阻塞，营血运行不畅，势必导致心神失养，所以在治疗过程中亦应加入活血化瘀之品，血脉得通，则心神得养，夜寐安宁。此外，血络瘀阻亦是本病皮损形成与加重的重要因素，因此在治疗中活血通络应贯穿始终。

（三）治疗方案

1. 风湿郁毒证

症状：初起常在双小腿伸侧，为淡红色小丘疹，自觉奇痒，抓后渗血疼痛，痒减，变为坚实结节，孤立散在。舌红，苔薄白，脉弦滑。

辨证：风湿郁毒。

治法：疏风清热，除湿止痒。

处方：乌蛇驱风汤加减。

乌蛇 9g	蝉蜕 6g	荆芥 9g	防风 9g
羌活 9g	白芷 6g	黄连 6g	黄芩 9g
金银花 9g	连翘 9g	甘草 6g	

加减：痒无定处者酌加全虫、白僵蚕；皮肤肥厚者加丹皮、莪术、皂刺；瘙痒剧烈者，加乌梅、五味子；皮肤干燥者加玄参、生地。用时适当加王不留行、茜草、僵蚕、首乌藤等药以活血通络祛风。凡属风邪久羁，郁久化热之证，舌质红，苔黄而腻者均可使用本方。若大便秘结者，可加大黄。

分析：本方用虫类药搜剔隐伏之邪，乌蛇甘平无毒善行走窜，蝉蜕甘寒灵动透发，两药配伍，相辅相成，以搜剔隐伏之邪；并且重用风药疏风透邪，荆芥、防风、白芷、羌活辛能散透，辅助乌蛇、蝉蜕使久郁之邪复从肌表外驱；三是配用黄连、黄芩、金银花、连翘以清解郁热；甘草既能调和诸药，亦有清热解毒之功效。

2. 心神躁扰证

症状：初起常在双小腿伸侧，为淡红色小丘疹，剧烈瘙痒，搔抓后变为坚实结节，常呈灰褐色，孤立散在。常伴胸闷不舒、烦躁易怒、心悸不安、失眠多梦、神疲倦怠等。舌红，苔薄白，脉弦细。

辨证：心神躁扰，瘀血阻络。

治法：重潜搜风，活血通络。

处方：重镇活血汤加减。

生龙骨 30g	生牡蛎 30g	代赭石 30g	石决明 30g
珍珠母 30g	灵磁石 30g	丹参 15g	秦艽 10g
漏芦 10g			

加减：血虚不足者，加用当归、熟地黄；皮肤干燥者，加用生地、玄参、制何首乌；气滞血瘀者，加用降香、当归、川芎、茜草、三棱、莪术；阴虚者，加用天冬、麦冬、石斛、黄精；血热者，加用生地、牡丹皮、紫草、生槐花；气滞痰凝者，加用莱菔子、白芥子、海浮石、海蛤壳；脾失健运者，加用陈皮、半夏、茯苓、甘草；肝气郁结者，加用香附、柴胡、郁金；兼见热象者，可加用白茅根、白花蛇舌草、大青叶；瘙痒发于四肢者，加用鸡血藤、首乌藤。

分析：本方功在重镇潜阳、活血止痒，主要是用于治疗情志不畅，心火亢盛引起的慢性顽固性以瘙痒为主症的皮肤疾患。顽固性瘙痒病情缠绵反复，瘙痒剧烈，诸药无效，影响起居，日久情志不畅，心火亢盛，以致心神躁扰，故施以潜阳之法，才可宁心安神、息风止痒。故本方中大量采用金石和介壳类重潜药物，如生龙骨、生牡蛎、代赭石、石决明、珍珠母、灵磁石以搜风止痒。重潜药物在《神农本草经》中多被列为上、中二品，其质重坠，"重可去怯"，可导引心阳下潜，使之归藏于阴，以达到宁心安神之功效。方中金石类药物之代表：灵磁石、代赭石，质重能镇，含有铁质，金能平木，善平肝风。介壳类药物之代表：龙骨可平肝潜阳，牡蛎可入肺潜浮阳以定魄，故龙骨、牡蛎为调养心神之妙药，二药合用可收敛心气之耗散，并三焦之气化，可使浮荡之魂魄安其宅地使心有所主，神有所安。并佐以丹参、秦艽、漏芦活血通络。

（四）典型案例

1. 朱仁康医案

王某，女，19岁，1974年7月3日初诊。

患者两下肢出现散在豌豆大硬结，剧痒已3年。3年来两下肢出现多个小硬结节，逐渐增多，瘙痒甚剧。以前曾用玉红膏，未见效果，上药后起水疱破皮，但结节未消，且有扩大之势。两下肢可见多数为豌豆大小孤立之小硬结，稍高于皮面，呈暗褐色。

西医诊断：结节性痒疹。

中医诊断：马疥。

辨证：风湿凝聚，瘀滞肌腠。

治法：搜风解毒，除湿止痒。

处方：

乌蛇 9g	蝉蜕 6g	白芷 6g	羌活 9g
荆芥 9g	防风 9g	马尾连 9g	黄芩 9g
金银花 9g	连翘 9g	桃仁 9g	红花 9g

生甘草 6g

6 剂，水煎服。

二诊：服药 6 剂后瘙痒明显减轻，有时不痒，继服前方 12 剂，症状已轻，后因肝炎住院，暂停服。

三诊：停药半年后，瘙痒又重，在前方中加以消肿软坚药，加炒三棱 9g，炒莪术 9g，继服 3 剂。

四诊：服用 3 剂后，瘙痒显著减轻，后又接服 20 剂。结节已平，瘙痒亦止。

案例分析：结节性痒疹为高出皮面的绿豆大至蚕豆大褐黑色结节，表面不平滑，孤立散在，奇痒难忍。发病多与蚊虫叮咬及局部刺激有关，多发生于四肢，一般多从小腿前侧开始发生，逐渐增多，延及四肢躯干。本病顽固难治，有的消失后还可复起。此症里热内蕴，外受毒虫咬伤，气血凝滞，结聚成疮，故必须用搜风清热解毒之法，以乌蛇驱风汤为主方。疾病后期因结节坚实，可加用消肿软坚药物，以达到更好疗效。

2. 庄国康医案

康某，女，54 岁，2014 年 4 月 16 日初诊。

患者双下肢、上肢多处起瘙痒性结节已 8 个月，痒重，手掌部起角化性湿疹。曾服激素 3 年，效果欠佳。血糖高。脉弦细数，舌质淡，苔薄白。

西医诊断：结节性痒疹。

中医诊断：马疥。

辨证：心神躁扰，瘀血阻络。

治法：重潜搜风，清热利湿。

处方：

灵磁石 30g	代赭石 30g	生龙骨 30g	生牡蛎 30g
珍珠母 30g	羌活 10g	荆芥 10g	防风 10g
白芷 10g	北沙参 10g	茯苓 10g	陈皮 10g
炙甘草 10g	浮萍 10g	蝉蜕 6g	佩兰 6g
藿香 10g	炒白术 10g	白扁豆 10g	

14 剂，水煎服。

外用肤疾宁贴膏。

二诊（4 月 30 日）：服药 14 剂后，瘙痒好转，结节较前变平。舌质红，苔净，脉细滑。继续以重潜搜风、清热利湿为法。上方加夏枯草 10g，山慈菇 6g，浙贝母 10g，14 剂，水煎服。

三诊（5月14日）：病情好转，部分皮疹变平，痒仍重，痒无定处，眠可。舌质淡，苔薄白，脉数。治以温阳补肾，软坚散结为法。处方：

补骨脂 10g	仙茅 6g	白芥子 6g	肉桂 6g
干姜 10g	宣木瓜 10g	夏枯草 10g	浙贝母 10g
山慈菇 6g	海浮石 10g	蛤粉 10g	生龙骨 30g
远志 10g	夜交藤 10g		

14剂，水煎服。

四诊（5月28日）：病情继续好转，部分皮疹变平，瘙痒减轻，未见新起。舌质暗，苔净，脉弦细。治以温阳补肾、养血活血为法。处方：

补骨脂 10g	熟地 20g	白芥子 6g	肉桂 6g
干姜 10g	宣木瓜 10g	制何首乌 10g	丹参 10g
生地 15g	当归尾 10g	赤芍 10g	川芎 10g
夏枯草 10g	山慈菇 6g	昆布 10g	海藻 10g
海浮石 10g			

14剂，水煎服。

五诊（6月10日）：结节已基本变平，痒减，睡眠佳。舌质红，苔薄黄，脉沉细。治以温阳补肾，养血活血为法。处方：

补骨脂 10g	肉桂 6g	干姜 6g	仙茅 6g
白芥子 6g	生地 20g	熟地 20g	全当归 15g
制何首乌 10g	夏枯草 10g	醋三棱 10g	醋莪术 10g
山慈菇 6g	海浮石 10g	远志 10g	

14剂，水煎服。服用14剂后，结节平，瘙痒亦止。

案例分析：结节性痒疹是伴有剧烈瘙痒的心因性皮肤病，庄国康教授结合自己的临床经验，针对顽固性瘙痒患者，认为常规祛风之法不能收效，所以一、二诊治疗以重镇潜阳、搜风止痒为法。用重镇活血汤加减化裁。方中金石类药物质重能镇，含有铁质，金能平木，善平肝风，现代药理研究亦提示铁剂可促进血红蛋白的合成，从而补血强身、养血宁心。介壳类药物富含钙、铜、锰、锌等微量元素，可抑制自主活动、抗惊厥、降低血管壁通透性，故能多途径、多靶点缓解顽固性瘙痒。取效后后期以温阳散结，养血活血收功，取得良好的疗效。

（五）临证经验

结节性痒疹临床常常采用抗组胺药物以及祛风类中药治疗，而对于瘙痒剧烈、夜不能寐、持续月余而抗组胺药无效的患者，是临床治疗的难点。庄国康教授在数十年的临床诊疗过程中，积累了丰富的临床经验，他以重潜搜风法治疗本病，收到较好的临床效果。

风邪是本病发生的重要致病因素，可引起剧烈瘙痒：特别是本病初期，皮损表现为红色小丘疹，患者因感剧烈瘙痒，反复搔抓才致皮损发展为坚实结节。因此，祛风止痒是本病的重要治法之一，庄国康教授常用荆芥、防风、羌活等药物进行治疗。荆芥，性微温，具有解表散风，消疮透疹之功。如明代《本草纲目》卷六《草部·假苏》所记载："其功长于祛风邪……风病、血病、疮病为要药。"防风为风中之润药，治风之通药，且药性缓和，无伤阴津；羌活具有解表寒、祛风湿之功，与防风合用，可进一步增强其祛风之效。

结节性痒疹发展过程中，患者因剧烈瘙痒，常伴失眠、多梦等心神不安之症。因此在治疗中，多采用灵磁石、煅龙骨、煅牡蛎、珍珠母之品以潜敛浮越之心神；且重镇之品，亦具平潜肝阳，敛风止痒之功。同时血络瘀阻，亦是本病皮损形成与加重的重要因素，因此在治疗中，活血通络应贯穿始终，常用药物为丹参、当归、赤芍、夜交藤、钩藤、络石藤、丝瓜络等，若患者病程日久，瘀滞较重，则酌加三棱、莪术等破血通滞之品。在疾病治疗过程中，若一味破血活血，往往病犹未去，而其人已伤。因此，在化瘀通络的同时，需用甘润之品填补真阴，如此则通而不竭。庄国康教授常佐以生地、熟地、首乌等滋阴养血。

（六）零金碎玉

朱仁康、庄国康教授对结节性痒疹的研究颇有造诣，充分发挥中医中药活血散结、祛风除湿的优势，既能有效控制病情的发展，又能减轻皮质类固醇等不良反应。这里介绍本流派治疗本病时使用单验方及针灸的临床经验及特点。

1. 单验方
结节经久不消者，可配服大黄䗪虫丸。

2. 针灸疗法
（1）针刺疗法
取穴：风池、天柱、内关、合谷、委中、足三里，每次取2~3组，轻刺，每日1次。

（2）耳针疗法：取肾上腺、交感穴，耳针刺后留针固定。

（3）梅花针疗法：轻弹刺脊柱旁开2寸处，顺序为胸—腰—骶，每次弹刺3排，每日或隔日1次。病损处或其周围以环形重刺至轻度溢血为宜。

（4）火针法：将火针在酒精灯上烧至发红后，垂直快速点刺皮损，以有黄色渗液自然流出为佳，令其自凝，每周1次。

3.注意事项

（1）提倡早治疗、足疗程治疗，采用个性化综合治疗。

（2）避免蚊虫叮咬。

（3）避免搔抓皮肤，以防病情加重及继发感染。

（颜志芳　赵洁）

第七节　白癜风

（一）疾病认识

白癜风是一种常见的后天色素性皮肤病，皮损为色素脱失斑，常为乳白色，也可为浅粉色，表面光滑无皮疹。白斑境界清楚，边缘色素较正常皮肤增加，白斑内毛发正常或变白。除皮肤损害外，口唇、阴唇、龟头及包皮内侧黏膜也常受累。本病常始于夏季，以青年人群为多见，可单发或泛发，呈对称或不对称发病，形状不定，大小不等。

中医文献对此记载较早。隋代称之为"白癜""白驳"，如《诸病源候论》卷三十一《白癜候》曰："白癜者，面及颈项身体皮肉色变白，与肉色不同，亦不痒痛，谓之白癜。"并记载了本病的病因、病机、症状及好发部位；《备急千金要方》称"白癜风"；《外台秘要》对其症状、治疗有较多记载；《圣济总录》提出本病由于肺脏壅热，风邪乘之，风热相并，传流荣卫，壅滞肌肉而成，还观察到白斑内毛发可以变白；《外科大成》治疗上主张内服、外用药物并用；《医宗金鉴》则提出本病应"施治宜早，若因循日久，甚者延及遍身"；《医林改错》认为本病由于血瘀皮里而成，并首创通窍活血汤，主张用活血化瘀法治疗本病，为后世研究本病开拓了新途。

本病虽发病率不高，仅影响美观，但患病后可使人精神不安。其病程缓慢，可经年累月而难愈。

（二）辨证思路

本病常是偶然发现，皮肤呈白色或乳白色斑点或斑片，逐渐扩大，境界清晰，边缘呈深褐色，中央可有岛状褐色斑点。泛发全身者，仅存少许正常皮肤；病轻者，可自行消失。白斑内毛发可以变白，但无痒痛麻木感，亦无渗出及脱屑。

本病外因为感受风邪、跌仆损伤；内因为情志内伤、亡血失精等，这些均可使气血失和、瘀血阻络，以致酿成本病。七情内伤、五志不遂，均可使气机紊乱，气血违和，失其温煦之职，使风邪易于袭表，阻滞经脉，酿成白斑。如《诸病源候论》卷三十一《白癜候》："此亦是风邪搏于皮肤，血气不和所生也。"久病失养，亡血失精，或损及精血的各种病因，均可伤及肝肾，因肝藏血而肾藏精，精亏不能化血，血虚不能生精，荣卫无畅达之机，皮毛腠理失其所养而致病。凡跌仆损伤，积而为瘀，或大怒伤肝而气滞血瘀、络脉阻滞不通，则新血不生，或久病失治，以致瘀阻络脉，体肤失养，亦可酿成白斑。

目前治疗本病多采用中西医结合疗法，在中医辨证论治基础上，必要时可加用激素等药物以提高疗效，缩短病程。

（三）治疗方案

1. 气血不和证

症状：发病时间长短不一，多在半年至3年左右。皮损多是偶然发现，呈乳白色圆形或椭圆形或不规则的云片状，散发或重叠分布，斑内无痒痛感，数目多少不定，可逐渐发展，境界可模糊不清。发病前体质较弱，或有精神刺激。舌淡红，脉象细滑。

辨证：气血不和。

治法：调和气血，祛风通络。

处方：

生地黄 20g	熟地黄 20g	紫草 10g	白鲜皮 10g
何首乌 10g	姜黄 10g	茜草 10g	黑芝麻 10g

加减：血虚者，加阿胶；气不足者，加生黄芪；汗出恶风者，加桂枝、白芍。

分析：七情内伤，则气机紊乱，气血违和，经脉循行不畅，再由风邪袭腠，则体肤失养而酿成白斑；风为阳邪，善动不居，故皮损多偶然发现，发无定处，并可逐渐发展。方中生地黄清热养阴；熟地黄、何首乌、黑芝麻滋补肝肾，补益精血；紫草、白鲜皮、茜草清热凉血活血；姜黄活血通经。

2. 肝肾不足证

症状：发病时间较长，可伴有家族史。白斑局限于一处或泛发各处，静止而不扩展，斑色纯白，境界清楚而边缘整齐，斑内毛发亦多变白。舌淡无华，脉细无力。

辨证：肝肾不足。

治法：滋补肝肾，养血祛风。

处方：

熟地黄 20g	生地黄 20g	女贞子 10g	菟丝子 10g
补骨脂 12g	桑葚 10g	当归 10g	赤芍 10g
丹参 10g	白蒺藜 10g	黄芪 10g	

加减：伴有家族史者，可配服六味地黄丸；妇人伴崩漏者，加阿胶；男子遗精者，加生龙骨、生牡蛎。

分析：朱仁康教授认为白癜风由"肝肾不足，皮肤腠理失养而发白斑"，从而开启了白癜风从滋补肝肾的思路，这也是朱老对白癜风的认识及贡献。肝肾不足，则精血无以充养体肤，故风邪易于外袭，阻遏经脉，体肤失养而发为白斑。先天禀赋不足者，则可伴有家族病史；肝肾不足，病时较久，白斑很少扩展，毛发可因之变白；体肤失养，则斑色纯白。方中重用生、熟地黄滋阴养血、补益肝肾；当归、菟丝子、女贞子养血滋阴柔肝；补骨脂补肾增色；丹参、赤芍活血凉血；黄芪补气固表；白蒺藜祛风解表。

3. 瘀血阻滞证

症状：病程长久，白斑局限于一处或泛发全身，或仅存少许正常皮肤，也少再扩展。白斑亦可发生于外伤后的部位上。皮损多呈地图形、斑块状，境界清楚而易辨，边缘整齐呈深褐色或紫褐色，压之不褪色。白斑中心多有岛状褐色斑点或斑片，局部或可有轻度刺痛。舌质暗有瘀点或瘀斑，脉象涩滞。

辨证：瘀血阻滞。

治法：活血化瘀，疏通经络。

处方：

赤芍 9g	川芎 9g	桃仁 9g	大枣 9g
红花 9g	老葱 9g	鲜姜 9g	麝香 0.15g

加减：病日旷久者，加苏木；大便干结者，加当归，倍用桃仁；病由跌仆损伤而发者，加乳香、没药；局部伴刺痛者，加姜黄。

分析：本证多见于白癜风静止阶段，或病情较重者。由于病程日久，或前述各证失治，风邪郁于肌腠，则气血凝滞，毛窍闭塞，经年累月，瘀阻经络，正如清代《医林改错》断言本病乃"血瘀于皮里"而成。瘀血不去，则新血不生，肌肤因之失养而呈白斑，气血凝滞，则白斑周围紫褐色或深褐色，中心有色素岛长期静止而不扩展；瘀血阻络，则局部可有轻度刺痛，或可发于外伤后部位。方中赤芍、川芎行血活血；桃仁、红花活血通络；葱、姜通阳，麝香开窍；佐以大枣缓和芳香辛窜药物之性。

4.肝郁气滞证

症状：皮肤白斑面积常随情绪的波动而加重，或伴有情志抑郁、喜叹息或心烦易怒，胸胁或少腹胀闷窜痛，妇女或有乳房胀痛、痛经、月经不调。舌淡红，苔薄白，脉弦。

辨证：肝郁气滞。

治法：疏肝解郁，行气活血。

处方：

柴胡 15g	当归 15g	茯苓 15g	白芍 15g
炙甘草 6g	白术 15g	薄荷 6g	生姜 6g

加减：佐用中药中颜色深的药物如黑芝麻、雄黑豆、桑葚、何首乌、熟地黄、肉苁蓉等。

分析：庄国康教授认为白癜风病机虽多虚实夹杂，但疏肝理气应贯穿治疗始终。白癜风患者临床多伴有脾气急躁、胸闷、喜叹息、精神抑郁、失眠等临床表现，在遇情志刺激或过度劳累等后往往会使病情加重。所以治疗上以疏肝解郁、行气活血为主，常以逍遥散加减。本方既有柴胡疏肝解郁，使肝气得以条达，为君药。当归甘辛苦温，养血和血；白芍酸苦微寒，养血敛阴，柔肝缓急，为臣药。白术、茯苓健脾祛湿，使运化有权，气血有源；炙甘草益气补中，缓肝之急，为佐药。用法中加入薄荷少许，疏散郁遏之气，透达肝经郁热；生姜温胃和中，为使药。

（四）典型案例

1.许铣医案

马某，女，27岁，2012年9月27日初诊。

患者五六年前因惊吓后面部出现白斑，并逐渐扩大至全脸，双上肢也逐渐出现白斑，无自觉症状，多方求治（具体用药不详），无明显效果。现情绪不佳，抑郁，少言寡语，饮食可，睡眠多梦，月经量较少。

西医诊断：白癜风。

中医诊断：白驳风。

辨证：肝肾不足。

治法：滋肾疏肝，活血祛风。

处方：

制何首乌 15g	补骨脂 10g	桑椹 10g	菟丝子 10g

| 桃仁 10g | 红花 10g | 白蒺藜 10g | 茯苓 10g |

甘草 6g

28 剂，水煎服。

同时予丹栀逍遥丸口服，醋酸泼尼松片每日 5mg，口服。

白驳酊、卤米松软膏交替外用。

二诊：服上方 1 个月后，患者面部及双上肢白斑稳定，无新发白斑，面部额头及两耳前皮肤出现色素岛，时有怕冷，手足冷，饮食、睡眠及二便正常。舌尖红，苔白，脉细弦。处方调整：

| 生熟地各 15g | 山药 15g | 枸杞子 10g | 黑附片（先煎）3g |
| 细辛 3g | 山萸肉 10g | 淫羊藿 10g | 仙茅 10g |

炙麻黄 10g

28 剂，水煎服。

补骨脂、何首乌、白蒺藜、白及、红花、青核桃皮各 15g，浸酒，外搽皮损处。余治疗不变。

三诊：面部白斑继续好转，额头及耳前色素岛扩大，双手臂亦有色素岛形成。饮食、睡眠及二便正常，余无不适。舌尖红，苔白，脉细弦。处方调整：

枸杞子 10g	制何首乌 10g	补骨脂 10g	桑葚 10g
菟丝子 10g	黄精 10g	白蒺藜 10g	白芷 10g
升麻 10g	柴胡 10g	炙甘草 6g	

28 剂，水煎服。

同时停止服用丹栀逍遥丸，改为口服六味地黄丸配合治疗。余治疗不变。

四诊：面部白斑继续好转，额头及耳前色素岛继续扩大，双手臂大片色素岛形成。饮食、睡眠及二便正常，余无不适。舌尖红苔白，脉细弦。上方继续加桃仁、红花各 10g，50 剂，水煎服。余治疗不变。

五诊：面部白斑继续好转，额头及耳前色素岛继续扩大，双手臂大片色素岛形成。饮食、睡眠及二便正常，余无不适。舌尖红苔白，脉细弦。调整方药：

生熟地各 15g	赤白芍各 15g	桃红各 10g	鸡血藤 15g
枸杞子 10g	桑葚 15g	菟丝子 15g	补骨脂 10g
白蒺藜 20g	茯苓 10g	甘草 6g	山茱萸 10g
枳壳 10g	黄芪 15g	柴胡 10g	升麻 10g

制何首乌 15g

40 剂，水煎服。

余治疗不变。

六诊：面部白斑基本消退，双耳前少量白斑、色较深，双手臂大片色素岛继续扩大，双手颜色较深。饮食、睡眠及二便正常，余无不适。舌尖红苔白，脉细弦。上方加黄精10g，40剂，水煎服。余治疗不变，继续治疗中。

患者病史6年，治疗半年余，症状已大有改观，患者欣喜。

案例分析： 本例女性患者治疗效果较满意，面部白斑基本消退，手臂仍有白斑，但已有色素岛形成，整体皮肤颜色呈深棕色，服中药治疗近1年，患者月经正常，查肝肾功能均正常，未出现毒副作用。中医学认为白癜风是因肝肾不足，本例患者初诊时睡眠多梦，伴情绪不佳、抑郁，在治疗过程以滋补肝肾为主，佐以疏肝解郁、活血祛风。二诊时患者时有怕冷、手足冷症状，故在药中佐以补益肾阳之品。待三诊时患者手足冷、情绪问题等已改善，故仍以滋补肝肾、活血祛风为主。本病治疗周期较长，患者年轻，皮损在头面部，因而疗效较好，但亦服药1年，本病临床有效病例往往服药时间需在2年以上，因此说服患者坚持治疗也是治疗成功的保障。

2. 张作舟医案

马某，女，29岁，2003年8月5日初诊。

患者2年前突然发现右侧腹股沟处白斑，无明显自觉症状。当地医院诊断为白癜风，先后经中西医多方治疗，时轻时重。近期白斑不断扩大，周围有新出白色斑片。月经正常，眠可，偶感劳倦，纳佳便调。检查可见右腹股沟处10cm×15cm大小瓷白色色素脱失斑，边缘轻度色素沉着，周围散在大小不等的色素脱失斑。舌红，苔薄，脉沉细。

西医诊断：白癜风。

中医诊断：白驳风。

辨证：血虚生风，肝肾不足。

治法：祛风养血，疏肝补肾。

处方：

羌活 15g	独活 15g	牛膝 10g	防风 10g
白芷 10g	当归 10g	丹参 15g	川芎 10g
制何首乌 15g	菟丝子 15g	补骨脂 15g	女贞子 15g
浮萍 10g	刺蒺藜 15g	桃仁 10g	红花 10g
黄芪 15g	生地 20g	甘草 10g	

20剂，水煎服，每日1剂。

同时予白驳酊外涂白斑处。

二诊：服上方20剂后，患者自感服药后精力较前好转，睡眠安，月经调。

舌红少苔，脉沉细。继续以祛风养血、滋补肝肾法治疗，上方加强补肾益髓之力。处方：

当归 10g	川芎 10g	制何首乌 15g	菟丝子 15g
羌独活各 10g	红景天 10g	补骨脂 15g	浮萍 10g
刺蒺藜 15g	黄芪 15g	骨碎补 10g	牛膝 10g
鸡血藤 10g	女贞子 15g	墨旱莲 15g	生地 20g

40 剂，水煎服。

同时予白驳酊外涂白斑处。

三诊：服上方 40 剂后，查其右腹股沟处白斑较前缩小，且有色素岛出现。精力转佳，眠安，月经期腰部冷痛，二便调。舌红，少苔，脉沉。调整处方，加强养血温阳之力。处方：

羌独活各 10g	防风 10g	白芷 10g	熟地 20g
当归 10g	川芎 10g	黄芪 15g	补骨脂 15g
牛膝 10g	浮萍 10g	刺蒺藜 15g	枸杞子 10g
荜茇 10g	骨碎补 10g	桃仁 10g	红花 10g
马齿苋 10g	炙甘草 10g		

40 剂，水煎服。

同时予白驳酊外涂白斑处。

四诊：服上方 40 剂后，色素岛已连成大片，腰痛症状消失，月经正常，精神好。时时气急心烦，舌红，苔薄，脉弦细。女子以血为本，血虚则肝郁。仍以上方治疗，加强疏肝养血柔肝之力。处方：

柴胡 10g	郁金 10g	当归 10g	丹参 15g
羌独活各 10g	防风 10g	白芷 10g	五味子 10g
熟地 20g	黄芪 15g	制何首乌 15g	菟丝子 15g
补骨脂 15g	浮萍 10g	茜草 10g	骨碎补 10g
山茱萸 10g	枸杞子 10g	泽兰 10g	红花 10g
甘草 10g			

90 剂，水煎服。

半年后随访，患者诉服上方 90 剂后，白斑仅剩绿豆大小两块。自行停药，未再扩大。

案例分析：本例女性患者治疗效果较满意，白斑基本消退，患者服中药治疗半年余，未出现毒副作用。张老认为白癜风是以肝肾不足为本，本例患者初诊时除皮肤白斑外，无明显不适症状，仅偶感疲倦。舌红，苔薄，脉沉细。故先予白癜风汤加减，以祛风养血、疏肝补肾。二诊时，患者自觉服药后疲劳有好转，证明方药有效，故在原方基础上加强补肾益髓之力，以期更好的效果。三诊时，已可见白斑上有色素岛出现，但月经期有腰部冷痛，故调整处方加强养血温阳之力。四诊时，患者又感气急心烦，故调整处方，加强疏肝养血柔肝之力。患者共服药半年余，效果良好，白斑基本消失。

（五）临证经验

1. 许铣临证经验

许铣教授在临床治疗白癜风时，往往中西医结合，衷中参西。遣方用药时重视调肝运脾，同时还要结合患者局部皮损与全身情况进行辨证施治，如发病原因、病变部位、进展情况以及饮食、二便、睡眠、情绪等。对于儿童患者重视调理脾胃，也重视外治，内外治结合等。

（1）取类比象，从木比象，重视调肝法的运用：临床观察中，女性白癜风患者比例很大，而针对女性特殊的生理特点，论其病因病机，其中以肝的影响最大。肝主疏泄，性喜条达，女性易多忧思忿怒，郁结伤肝，肝失疏泄，引起全身气机失畅，以致全身气血津液的转化失常。白癜风以病发之如风无定处故名曰风，内风当生于肝，外感风邪致病，正气不足引发内风。西医对白癜风分型大体分为节段型与非节段型，非节段型又包括局限型、肢端型、散发型、泛发型。而节段型白癜风从白斑分布特点及进展情况上看，犹如树木的枝杈或叶脉失去濡养而致枯黄不泽，加以局部外伤之力，其脉络受阻，瘀滞而不通，局部不得濡养而脱色，呈节段分布特点；再有本病以春季发病居多，春季在脏和肝，为风所主，肝火易旺，导致肝之疏泄失常，气机郁滞，血行不畅、肌肤失养而致病；肝气郁滞，肝木克伐脾土，或先有脾虚，肝木相对过盛，则纳呆、纳差或挑食，水谷精微运化失司，肌肤失于荣养而发白斑。因此对于这型患者，许铣教授往往从疏肝以调气机，行气以开郁入手，兼健脾补肾。方药多选柴胡疏肝散、逍遥散、通窍活血汤、血府逐瘀汤、补阳还五汤、归脾丸、滋补肝肾丸、二至丸等辨证加减。肝气疏，脾胃健，情志悦，气血畅，则肌肤得以润泽，而肝气太旺，勿忘佐以平肝息风之品。

（2）用药考虑发病部位，酌加引经药物：许铣教授在临证治疗白癜风时，常根据发病部位酌情使用引经药物，引药直达病所。其中发于头顶加藁本、柴胡、川芎、细辛、吴茱萸、白芷等；发于头面部者加蔓荆子、桔梗；发于眉毛、上睑者选龙胆草、菊花；发于眼周者选枸杞；发于鼻部者加用苍术、辛夷；发于口唇部者加芡实；发于项部、上背部者加葛根；发于胸腹者选厚朴、青皮、瓜蒌；发于胁肋者加用柴胡、青皮、川楝子；发于腰部加杜仲；白斑发于身体左侧者用川芎（左为气），右侧者用当归（右为血）；发于上肢者加桑枝、片姜黄、羌活等；发于下肢者加独活、牛膝、木瓜；发于外阴部选蛇床子、车前子。

（3）重视调理患者精神情绪及睡眠：《素问·举痛论》云："百病生于气也。怒则气上，喜则气缓，悲则气消，恐则气下，思则气结，惊则气乱。"情志变化会影响气机，气机运行不畅导致气滞血瘀，肌肤失养而发病，故历代医家主张"善医者，必先医其心，而后医其身"。白癜风多因情志不畅，忧郁烦恼而发病，发病后如果发病部位在暴露部位易影响美观，则更加重其精神压力及心理负担。白癜风对患者的心理影响远大于皮损本身。许铣教授十分重视患者精神情绪及睡眠对本病的影响，除了在门诊中进行适当的心理疏导之外，还常仔细询问患者的精神情绪及睡眠情况，重视疏肝解郁、养血安神等法的运用，常用酸枣仁、柏子仁、柴胡、郁金、珍珠母、远志、石菖蒲、合欢皮等，强调无论是医生，还是患者，一定要树立"白癜风可以治好"的信心，劝导患者放下心理负担，保持心情舒畅，往往可使治疗事半功倍。

（4）儿童患者重视调理脾胃：儿童白癜风与成年相比有其自身的特点，多伴有脾胃不适的证候，临床表现为厌食、挑食、时感腹胀等，舌象多淡胖或有齿痕。《育婴家秘·五脏证治总论》中指出："五脏之中肝有余，脾常不足，肾常虚。"小儿生机旺盛，营养物质需要量大，而脾胃的运化功能尚未健旺，相对而言"脾常不足"，治当健脾。许铣教授在儿童白癜风的治疗中重视健脾养血法的运用，补气健脾养血，常用参苓白术散以益气健脾、渗湿止泻，主治脾虚夹湿证，主要药物为黄芪、党参、茯苓、白术、甘草、扁豆、山药、防风、丹参、砂仁、白蒺藜等。健脾贵在运而不在补，故在运脾药中加谷芽、麦芽，麦芽入脾主升，谷芽入胃主降，两者合用，开发胃气，宣发五味，使脾胃相合，升降有序，运化自如。异功散是由四君子汤加陈皮而成，常用于治疗小儿消化不良属脾虚气滞者，脘痞不舒、心烦易怒的患儿加用可取得良效。

（5）重视局部皮损与全身辨证相结合，内外治相结合：许铣教授也重视局部治疗，外治之理即内治之理，白癜风局部往往也以肝肾不足、气滞、气虚血瘀为主，另外可酌加遮盖剂。外治多以活血补肾的配剂为主，如红花、补骨脂、白芷、丹参、姜黄等，遮盖剂则选用鲜核桃皮等。

（6）衷中参西，根据病情参考应用现代医学研究成果：许铣教授在临床治疗白癜风时，衷中参西，根据病情适当应用现代医学对本病的一些研究成果，中西医结合，多管齐下，治疗此顽疾。①对进展期白癜风，许铣教授常常给予小剂量强的松（每日5mg）抗炎治疗，能有效控制疾病的进一步发展。②根据现代药理学研究成果，酌加药理上对白癜风确有疗效的药物，如补骨脂、白芷、独活、蛇床子、沙参、麦冬、防风、乌梅、鸡血藤、夏枯草、女贞子、墨旱莲、白蒺藜、黄芩、泽兰、山慈菇、甘草等。③一些儿童患者，往往脾胃不好，吸收差，导致一些微量元素，如锌、铁、铜的摄入量减小，而这些正是色素生成的原料，除了中医辨证施治外，许铣教授常建议患者坚持长期补充B族维生素，如金施尔康或善存等，保证"色素"生成有足够的原料。

2. 张作舟临证经验

张老将白癜风病因病机概括为"三点一要"。"三点"为肝肾阴虚为本，风邪侵袭为标，日久气滞血瘀；"一要"为脾胃虚弱为要。

（1）肝肾阴虚为本：白癜风患者大多先天禀赋不足。肾为先天之本，肝肾同源，肾精不足则肝血亏虚，肌肤失于濡养而变白。

（2）风邪侵袭为标：先天不足之人多卫外之气不固，此时若风邪乘虚而入，滞留于皮肤腠理，阻滞经脉，肤失所养，则蕴生白斑。

（3）日久气滞血瘀：风邪不除，经脉受遏，气机壅滞，血络受阻；或久病失治，瘀血阻络，新血不生，不能循经濡养肌肤，而成肌肤白斑。

（4）脾胃虚弱为要：患者大多后天失于调养。脾胃为后天之本，主消化和运化水谷精微以滋养周身，脾胃虚弱则气血生化乏源，肌肤失养而白斑显现。

以上"三点一要"并不是孤立存在的，而是相互关联的。先天不足之人，可由先天损及后天，而致脾胃虚弱；脾胃虚弱之人多气虚无以固表，而易受风邪侵袭；气虚推动无力，血脉受阻，则加重气滞血瘀。总之，白癜风的病机为本虚标实，而大多数以虚为主，个别病证以实证为主。

白癜风的治疗紧紧围绕病因、病机进行。白癜风的病机为"三点一要"，治疗上也要以"三点一要"为主线。肝肾阴虚为本治以滋补肝肾；风邪侵袭为标治以祛风除湿；日久气滞血瘀治以行气活血通络。

（六）零金碎玉

本流派多位老专家对白癜风的研究颇有造诣，充分发挥中医中药补益肝肾，调和阴阳的优势，能有效控制病情的发展，同时减轻使用糖皮质激素等产生的不良反应。这里介绍本流派治疗本病时使用单验方及针灸的临床经验及特点。

1. 单验方

（1）白驳酊：补骨脂20~30g，菟丝子20g，当归10g，细辛3g。以75%乙醇100~150ml，浸泡1周后，过滤，外用白斑处，每日早晚各1次。

（2）白蒺藜60g，补骨脂90g，共研细末，每服3g，日服2次，淡盐水送下。

（3）苍耳子全草 1000g，晒干为末，炼蜜为丸，每丸重 6g，早晚各服 1 丸。

（4）浮萍 15g，黑芝麻 30g，制何首乌 10g，水煎服，每日 1 剂，每 15 天为 1 个疗程。

2. 针灸疗法

（1）针刺疗法

①邻近取穴法：皮损周边用围刺法；发于头面部皮损配用合谷、风池；发于腹部配用中脘；发于胸部配用膻中；发于上肢配用曲池；发于下肢配用血海、三阴交。

②病因取穴法：气血不和证，取血海、三阴交、足三里、曲池、风池；肝肾不足证，取肝俞、肾俞、命门、太冲、太溪、三阴交；瘀血阻滞证，取三阴交、血海、行间、风市、膈俞。每次可选用 2~4 穴。肝肾不足证，用补法；气血不和证，用平补平泻法；瘀血阻滞证，用泻法。留针 15~20 分钟，每日 1 次或隔日 1 次，10~15 日为 1 个疗程。

（2）耳针疗法：选取与皮损相应的区域，并配合内分泌、肾上腺、交感、枕部等区域，每次选用 2~3 穴，单耳埋针，双耳交替，每周轮换 1 次。

（3）梅花针疗法：以梅花针刺激皮损处，边缘用强刺激手法，中心用弱刺激手法。

（4）刺络拔罐法：用三棱针在皮损中心点刺，呈梅花点状，再以火罐拔除污血。本疗法尤其适用于瘀血阻络证，每周可进行 1~2 次。

3. 注意事项

（1）提倡早治疗，足疗程治疗，采用个性化综合治疗。

（2）治疗应长期坚持，1 个疗程至少需要 3 个月以上。

（3）注重心理疏导，帮助患者消除精神紧张、焦虑、抑郁，保持良好的精神状态，多食黑色食品。

（4）应避免外伤、暴晒，平时积极补充维生素 B、E，叶酸，钙，硒及抗氧化剂。

（颜志芳　赵洁）

第八节 痤疮

（一）疾病认识

痤疮是一种毛囊皮脂腺的慢性炎症性皮肤病，其主要表现是发生于颜面部和胸背部的开放性或闭合性粉刺（黑头粉刺或白头粉刺）及炎症性皮损，后者主要包括丘疹、脓疱、结节、囊肿等损害。好发于青少年，成人亦不少见。常伴有色素沉着、瘢痕等显著的生理损害及抑郁、焦虑等心理损害。

中医古籍中对本病的名称不统一，唐宋以前一般称为"粉刺""面疱""面渣疱""面粉渣"，明代以后又称"酒刺""粉花疮""肺风粉刺"等。

本病早在《内经》里就已提及，如《素问·生气通天论》中曰："劳汗当风，寒薄为皶，郁乃痤。"王冰注曰："皶刺长于皮中，形如米，或如针，久者上黑，长一分，余色白黄而瘦（疑'痤'）于玄府中，俗曰粉刺。"对该症状描述已较为贴切。晋代的《肘后备急方》有"年少气充，面生疱疮"的记载，不仅明确指出本病发生在面部，而且已认识到其发病与年龄相关。《刘涓子鬼遗方》创制的木兰膏曾广泛流传。《诸病源候论》提出"面上有风热气生疱"。《圣济总录》有关"因虚而作""邪入肌虚"的发病机制，丰富了本病的理论内容。《备急千金要方》《外台秘要》及《太平圣惠方》等著作，记载了许多内服、外用的方剂和单验方，为后世治疗本病积累了宝贵经验。明清时期，《外科启玄》认为本病为"受湿热"所致，《外科正宗》认为"血热郁滞不散"而为之，《医宗金鉴》中对其病因、症状等论述更为详细，文中曰："此证由肺经血热而成。每发于面鼻，起碎疙瘩，形如黍屑，色赤肿痛，破出白粉汁。日久皆成白屑，形如黍米白屑。"这些论述为后世进行辨证论治提供了理论依据。尤其是《外科大成》所拟定的内服方枇杷清肺饮和《医宗金鉴》所拟定的外用颠倒散，至今仍广泛应用，每收效验。

现代医家采用多种途径进行了相关研究，有从理论方面进行综合论述的，有从临床验证古方疗效的，也有从放血、割耳、埋线、穴位注射等方法入手进行临床观察。总之，在理论和临床等方面，都较前人有很大进步。

本病的病因病机主要有：

1. 血热偏盛

青年人多素体阳热偏盛，生机旺盛，营血日渐偏热，血热外壅，体表络脉充盈，气血郁滞，因而发病。

2. 肺胃积热

辛辣之品属阳属热，偏嗜日久，更易助阳化热；鱼腥油腻肥甘之品，过食则中焦运化不周，积久亦可化生火热。《素问·血气形志》谓："阳明常多气多血……太阴常多气少血。"胃属阳明多气多血，其经脉起于颜面而下行过胸；肺属太阴多气少血，其经脉起于中焦而上行过胸。若久食或偏嗜鱼腥肥甘辛辣，使肺胃积热循经上熏，血随热行，上壅于胸面，因此粟疹色红且多发于颜面、胸背等处。

3. 气血凝塞

由于防护失宜，感受风热之邪及不洁尘埃附着，或用冷水洗浴，均可加重病情。盖风热之邪外袭，与血热搏结，故粟疹色红，冷水洗面，气血遇寒凉而郁塞，以致粟疹累累，不洁之物附着，更可见黑头粉刺。

4. 血瘀痰结

病情持久不愈，使气血郁滞，经脉失畅，或因肺胃积热，久蕴不解，化湿生痰，痰血瘀结，致使粟疹日渐扩大，或局部出现结节，累累相连。

5. 冲任失调

多为女性患者，冲为血海，任主胞胎，情志不畅，损伤冲任，致肝经瘀滞，气血失常，郁于肌表发为此病。

总之，本病发生多从肺经论治，并与胃、大肠关系密切，病因病机与湿、热、瘀相关，认为素体血热偏盛多为发病根本，加之饮食不节、外邪侵袭是致病条件，血瘀痰结使病情复杂深重。

（二）辨证思路

1. 辨证方法

若初起面部、胸背红色丘疹，或见黑白头粉刺，可挤压出黄白色粉渣，多属风热所致；若丘疹红肿疼痛，甚或脓疱者，多属湿热蕴阻；若皮损暗红，甚或以结节、囊肿为主，多属痰瘀结聚；若皮损久不成脓，或脓成无法透发，多属阳郁寒凝。

观察皮损的同时，自觉症状和舌脉亦有助于辨证。如伴口干、咽干、便干等，多为风热犯肺，可见舌红、苔黄，脉弦；如伴面部、胸背油腻光亮，口臭，尿黄等，多为湿热困脾，可见舌红、苔腻，脉滑；如面色晦暗，或女性患者经行带血块，多气血不畅，可见舌暗、脉细涩；如伴怕冷、手足欠温，多为阳郁寒凝，可见舌淡或紫暗，脉细或无力；如女性患者皮损随月经周期变化而增减，心烦易怒者，多属冲任失调，可见舌红、苔黄，脉弦。

临床应结合局部皮损辨证和全身整体辨证，尽可能做到精准辨证，这样才能更好地指导选方用药。

2. 证型分析

（1）肺经风热证：此证多起居不慎，外感风热或风寒之邪，入里化热，肺经火热上炎，循经壅于颜面脉络，致面鼻部血热蕴结，气血瘀滞而发肺风粉刺。

（2）肠胃湿热证：此证多饮食不节，过食辛辣、肥甘、醇酒，致脾胃火炽，积湿生热，湿热之邪熏蒸面部口周则起皮疹。便秘，尿黄，舌质红，苔黄腻，脉滑数，均为一派湿热征象。

（3）气血郁滞证：此证多见于青年女性。自发病以来，或治不得法，或因血热偏盛和肺胃蕴热未消减，致使气血郁滞肌肤，故丘疹难以消退。有些青年女性，天癸至而经血不调，郁而不能畅行，影响肺胃经气血的流通，因而经前皮疹加重。舌质暗红或有瘀斑，脉沉细涩，为气血郁滞之象。

（4）痰瘀结聚证：此证肺胃积热，久蕴不解，蒸湿生痰，痰与血搏结，聚结于局部，故皮疹日渐增大，状如蚕豆，累累相连。

（5）冲任失调证：此证多为肝经有郁化火，致冲任失调，郁火上犯于面，发为此病。

（6）阳郁寒凝证：此证多病程日久，或误治失治，正气耗伤，气阳不足，致阳郁阳虚而发病。

（三）治疗方案

1. 肺经风热证

症状：颜面毛囊性红丘疹，多分布于前额、鼻翼两侧、下颌部位或鼻头处，甚者可见小脓疱，亦可见米粒大小淡黄色白头或黑头粉刺，自觉痒痛，伴口干、咽痛、大便偏干。舌质红，苔薄黄，脉弦滑或弦数。

辨证：肺经风热。

治法：清热泻肺，凉血解毒。

处方：枇杷清肺饮或五味消毒饮。

枇杷叶 9g	桑白皮 9g	黄连 6g	黄柏 9g
人参 6g	甘草 6g	金银花 15g	野菊花 6g
蒲公英 6g	天葵子 6g	紫花地丁 6g	

加减：若皮损红者加丹皮、大青叶；若咽痛者加桔梗、知母；若口渴者酌加麦冬、玉竹、生石膏、知母；若大便干者，加大青叶或生大黄。

分析：本证临床最多见。由于患者素体阳热偏亢，外感风邪，肺经郁热，循经上犯，故疹色红，甚者有脓疱。口干、便干、尿黄及舌红、脉数均为一派热象。枇杷清肺饮方中枇杷叶、桑白皮清肺热，黄连、黄柏清热燥湿，人参益气托毒外出，甘草调和诸药。五味消毒饮方中诸药为清热解毒、消肿散结之品。

2. 肠胃湿热证

症状：颜面（额、双颊、下颌）、胸背油腻光亮，上述部位较多红色丘疹、粉刺、脓疱，皮损红肿疼痛，伴食重口臭，便秘，尿黄。舌质红，苔黄腻，脉滑数。

辨证：肠胃湿热。

治法：清热除湿，解毒排脓。

处方：三仁汤。

杏仁 9g	白蔻仁 6g	生薏苡仁 18g	通草 6g
滑石 18g	竹叶 6g	厚朴 6g	半夏 9g

加减：油脂分泌旺盛者，加生侧柏叶、生山楂；大便干结难下者，加生大黄、玄参、麦冬、生地。

分析：由于饮食不节，过食辛辣肥甘，导致湿结中焦，脾胃运化失司，蕴久化热，故皮损红肿疼痛，或有脓疱；湿热蕴结肠胃，故伴口臭、便秘、尿黄等。方中"三仁"：杏仁通宣上焦肺气，白蔻仁行气化湿、宣畅中焦，生薏苡仁渗湿健脾、疏导下焦，半夏、厚朴行气化湿，滑石、通草、竹叶清利下焦，使湿热从三焦分消，诸症自解。

3. 气血郁滞证

症状：久治不愈，颜面等部位皮疹经年不消退，色红或暗红，经血来潮皮疹加重，经后减轻；素日月经不调，经行带血块，伴腹痛。男性患者面色晦暗或紫红。舌质暗红或有瘀斑，脉沉细涩。

辨证：气血郁滞。

治法：凉血清肺，化瘀理气。

处方：桃红四物汤。

桃仁 9g	红花 6g	当归 9g	熟地 9g
白芍 9g	川芎 9g		

加减：伴口苦者，加胆草、生地；胃脘嘈杂者，加黄连、吴茱萸。

分析：气机不通，血行不畅，壅塞头面而发病。方中桃仁、红花活血化瘀；熟地滋阴补血；当归补血养肝、和血调经；白芍养血敛阴；川芎上行头目，下行血海，中开郁结，旁通络脉，有畅达血脉之力。

4. 痰瘀结聚证

症状：面颊及下颌部之皮疹反复发作，经久不消，渐成黄豆或蚕豆大肿物，日久则融合，高突不平，或部分消退而遗留痕迹。舌质淡，苔滑腻，脉濡或滑。

辨证：痰瘀结聚。

治法：活血化痰，软坚散结。

处方：海藻玉壶汤加减。

海藻 9g	贝母 9g	陈皮 9g	海带 6g
昆布 9g	青皮 6g	川芎 9g	当归 9g
半夏 9g	连翘 9g	独活 9g	

加减：皮损瘙痒者，加白鲜皮、白蒺藜；大便干结者，加酒大黄；皮疹色红者，加丹皮、知母。

分析：肺胃积热，久蕴不解，蒸湿生痰，痰与血搏结，聚结于局部，故皮疹日渐增大，状如蚕豆，累累相连。方中海藻、海带、昆布、半夏、贝母、连翘化痰消肿、软坚散结；青皮、陈皮行气；当归、川芎调血，使痰消湿除，气血通畅而皮疹渐消。

5. 冲任失调证

症状：女性患者，月经前皮疹明显增多或加重，月经后皮疹减少或减轻，可伴有月经不调，月经量少，经前心烦易怒，乳房胀痛。舌质红，苔薄黄，脉弦细数。

辨证：冲任失调。

治法：调节冲任，疏肝理气。

处方：加味逍遥散。

丹皮 6g	栀子 6g	柴胡 12g	当归 12g
白芍 12g	茯苓 12g	白术 12g	甘草 6g

加减：伴口苦者，加龙胆草、生地黄；胃脘嘈杂者，加黄连、吴茱萸。

分析：方中栀子泻火除烦，兼利三焦；丹皮泻血中伏火，活血散瘀；柴胡疏肝解郁；白芍滋阴柔肝；当归养血活血；白术、茯苓、甘草健脾益气，使运化有权，营血生化有源。

6. 阳郁寒凝证

症状：皮损颜色暗红，大多无明显疼痛，或无法成脓，或成脓但无法透发，伴有面色晦暗、怕冷、少汗、手足不温等。女性可见月经后期，量少色暗，痛经等。舌质淡胖，有齿痕，或舌质紫暗，脉沉细无力。

辨证：阳郁寒凝。

治法：温阳解郁，通络解毒。

处方：通阳解毒汤。

生麻黄 6g	黑附片（先煎）6g	细辛 3g	黄连 6g
吴茱萸 3g	白芍 12g	炙甘草 6g	丹参 15g
白花蛇舌草 15g			

加减：大便溏泻者，加炒白术、茯苓；皮疹肿痛明显者，加连翘、紫花地丁；舌质紫暗者，加桃仁、红花；腹胀痛者，加干姜。

分析：正气耗伤，气阳不足，郁而发病。麻黄、附子、细辛温补阳气、通达阳气、发越阳气；吴茱萸开郁化滞、逐冷降气；黄连清热解毒，治疗中上二焦之郁热；白芍、炙甘草缓急止痛，并佐制附子毒性；丹参、白花蛇舌草清热活血。全方共奏温阳解郁、通络解毒之效。

（四）典型案例

1. 庄国康医案

张某，女，22岁，1999年10月14日初诊。

面部丘疹反复发作6年余。患者6年前出现面部丘疹，时轻时重，伴纳谷不香，腹胀，大便不爽。刻下：面部以口周为主多发红色毛囊性丘疹及少数脓疱、结节，舌质淡红，苔薄白腻，脉细滑。

西医诊断：痤疮。

中医诊断：肺风粉刺。

辨证：脾胃湿热。

治法：健脾燥湿，和胃解毒。

处方：

炒白术 12g	法半夏 6g	黄连 6g	蒲公英 15g
陈皮 10g	厚朴 10g	金银花 10g	野菊花 10g
紫花地丁 10g	苍术 10g	炙甘草 10g	茯苓 10g
太子参 10g	黄芩 10g	黄柏 10g	

7剂，水煎服，日1剂。

服药7剂，腹胀减轻，食欲好转，继服7剂，皮损减轻，后守方调治，共服药42剂，临床痊愈。

案例分析：患者痤疮以口周为主，且有纳差、腹胀、大便不爽、舌苔薄白腻等症状，因饮食不节，损伤脾胃，脾虚失运，蕴湿生热，湿热化毒，外壅肌肤而发病，故从脾胃论治。方中陈皮、厚朴、苍术、炙甘草为平胃散方，以燥湿健脾，行气和胃；而太子参、茯苓、炒白术、炙甘草有四君之意，加强健脾益胃功效；法半夏燥湿和胃、化痰散结，治疗结节性损害；再加两组清热解毒药：金银花、野菊花、紫花地丁、蒲公英取五味消毒饮之意，黄连、黄芩、黄柏为三黄汤原方。几组药物合用以内外兼顾，标本同治，疗效显著。

2. 庄国康医案

周某某，女，33岁，2013年4月2日初诊。

下颌、颈部反复起疹半年。患者半年前下颌部丘疹，色红，初期触痛，月经前加重，颜面出油不多，情绪偏急躁。月经错后1周，痛经、色暗，血块多。纳少，眠尚可，二便调。刻下：下颌、颈部散在粟粒至绿豆大丘疹、结节，色红，部分可见脓头。舌淡胖，齿痕，苔薄白，脉细数。

西医诊断：迟发型痤疮。

中医诊断：肺风粉刺。

辨证：瘀热互结，兼有脾虚。

治法：活血清热，健脾益气。

处方：

丹参15g	降香10g	当归尾10g	川芎10g
金银花10g	马齿苋20g	连翘10g	蒲公英10g
陈皮10g	半夏10g	茯苓10g	生甘草10g
炒枳壳10g	焦三仙各10g	凌霄花10g	玫瑰花10g

14剂，水煎服，日1剂，分早晚2次服。

二诊（4月25日）：皮疹趋消，新疹明显减少，颜面出油稍多，月经错后2周，痛经。右下颌2个粟粒大丘疹、色红，余丘疹结节明显消退。舌质淡，有齿痕，苔薄黄，脉沉。辨证治法同前，处方：

丹参15g	降香10g	当归尾10g	川芎10g
金银花10g	马齿苋20g	三颗针10g	垂盆草10g
炙黄芪10g	太子参10g	炒白术10g	茯苓10g
炙甘草10g	凌霄花10g	鸡冠花10g	玫瑰花10g

14剂，水煎服，每日1剂，早晚分服。

三诊（5月16日）：皮疹明显改善，散在数个丘疹、色暗，大部分丘疹已平复，为色素沉着斑，无新疹。腹胀，大便不成形。舌尖红，苔薄黄，脉弦细。辨证治法同前。前方去鸡冠花、玫瑰花，加焦三仙各10g，枇杷叶10g，生侧柏叶10g，调治3周痊愈。

案例分析：中医称痤疮为"粉刺""肺风粉刺"，本病多为肺胃积热上蒸头面，蕴于肌肤而成，可发为丘疹、结节、脓疱等皮损，故治以清肺胃之热为主，方用五味消毒饮加减。本例患者脾虚证较为明显，应采用攻补兼施的方法，在治疗中加入焦三仙、四君子汤化裁以健脾祛湿。此外，亦可加入具有凉血活血功效的凌霄花、玫瑰花、鸡冠花等花类药物，一方面凉血消疮，另一方面取其轻扬之性，使药力上达头面。

（五）临证经验

痤疮辨证分型较多，临证治疗时应准确辨证施治。

青年患者多为阳盛体质，辨证多以湿盛、热盛为主，治疗多以清热为主，然清热类药物多苦寒，服用日久恐伤及中焦脾胃，致脾虚湿滞，因此，不应一味用苦寒药，应适时加用健脾利湿药以顾护脾胃。

痤疮用药多清热寒凉之品，应注意女性患者月经周期变化。服药期间若正值月经周期，嘱患者减量或暂停用药，以免寒凉之品乘虚直中下焦，造成月经不调。

患者服用清热类药物后，出现胃脘不适、腹泻等症状，应注意辨证，部分证型属脾胃虚寒或整体虚寒而肺独有热，形成上热下寒证型，切不可一味使用清热剂，应以温补脾胃，使寒温各行其道，上下调和乃愈。

痤疮重症患者，如囊肿、结节型，可用中西医结合治疗，如服用抗生素或维A酸类药物等，共奏奇效。

（六）零金碎玉

肌肤是人体卫外第一防线，最容易感受各种外邪，脏腑、气血、阴阳和情志的变化也极大地影响了肌肤的生理和病理状态，所以皮肤病病情复杂多变，难以一证以蔽之。庄国康教授临证治疗痤疮时，针对患者病证病情，抓住主要矛盾，辨证施治，"法法结合，复方用药"，取得较好的疗效。

1. 清肺降火，泻胃除热法

临床表现：多发于青壮年，好发于脂溢部位，尤其在面部前额、下颌部，其次在胸、背及上臂，初期为皮色丘疹，白头或黑头粉刺，脓疱，后期可出现结节、囊肿，毛孔粗大、瘢痕及色素沉着，常反复发作而迁延难愈，同时粉刺在发展过程中形成丘疹、脓丘疹、结节、囊肿、瘢痕等多种损害。

常用组方：自拟六叶汤。

常用药物：枇杷叶、桑叶、大青叶、淡竹叶、生侧柏叶、荷叶。

庄国康教授认为热毒是寻常痤疮的主要病理因素，常贯穿于本病的始终，故以清肺降火、泻胃除热治疗。植物之叶主呼吸，故在脏应肺，是以叶类多能调肺而治肺，助其宣发与肃降，意在清肺胃热、升清降浊、清宣气机。

2. 活血清热法

临床表现：皮损色红或暗、紫红，或有结节，舌质红，苔薄，脉涩等。

常用组方：自拟活血清热汤。

常用药物：丹参、降香、当归尾、川芎、鸡血藤、金银花、连翘、大青叶等。

降香性辛温，归肝脾经，有化瘀止血、理气止痛之功。本品味辛，能散能行，其性主降，故能降气。《本草纲目》谓其："疗折伤金疮，止血定痛，消肿生肌。"现代研究证实其挥发油有抗血栓作用。

（丁旭　郭润）

第九节　黄褐斑

（一）疾病认识

黄褐斑是一种呈对称分布的后天性色素沉着过度性皮肤病，常对称分布于颜面，呈黄褐或淡褐色斑片，不高出皮肤。多见于中青年女性和深肤色人群，男子或未婚女性亦可罹患，日晒后加重，部分患者可伴有其他慢性病。近年来本病发病率显著上升。

中医古籍对本病的记载较早，最早描述为"面色黧黑"，又称之为"面黑皯""皯黯""面尘""面皯黯"等。古代命名虽各不同，但都体现了"面部皮肤暗晦无光泽"的特征，黧黑斑的内容散存于历代医籍之中。晋代葛洪的《肘后备急方》中称为"皯黯"；隋代的《诸病源候论》卷三十九《面黑皯候》中对其病因、病机有所论述："面黑皯者，或脏腑有痰饮，或皮肤受风邪，皆令血气不调，致生黑皯。"唐代的《外台秘要》称为"面皯黯"，并配用面脂、面膏以治疗；明代的《外科正宗·黧黑斑》中谓其病机为"水亏不能制火，血弱不能华肉"，即"肾虚、血滞"。至清代，《外科大成》不仅有内外治法，而且提出调养宜忌；《医宗金鉴》称其为"黧黑黚黯"，曰："黛黑如尘久始暗，原于忧思恼怒成。"并对其病因病机、预防护理有详尽的说明。后世根据其形状、颜色特点等称其为"黄褐斑""蝴蝶斑"；因其多发于孕产妇，也称其为"妊娠斑"；又因本病常由肝郁气滞而引起，又俗称"肝斑"。

中医学认为，肌肤乃机体的一部分，与整个机体营卫气血、脏腑经络息息相关，因此黄褐斑往往内因是根本。本病多因先天禀赋不足或后天失调，凡七情内伤、肝郁气滞、饮食劳倦、妇人经血不调等均可致气血失和，脉络瘀阻而致病。日光暴晒、邪热入里、精神刺激、过度疲劳、外感毒邪等，是发病的主要诱因。

总之，黄褐斑的成因离不开虚、瘀二者，或夹风邪、血燥及痰饮。与肝、脾、肾三脏功能失调，气血瘀滞，气虚血亏，阳气郁滞，水涸不润，经络阻滞等相关。

（二）辨证思路

中医药治疗黄褐斑具有其特色和优势，本病病位在皮，病因在内，多采取"外病内治"法。本着辨证论治的原则，补虚泻实，改善脏腑功能，以达到调和阴阳气血，养颜祛斑的目的。古代医家治疗黄褐斑重视先天之本，在调补先天的基础上气血同治、肝脾同调，从而确定了黄褐斑的主要治法为调补肝肾，兼顾行气活血化瘀、健脾除湿。血府逐瘀汤、逍遥丸、肾气丸、六味地黄丸、四物汤、归脾汤等为治疗黄褐斑的基础方。中医学用于补益、活血、消斑的药物多具有很强的抗氧化、清除自由基的作用，与现代医学研究结果相符，中药合理配伍是有效发挥消瘀除斑作用的关键。

以朱仁康、庄国康等教授为代表的广安皮科流派采用中医内外合治，辨证治疗黄褐斑，并配合现代医学的激光、氨甲环酸、水光针等疗法，大大提高了黄褐斑治疗的有效率。目前中医中药治疗黄褐斑仍然是最安全有效的方法。

（三）治疗方案

1. 内治法

（1）肝气郁滞证

症状：面部皮损表现为浅褐色至深褐色斑片，大小不一，边缘不整，对称分布在眼周、颜面，可伴胁胀胸痞，急躁易怒，纳谷不香，女子月经不调，经前斑色加深，两乳作胀。舌边红有瘀点，苔薄白，脉弦滑。

辨证：肝郁气滞，气血失和。

治法：疏肝解郁，理气活血。

处方：柴胡疏肝散或逍遥散加减。

柴胡 10g	白芍 12g	白术 10g	当归 10g
川芎 6g	香附 6g	生姜 6g	薄荷（后下）6g
茯苓 10g	甘草 6g		

加减：伴乳胀胸闷者加郁金、川楝子；伴口苦者加栀子，胆草；两乳胀痛

者，加青皮、青橘叶；伴月经不调者加丹参、益母草；伴经来有血块者加桃仁、红花。

分析：此证多见于黄褐斑早期或者初起，肝郁气滞，肝气上逆，气血郁滞；或肝克脾土，肝脾失和，气血悖逆，不能上华于面，致生黑斑。方中柴胡、白芍、薄荷等养血疏肝，白术、生姜、茯苓、甘草等健脾祛湿，香附、薄荷等行气解郁，当归、川芎等养血活血。

（2）脾虚湿蕴证

症状：面部皮损多表现为灰黑色斑片，对称分布于鼻翼、前额、口周，界限不清，自周边向中间加深，多伴慢性疾病，短气乏力，腹胀便溏，纳差；或素有痰饮内停。舌淡苔腻，脉缓细。

辨证：脾阳不足，痰湿阻络。

治法：健脾化湿，温阳利水。

处方：苓桂术甘汤合四物汤加减。

党参 10g	白术 10g	茯苓 10g	甘草 10g
桂枝 10g	泽泻 10g	升麻 10g	白芍 10g
远志 10g	当归 12g	陈皮 12g	川芎 9g
生黄芪 15g	薏苡仁 15g	合欢皮 15g	

加减：腹胀纳差者加炒山药、陈皮；便溏者加党参、炒山药、煨姜；面色苍白无华等血虚症状明显时加当归、大枣、阿胶等。

分析：此证多见于黄褐斑伴有脾虚证候者，以面部萎黄虚胖者为主。多见面部萎黄，斑片弥漫分布，深浅不一，界限不清。多因饮食不节，或劳倦过度，以致劳伤脾土，脾阳不振，土不制水，水饮内停，水气上泛或水谷不化精微，则气血不得温煦，变生黑斑。方中党参、黄芪、薏苡仁、白术、陈皮等健脾补气，运脾除湿；桂枝、泽泻、茯苓等温阳利水祛湿；当归、白芍、川芎等养血活血消斑；远志、合欢皮等安神解郁消斑。

（3）肾精亏虚证

症状：面部皮损多为黑褐色斑片，以鼻为中心对称分布在颜面，界限不清，伴头晕耳鸣，腰膝酸软，五心烦热，夜尿频或月经失调，男子遗精，女子不孕。舌红，苔少，脉沉细数。

辨证：肾精亏虚，气血瘀滞。

治法：滋阴补肾，活血消斑。

处方：六味地黄丸、金匮肾气丸或五子衍宗丸加减。

熟地 20g	山茱萸 15g	泽泻 10g	怀山药 15~30g

茯苓 10g	桃仁 10g	红花 6g	川芎 6g
丹皮 10g	白附子 6g	白僵蚕 9g	泽兰 10g
枸杞子 10g	菟丝子 15g	甘草 10g	

加减：伴阴虚火旺者，选知柏地黄丸或大补阴丸加减；腰膝酸痛者加杜仲、牛膝；夜尿频、遗精者加益智仁、桑螵蛸、芡实、金樱子；伴失眠多梦、盗汗者，加生龙牡、酸枣仁、远志、茯神；畏寒怕冷，阳虚者可配合服金匮肾气丸。

分析：此证多为慢性黄褐斑患者，病程较久，皮损颜色较深，呈深褐色或者黑褐色，多由于房劳或生产过度，损伤肾精。肾水不足，虚火上炎，致颜面气血失和，变生褐斑。肝肾精血亏虚则伴头晕耳鸣，腰膝酸软，夜尿频，月经失调及女子不孕等；阴虚内热则可见五心烦热，男子遗精等。方中熟地黄、山药、山茱萸、枸杞子、菟丝子等补肾填精；丹皮、泽泻、泽兰、茯苓等活血利水泻肾浊；桃仁、红花、川芎等活血消斑；白附子、僵蚕等祛风除湿通络。

（4）气滞血瘀证

症状：皮损多为深黑褐色斑片，病情发展缓慢，疗效缓慢，可伴有面色暗，肌肤甲错，月经色暗有血块，或痛经。舌质紫暗或有瘀斑，舌下静脉迂曲，苔薄，脉细涩。

辨证：气滞血瘀，络脉瘀阻。

治法：养血活血，化瘀通络。

处方：血府逐瘀汤或桃红四物汤加减。

当归 10	生地 10g	桃仁 10g	红花 6g
枳壳 10g	桔梗 6g	赤芍 10g	川芎 6g
柴胡 10g	牛膝 12g	甘草 5g	白芷 10g
冬瓜仁 10g	益母草 10g	女贞子 10g	

加减：肝郁不舒明显者加郁金；气滞血瘀重者可再加土鳖虫；肝肾阴虚者加熟地、山萸肉；心烦失眠者加柏子仁、夜交藤；脾虚泄泻者加党参、白术；湿热下注者加黄柏、车前草。

分析：此证患者多为慢性，病程较久，皮损颜色较深，多为深褐色或者黑褐色，伴有血管扩张，局部或呈弥漫性分布。气滞血瘀，久病入络，脉络瘀阻，颜面气血不和可见面色晦暗，肌肤甲错，痛经或者月经色暗有血块，舌质紫暗或有瘀斑及舌下静脉迂曲，脉细涩等。方中当归、川芎、赤芍、生地、桃仁、红花等组成桃红四物汤养血活血、化瘀消斑；柴胡、枳壳、甘草等理气和血疏肝；桔梗、白芷等疏风宣肺，载药上行；牛膝通利血脉，引血下行；冬瓜仁清肺除湿化痰，养颜通络消斑。

2. 外治法

（1）中药面膜：历代医家非常重视黄褐斑的外治，传统的中药面膜进行治疗，其能改善面部皮肤的血液循环，营养肌肤，加速色斑消退。从隋唐至清代的医籍中，总共记载了约80首外用方剂。其组方特点主要有以下几个方面：①祛风解表药为主：荆芥穗、防风、天花粉、辛夷、羌活、独活、白芷、白扁豆、白细辛、白僵蚕、藁本、蔓荆子等。如《女科百问》的洗风散、《普济方》的防风膏、《外科证治全书》的玉容散、《疡医大全》的玉容丸等方剂，组成以祛风解表药为主。②加以白色药物：白蔹、白及、白僵蚕、白附子、白牵牛、白细辛、白术、白莲蕊、白芍药、珍珠粉、白茯苓、白丁香、白石脂等。玉容散、玉容丸、洗风散、防风膏等许多方剂中加用了白色药物以祛斑增白。③配以芳香、祛湿、养血药：如当归、丁香、鸡舌香、零陵香、麝香、青木香、甘松香、檀香、商陆、独活、羌活、白扁豆、芍药、葳蕤等。④以白蜜、鸡子白、白羊乳、麻油、白蜡、猪脂、面脂等为基质调药外敷。

在朱仁康教授和前人经验的基础上，庄国康教授带领科内成员研制了"祛斑散"，给我们留下了宝贵的祛斑外治方药，一直沿用至今。有研究分析，加用中药可使黄褐斑治疗的有效率由20%提高到65.5%。现代药理研究表明，猪苓、白芷、白薇、藁本、党参、紫草、丹参、桃仁、当归、马齿苋、蔓荆子、山茱萸、乌梅、白鲜皮、白蒺藜等均有抑制酪氨酸酶活性的作用。将其研末调水成糊状，涂颜面部，再倒石膏膜，取膜后配合使用维生素E外搽患处。

（2）针灸：局部取穴：太阳、阳白、下关、四白、印堂、风池、合谷；远端取穴：太冲、行间、内关、三阴交、太溪、血海、阴陵泉、足三里、丰隆、上脘、中脘、下脘、公孙、气海、肝俞、脾俞、肾俞等。《备急千金要方》主张取肝经穴——"太冲主面尘黑"，《外台秘要》主张取肾经穴——"照海主面尘黑"，可以强肾降火。

（3）耳针：基本用穴：肺、肝、胆、肾、肾上腺、内分泌、交感、面颊等。随证配穴：肝郁气滞证，配肝、神门、胆、胸；脾胃虚弱证，配心、脾、胃、三焦；肾虚证，配肾、肾上腺。同时结合伴随病症配穴：月经不调，配子宫、附件、腹；神经衰弱，配心、神门、脾；慢性肝胆病，配胰、胆、脾。操作：每次选4~6个穴位，用毫针轻刺激，留针20分钟，每日或隔日1次，10次为1个疗程。

（4）艾灸：灸足三里、气海、血海、关元、命门等以益气养血固本，适于虚证患者。可用悬灸或隔姜灸，每次20分钟，每天1~2次。阴虚火旺者不适合长期艾灸。

（四）典型案例

黎某，女，42岁，2013年1月10日初诊。

患者因"双颧部褐色斑3年，加重2个月"就诊。患者3年前无明显诱因两颧部出现淡褐色色素沉着斑，后斑片逐渐扩大，颜色变深，日晒后加重，多方治疗无明显效果，无痒痛等自觉症状。面部两颊及颧部深褐色色素沉着斑，深浅不一，表面光滑无鳞屑，眼周暗黑。2个月前因丈夫生意赔钱，吵架离婚后，面部斑片颜色加深，面积扩大至面颊部，伴心烦，焦虑，失眠，健忘，口干口苦，饮食不香，小便黄，大便偏干。月经痛经，量少。舌淡红苔白，脉沉细。既往体健。已婚未育。否认肝、肾、糖尿病等病史，否认药物及食物过敏史。

西医诊断：黄褐斑。

中医诊断：黧黑斑。

辨证：肾虚肝郁，气滞血瘀。

治法：滋肾疏肝，理气活血，兼养血安神。

处方：丹栀逍遥散加减。

柴胡 10g	当归 10g	白芍 15g	白术 10g
丹皮 10g	栀子 6g	石斛 15g	枸杞子 10g
丹参 15g	益母草 15g	生山楂 15g	山茱萸 10g
茯苓 10g	甘草 6g	远志 10g	酸枣仁 15g

7剂，水煎服，每日1剂，分早晚2次服用。

同时予维生素C片，每次200mg，每日3次，口服。

二诊（2月13日）：1个月后复诊，患者面部两颊及颧部色素斑稍变浅，眼周颜色稍淡，口干，饮食及大小便均可，睡眠不安，舌淡红苔薄白，脉沉细。病情好转，继续上述治疗，中药继续以滋肾疏肝、理气活血，兼养血安神为法，巩固疗效，患者睡眠不安，上方加珍珠母15g，予30剂，每日1剂，水煎服。

三诊（3月18日）：1个月后复诊，患者面部褐色斑片部分变浅消退，两颊及颧部淡褐色斑片，口苦，饮食及大小便均可，睡眠多梦，月经淋漓不尽、量少、色淡，舌淡红苔薄白，脉沉细。病情继续好转，继续上述治疗，纳食改善，中药减生山楂，患者月经淋漓不尽，四诊合参，考虑气虚不能固血，酌加炙黄芪15g，继续口服30剂。

四诊（4月25日）：患者面部褐色斑片明显变浅，眼周暗黑消退，饮食及大小便均可，睡眠欠安，舌淡红苔薄白，脉沉细。病情继续好转，中药继续以滋肾疏肝、理气活血，兼养血安神为法，巩固疗效，上方减远志，继续口服治疗

30剂。

五诊（6月6日）：一个半月后复诊，患者面部灰褐色斑片大部分消退，两颧部散在淡褐色斑片，口干，饮食及大小便均可，睡眠仍多梦，舌淡红苔薄白，脉沉细。病情基本痊愈，继续上述治疗以巩固疗效，上方加青蒿10g，薏苡仁15g，继续口服治疗30剂。

半年后，电话随访，患者诉停药后病情稳定，未复发。

案例分析：黄褐斑是临床常见皮肤病，多见于女性，好发于颜面部，对称分布，呈淡褐色或淡黑色斑片，边缘清楚或呈弥漫性，局部无炎症或鳞屑，一般无自觉症状。病因复杂，目前认为可能与内分泌失调、遗传、化妆品、氧自由基、紫外线照射、局部微生态失衡、黑素代谢失调、精神紧张等多种因素相关，尚缺少特效药物。本病属中医"面尘""黧黑斑""蝴蝶斑""肝斑"范畴，病位在皮，病因在内，应采取"外病内治"法。病机与肝、脾、肾三脏失调有关，证多虚实夹杂，但血虚、血瘀是总的病机。治疗以调理脏腑、畅达气血、平衡阴阳为主，多辅以活血药或侧重于活血法，使疗效得到了提高。"高巅之上，惟风药可达"，故多配白芷、白附子、白僵蚕等祛风药。疗效较满意。另外，还配合中药外用，以及针灸、按摩等治疗方法，可明显增高疗效。

本例患者为中青年女性，并未生育，发病有明显的情志致病过程，治疗以疏肝解郁、活血补肾，兼养血安神为主，对于这类以情志致病为主的患者，我们在疏肝解郁的同时，也强调安神的意义。患者睡眠充足，有利于机体各项功能的恢复及身体的自我修复，即调理心、肝、肾治疗心身疾病。本病患者经过半年的调理，面部色斑明显减轻，疗效显著。

（五）临证经验

本病的发病机制及病因病机较为复杂，目前尚未完全阐明，认为主要与内分泌、紫外线、遗传、屏障功能障碍、炎症反应相关。国内外关于本病的治疗方案较多，但是仍没有单一特效的治疗方法。传统中医药治疗黄褐斑仍然有明显的特色和优势。

朱仁康教授关于皮肤病治疗最重要的学术思想之一就是重视整体，重视内因，黄褐斑虽然病位在皮，但病因在内，内因是根本，应采取"外病内治"法。本病病因、病机复杂，凡七情内伤、肝郁气滞、饮食劳倦、妇人经血不调等，均可致病。情志失调如肝气郁结、暴怒伤肝，思虑伤脾、劳伤脾土，惊恐伤肾、房室过度、久伤阴精等，均可使气机紊乱，气血悖逆，水亏不能制火，虚火上炎，气血不能上荣于面，不能濡煦，则变生黑斑。总之，本病与肝、脾、肾三脏相关甚密，气血不能上荣于面为主要病机，且黄褐斑本在血瘀，故临床还应从血瘀方面分型治疗。疾病初起者，肝郁气滞，实证为主导，以疏肝解郁为主，肝郁伤脾，脾虚湿蕴，则需健脾化湿、温阳利水；病久者见肾精亏虚，以虚证为主，临床上需要重视滋阴补肾、活血消斑；久病亦可见气滞血瘀，需养血活血，化瘀通络以消斑。

（六）零金碎玉

朱仁康教授对黄褐斑的治疗，主张辨病与辨证相结合，局部与整体相结合，中药、西药相结合，内治、外治相结合，这些经验指导着我们临床不断传承与创新，师古而不泥古，探索不断提高临床疗效的行之有效的方案。

1. 依据西医发病机制，提出中药治疗的序贯疗法

我们在黄褐斑治疗的临床实践中，注重现代医学研究进展。现代医学研究认为本病多由于内分泌功能的紊乱，主要是性激素水平的异常有关，即雌激素通过与雌激素受体结合来增强黑色素细胞活性，进而使黑色素分泌水平升高是其主要的发病机制之一。基于此，对黄褐斑的中医辨证治疗，我们提出根据女子月经周期规律，分期给予不同的中药方剂治疗黄褐斑，在临床上取得了显著的疗效。

2. 辨证多责之肝肾，治疗注重调理肝肾

朱仁康常从肝肾两脏辨黑斑。"瘀"是黄褐斑产生的主要病理因素，与肝、肾两脏密切相关，治斑应注重调理肝肾。本着辨证论治的原则，补虚泻实，改善腑脏功能，以达到调和阴阳气血、养颜祛斑的目的。

（吴小红　孔倩）

第十节　紫癜

（一）疾病认识

临床上可表现为紫癜样皮损的疾病很多，如过敏性紫癜、色素性紫癜性皮病、老年性紫癜、压力性紫癜等，这里仅就过敏性紫癜和色素性紫癜性皮炎进行论述。

过敏性紫癜是一种侵犯皮肤和其他器官细小动脉、毛细血管的白细胞碎裂性血管炎，多发于学龄期儿童，常见发病年龄为7~14岁。本病可能与链球菌感染、病毒感染、药物、食物、虫咬等有关，发生机制是由于Ⅲ型变态反应，抗

原与抗体结合形成的免疫复合物在血管壁沉积，激活补体，导致毛细血管和小血管壁及其周围产生炎症损伤，从而产生各种临床表现。本病皮损表现为针头至黄豆大小瘀点、瘀斑，压之不褪色，皮损可融合成片，最后变为棕色。一般1~2周内消退，不留痕迹。严重者可发生水疱、血疱，坏死，甚至溃疡。本病除皮肤之外，还可累及消化系统、泌尿系统和关节。累及消化系统时又称腹型紫癜，可伴有腹痛、腹泻、便血，甚至胃肠道出血；累及泌尿系统称为肾型紫癜，可出现血尿或显微镜下血尿及蛋白尿，或管型尿；累及关节称为关节型紫癜，表现为关节肿胀、疼痛，甚至关节积液。

色素性紫癜性皮炎是一种病因不明的慢性炎症性皮肤疾病，静脉压增高、肥胖、毛细血管功能不全、局部感染以及药物原因均可能导致本病。本病一般无明显自觉症状，偶觉瘙痒，部分合并下肢静脉曲张的患者有酸胀、乏力感。好发于双小腿、足踝，可逐渐向双大腿、腰腹、双上肢扩展，皮损常持续存在，呈慢性经过，特征性临床改变为对称分布的紫癜样皮损和色素沉着。病理表现可见真皮内血管外红细胞和明显的含铁血黄素沉积。

中医学中无过敏性紫癜及色素性紫癜性皮炎的病名记载，至今尚无确切的中西医对照病名。根据其临床证候特点，可能属于"紫癜""紫斑""肌衄""葡萄疫""血疮""血疳""血瘙"等范畴。虽然从古至今，历代医家对二者的病名认识存在差异，但不论古代还是近现代，二者病名的记载均提示其与血分密切相关。紫癜病位在血分，为离经之血行于脉外所致，病位在络，其致病原因有二：①热迫血行，临床中多见于过敏性紫癜急性期。《医宗金鉴·外科心法要诀》谓："由心肺火盛，逼血从毛孔中射出如箭。"《证治汇补》卷之三云："热则伤血，血热不散……出于皮肤而为斑也。"《景岳全书》卷之三十《血证》亦云："……盖动者，多由于火，火盛则逼血妄行。"火热同源，火为热之甚，热为火之渐，可来源于外邪入侵，亦可因脏腑郁积而化，可以血热统而言之。火热生风动血，伤及血络，血溢脉外，离经之血聚于皮下，皮肤出现瘀点、瘀斑；病程日久，则成瘀血。《血证论》卷五曰："盖血初离经，清血也，鲜血也。然既是离经之血，虽清血鲜血，亦是瘀血。离经既久，则其血变作紫血。"②气不摄血，临床表现为紫斑色淡稀疏，不如血热之鲜红稠密。脾主统血，脾的运化功能正常，则气血充盈，气能摄血，固摄血液行于脉内。反之，脾失健运，运化不足，则气血虚亏，气虚则统血无权，血溢脉外而行，发为紫癜。又有神劳伤心，体劳伤脾，房劳伤肾，劳欲过度，或久病体虚，导致心、脾、肾的损伤。伤于气，则气虚不能摄血，以致血液外溢脉道而形成紫斑。若紫斑反复发作，血反复溢于脉外，日久血虚，而成气血两虚之证。

综上，紫癜的发病过程主要表现在早期以邪实、血热为主；病久以正虚，主要为脾肾气虚，久之则气血两虚为主；而瘀血既作为病理产物，又为致病因素贯穿始终。

（二）辨证思路

朱仁康教授认为过敏性紫癜及色素性紫癜性皮炎，均属于中医"紫斑"范畴，临证时应结合患者病史、发病诱因、加重因素、皮疹特点及伴随症状进行辨证论治。无论是过敏性紫癜或色素性紫癜性皮炎，均以发为下肢的红色、暗红色、紫红色斑疹，压之不褪色为主要表现，系由不同原因导致血不循经，溢出脉外，凝滞肌肤，发为紫斑。离经瘀血阻滞脉络，又使新血不能循常道，而继续外溢。朱老认为，紫癜的核心病机为热毒邪气留于血分，伤及血络，而致血溢脉外；或为脾肾亏虚，火不生土，气血生化之源无力，运化无能，气不摄血而致统摄无权，血溢脉外发为紫癜。若紫癜发病日久，血燥伤阴，瘀血凝滞，阻碍新血之化生，络道受阻，营血不得宣通，日久肌肤失养，皮疹多表现为暗红或暗紫色，皮肤干燥无华、粗厚甲错，可伴有瘙痒等症状。在临床中需结合患者年龄、发病诱因、病程、皮疹特点及伴随症状进行辨证分型。

（三）治疗方案

1. 过敏性紫癜

（1）内治法

①风热伤营证

症状：斑色初起鲜明，后渐变紫，分布较密，发出与消退均较快，部位游走无定，伴有瘙痒，或有关节肿痛。舌红苔薄黄，脉浮数。

辨证：风热伤营。

治法：凉血活血祛风，兼以化斑解毒。

处方：消斑青黛饮加味。

青黛 6g	黄连 9g	水牛角 20g	石膏 20g
知母 9g	玄参 9g	栀子 9g	生地 30g
柴胡 9g	人参 12g	荆芥 9g	蝉蜕 6g
甘草 6g			

加减：高热加石膏；便血加地榆、槐花、三七；尿血加小蓟、白茅根、墨旱莲；腹痛加炒延胡索、川楝子、木香、乳香、没药；关节肿痛加海风藤、桑枝、秦艽、络石藤或疏风活血汤加减。

分析：外感风、热、毒邪是过敏性紫癜最为常见的病因。如陈实功《外科正宗》卷之四云："葡萄疫，其患生小儿，感受四时不正之气，郁于皮肤不散，结成大小青紫斑点，色若葡萄，发在遍体头面。"《证治准绳·疡医·卷之五》曰："夫紫癜风者，由皮肤生紫点，搔之皮起，而不痒痛者是也。此皆风湿邪气，客于腠理，与气血相搏，致营卫痞涩，风冷在于肌肉之间，故令色紫也。""热则伤血，血热不散，里实表虚，出于皮肤而为斑。"血热盛故斑色鲜红，继而血离经成瘀而转紫。紫斑速发速退，游走无定，以风善行而数变也。风盛则痒，风湿入络则肢节肿痛。

②湿热蕴阻证

症状：紫斑多见于下肢，常伴腿踝肿胀，间见黑紫血疱，有时糜烂常见腹痛较剧，甚则便血或黑便，轻者腹胀微痛，纳呆，恶心呕吐。舌红或带紫，苔黄腻，脉濡数。

辨证：湿热蕴阻。

治法：运脾缓急，清热化湿，祛瘀止痛。

处方：三仁汤、芍药甘草汤、失笑散合方化裁。

杏仁 15g	滑石 20g	通草 6g	蔻仁 6g
竹叶 6g	厚朴 6g	生薏苡仁 20g	半夏 9g
炒蒲黄 6g	五灵脂 6g	白芍 9g	甘草 6g

加减：便血者合槐花散加减；有黑便者宜泻瘀热，下蓄血，合桃核承气汤加减；若下肢肿胀，可合四妙丸加减。

分析：湿为阴邪，易阻遏气机，湿邪阻滞经络，不通则痛。《素问·太阴阳明论》曰："伤于湿者，下先受之。"湿邪其性趋下，易袭阴位。过敏性紫癜的皮损多分布于臀部、双下肢、脚背部，色鲜红或深紫，针尖样大小或连接成片；关节肿胀多出现于双下肢、膝、踝关节。紫斑多见于下肢，以湿重浊下行也。《素问·五常政大论》曰："湿气变物……皮痛肉苛，筋脉不利。"李东垣强调"痛则不通"，提出："痛随利减，当通其经络，则疼痛去矣。"湿盛则肿，则糜烂，湿热与瘀血蕴阻于肠胃，故腹痛较剧，黑便为阳明蓄血。

③阴虚火旺证

症状：紫红斑，色不鲜明，分布不密，反复发作，并见低热、颧红、盗汗诸症。舌红无苔或光剥，脉细数。

辨证：阴虚火旺。

治法：滋阴降火，清热凉血。

处方：犀角地黄汤合黄连阿胶汤加减。

| 水牛角 15g | 丹皮 19g | 生地 30g | 白茅根 15g |

| 芦根 15g | 玄参 15g | 知母 10g | 丹参 10g |
| 黄连 12g | 黄芩 6g | 赤芍 9g | 阿胶 9g |

加减：夜间燥热，加银柴胡、地骨皮；心烦失眠，加酸枣仁、柏子仁、磁石、龙骨、牡蛎；口渴咽干，加天花粉、麦冬；心烦，加栀子、豆豉、竹叶。

分析：阴虚而非实热，故斑色红而不鲜，虚火妄动故见低热、颧红诸症。《景岳全书》卷之三十云："盖动者，多由于火，火盛则逼血妄行。"久病热病易耗伤阴津，以致阴虚火旺，虚火灼伤脉络，"阳络伤则血外溢，血外溢则衄血"，可见紫斑等。犀角地黄汤以清热凉血为主，白茅根、芦根、玄参、知母、丹参凉血养阴；黄连阿胶汤苦寒与咸寒药物并用，降火与滋阴兼施，邪正兼顾。两方合用共奏滋阴降火、清热凉血之功效。

④统摄无权证

症状：起病较缓，紫斑色淡暗，分布较稀，时愈时发，迁延日久。脾不统血者见腹胀，便溏，恶心，纳呆，面色萎黄或虚浮。舌淡，或有腻苔，脉濡细。气不摄血者见自汗，气短，精神萎靡，肢倦无力。部分病例兼见心悸，头晕，目眩，唇淡，面白无华。舌淡少苔，脉沉细或弱。

辨证：脾不统血。

治法：健脾益气。

处方：归脾汤加减。

炒白术 15g	茯苓 15g	黄芪 15g	龙眼肉 15g
酸枣仁 15g	党参 15g	木香 10g	甘草 6g
当归 6g	远志 6g	生姜 6g	大枣 3 枚

加减：若气不摄血，可合补中益气汤以健脾补气；气血两虚者可合芎归胶艾汤化裁；恶心呕吐加黄连、姜半夏、竹茹、伏龙肝；纳呆加砂仁、焦三仙、鸡内金。

分析：此属虚证，故紫斑色淡稀疏，不如血热之鲜红稠密。脾虚运化无力，故纳呆便溏，气虚则自汗、气短、无力。紫斑反复发作，血反复溢于脉外，日久血虚，而成气血两虚之证，故兼见心悸、头晕、目眩、唇淡诸症。

⑤脾肾阳虚证

症状：慢性反复，病程日久，斑色淡紫，触之欠温，遇寒加重。并见面色苍白或紫暗，头晕，耳鸣，身寒肢冷，腰膝酸软，纳少便溏，腹痛喜按。舌淡或偏紫，脉细弱或沉迟。

辨证：脾肾阳虚。

治法：补肾健脾，温阳摄血。

处方：黄土汤加减。

甘草 9g	生地黄 9g	炒白术 9g	附子（先煎）6g
阿胶 6g	黄芩 9g	菟丝子 9g	仙鹤草 9g

加减：气虚甚加党参、黄芪、升麻以益气升提；怕冷，腰膝酸软可加仙茅、淫羊藿、杜仲、山萸肉；斑色瘀紫，舌暗紫加三七粉或云南白药。

分析：阳虚则外寒，故身寒肢冷，紫斑遇寒加重，触之不温，脾阳虚故纳少便溏，肾阳虚故腰膝软，寒凝血瘀则面舌均紫。

（2）外治法

①针刺疗法：本病合并关节痛者，以犊鼻、足三里、膝关为主穴，针后灸15分钟，或斜刺秩边、丰隆、合谷、膝眼、鹤顶、三阴交、照海、昆仑。手法：捻转捣针，刺激15分钟，留针30分钟，每日或隔日1次，7~10次为1个疗程。

②耳针疗法：选取肾上腺、脾、内分泌、肺等穴，两耳交替操作，每日或隔日1次，10次为1个疗程。

2. 色素性紫癜性皮炎

（1）内治法

①血热生瘀证

症状：斑色紫红灼热，血离经成瘀，故渐转暗棕紫色，舌红或带紫，脉多弦数。

辨证：血热生瘀。

治法：清热凉血，化瘀通络。

处方：犀角地黄汤合通络活血方加减。

当归尾 9g	赤芍 9g	桃仁 9g	红花 9g
香附 9g	青皮 9g	王不留行 9g	茜草 9g
泽兰 9g	牛膝 9g	水牛角 30g	生地 30g
丹皮 9g			

加减：紫斑色暗，舌紫暗有瘀斑加三七、云南白药；紫癜色红加侧柏炭、槐花；皮疹发为下肢加黄柏、白茅根；伴有瘙痒加白鲜皮、地肤子。

分析：瘀血为紫癜主要的致病因素，同时亦为其主要病理产物。《金匮要略·肺痿肺痈咳嗽上气病脉证治》云："风伤皮毛，热伤血脉……热之所过，血为之凝滞。"而离经之血亦为瘀血。《血证论》卷五云："既是离经之血，虽是清血鲜血亦是瘀血。"选通络活血方以活血祛瘀、通经活络，合犀角地黄汤以增强清热凉血散瘀之力。

②血燥伤阴证

症状：紫癜暗红或紫，皮肤粗厚、甲错、脱屑，或丘疹密集粗厚而痒。口干舌燥，舌光少苔，脉细或涩。

辨证：血燥伤阴。

治法：养血润燥、活血止痒。

处方：养血润肤饮加减。

生地 15g	熟地 15g	天冬 10g	麦冬 10g
天花粉 10g	当归 10g	黄芪 10g	升麻 6g
黄芩 10g	桃仁 10g	红花 10g	

加减：肌肤干燥、粗糙加火麻仁、何首乌；瘙痒明显加白蒺藜、乌蛇、地肤子；紫癜色红加仙鹤草、三七、血余炭；月经量少色淡加泽兰、女贞子、墨旱莲。

分析：阴常不足，阳常有余，久病易耗伤阴津，以致阴虚火旺，虚火灼伤脉络。血脉受损，血瘀阻络，肌肤失养则见肌肤甲错、脱屑。血虚生风，故痒。血燥伤阴，故口干舌燥。方中二地、二冬、天花粉滋阴润燥；黄芪、当归补气养血；升麻、黄芩清热；桃仁、红花活血祛风。

（2）外治法：初起可用鲜芦荟蘸云苓粉 6g，寒水石粉 10g，冰片粉 2g 外擦。晚期血燥瘙痒者，用楮桃叶、苍耳秧各 150g 煎水洗患处。

（四）**典型案例**

案 1 刘某，女，12 岁，1957 年 9 月 11 日初诊。

患者主因"双下肢出现紫红色瘀点 2 月余"就诊。2 个月来，先于两小腿下三分之一处出现红色瘀点，不久即变成紫红色斑，数日后渐消退，但皮疹反复发生，逐渐增多，大腿部亦出现类似皮疹，自觉关节痛，两下肢无力，容易疲倦。大便间日 1 行。诊查：两小腿部可见密集蚕豆大小紫红色瘀点，压之不褪，双大腿及上肢亦见散在少许瘀点。舌质红，苔薄黄，脉细滑。

西医诊断：过敏性紫癜。

中医诊断：紫斑。

辨证：湿热内蕴，热伤营血，血溢成斑。

治法：利湿清热，凉血止血。

处方：

赤芍 9g	生薏苡仁 9g	黄柏 4.5g	牡丹皮 9g
栀子 4.5g	黄芩 4.5g	知母 4.5g	生石膏 15g

青黛（同打）1.5g 忍冬藤 9g　　　　　六一散（包煎）9g

2剂，水煎服，日1剂，分早晚2次服。

同时予忍冬藤 30g，豨莶草 30g，地肤子 9g，桑枝 15g，水煎温洗小腿部。

二诊（9月13日）：皮损明显好转，留有黄褐色色素沉着。脉细滑带数，舌质红，苔薄白。患者湿渐化而热未清，治以凉营清热。处方如下：

生地 30g	丹皮 9g	赤芍 9g	知母 4.5g
生石膏 15g	青黛（同打）1.5g	大青叶 9g	黄芩 9g
栀子 4.5g	生甘草 3g	二妙丸（包煎）9g	

5剂，水煎服，日1剂，分早晚2次服。

三诊（9月18日）：紫斑消退后偶有新起但不多，大便仍间日1行。前方去赤芍、黄芩、栀子，加瓜蒌 9g，侧柏叶 9g，板蓝根 15g，服3剂。

四诊（9月21日）：药后未再新起。

案2 刘某，男，9岁，1973年4月9日初诊。

患者主因"两小腿部瘀点1周"就诊。1周前患者扁桃体红肿发炎，伴有高热，体温39℃，继之两小腿出现瘀点，四肢关节肿胀酸痛，伴腹痛阵作。诊查：双侧小腿可见密集如针尖大小之瘀点，以胫前部为多，稍高于皮面，压之不褪。腹软，无压痛。舌红，苔白腻，脉细滑带数。

西医诊断：过敏性紫癜。

中医诊断：紫斑。

辨证：风热入营，血溢成斑。

治法：清热凉血祛风。

处方：

生地 15g	丹皮 9g	赤芍 9g	蝉蜕 4.5g
荆芥炭 9g	大青叶 6g	知母 9g	忍冬藤 9g
生甘草 6g			

3剂，水煎服，日1剂，分早晚2次服。

二诊（4月16日）：双小腿部瘀点已大部消退，四肢关节轻度肿胀，稍有压痛，苔脉同前。上方3剂继服。

三诊（4月19日）：昨日发热，体温39℃以上，并起风团发痒，现已消退，偶有腹痛，大便干。舌质红，苔净，脉细滑数。治以疏风清热，处方如下：

生地 15g	赤芍 9g	荆芥 6g	防风 6g
白蒺藜 6g	蝉蜕 4.5g	浮萍 6g	木香 3g
生甘草 6g			

3剂，水煎服，日1剂，分早晚2次服。

随访2年无复发。

案3 单某，男性，36岁，1972年11月14日初诊。

患者主因"双下肢反复起紫癜1年余"就诊。1年来，反复于双下腿起紫斑，时轻时重，同时伴有腹痛、便溏，肢凉，活动后加重。诊查：双小腿可见散在紫红色瘀点，部分集簇成片，面色萎黄、血弱失华。查：血小板计数在正常范围。舌质淡，苔薄白，脉细滑。

西医诊断：过敏性紫癜。

中医诊断：紫斑。

辨证：脾肾阳虚，火不生土，运化无权，脾不统血，血溢成斑。

治法：温阳健脾，补火生土。

处方：

熟附子（先煎）12g	炮姜炭6g	炒白术9g	淫羊藿9g
补骨脂9g	茯苓9g	炙黄芪12g	升麻6g
大枣7枚	肉豆蔻6g		

14剂，水煎服，日1剂，分早晚2次服。

二诊（11月27日）：服前方4剂后，原有皮损色渐趋淡，但陆续有新皮疹出现。近日因感冒发热，下肢紫癜加多，腹痛阵作。脉滑，舌苔薄白，仍以前方增减，前方加香附6g，荆芥炭9g。

三诊（12月7日）：服前方5剂后，皮疹大部消退，但仍有少数新皮损。并见咽部红肿疼痛，证属虚火上炎之象，在前方基础上加用银花炭9g，茜草炭9g，藕节5个，白茅根15g，水煎服。同时服用青果丸、喉癣丸。

四诊（1973年2月22日）：在此期间，病情基本稳定，但尚见少数出血点，并感全身乏力。劳累后皮疹即见加多。仍以前方加减，原方加艾叶9g，木香4.5g，乌药4.5g，仙鹤草9g，党参12g，续断9g。

五诊（3月8日）：服药后，病情稳定，偶起少数紫癜，经追询病史，患者有慢性痢疾史，经常大便不成形、纳食不馨。前方加砂仁（后下）3g，焦神曲9g，陈皮6g，间日服药1剂。

六诊（5月4日）：此后间断服药，病情基本痊愈，改服四神丸，巩固疗效。

案4 曹某，男，成人，1974年8月2日初诊。

患者2周来于两大腿下端和小腿部出现成片紫斑，初为紫红色，逐渐色素加深，轻度瘙痒，曾服通络活血之剂，未见效果。诊查：两大腿下部及两小腿部可见紫红色针尖大瘀点，压之不退色，并见色素沉着。表面皮肤粗糙，有轻度鳞屑。舌质红，苔净，脉细滑。

西医诊断：色素性紫癜性皮炎。

中医诊断：紫斑。

辨证：风热入络，络伤血溢。

治法：凉血止血，清热解毒。

处方：

生地 30g	赤芍 9g	荆芥炭 9g	墨旱莲 9g
大青叶 9g	蚤休 9g	白鲜皮 9g	藕节 5 个

6 剂，水煎服，日 1 剂，分早晚 2 次服。

二诊（8 月 29 日）：药后两腿部紫癜消退，未见新起紫斑，但觉皮肤干燥，瘙痒明显。予归参丸 14 丸，每日 2 丸，早晚各服 1 丸。大枫子油 1 瓶，外搽。

三诊（9 月 17 日）：症如前述，仍见干燥发痒。治以养血、润燥、消风、止痒。处方如下：

生地 12g	熟地 12g	当归 9g	玄参 9g
白蒺藜 9g	荆芥 9g	麻仁 9g	甘草 6g

3 剂，水煎服，日 1 剂，分早晚 2 次服。

随访 1 年无复发。

案例分析：病例 1 患者出现皮疹反复，双下肢无力，容易疲倦，舌质红，苔薄黄，脉细滑，为一派湿热之象，考虑因湿性重浊，湿邪趋下，湿性黏滞，故反复出现下肢皮疹，治以利湿清热、凉血止血。方用二妙散加黄连解毒汤化裁，二妙散配合薏苡仁以利湿，不用牛膝为避免引火下行，黄连解毒汤清解上、中、下三焦热毒，湿热并除。二诊湿渐化而热未清，治以凉营清热，方以犀角地黄汤化裁，待湿热皆去。三诊以消斑青黛饮加减收功。病例 2 患者有风热表证在先，而后发病，治疗以白虎汤与犀角地黄汤加减，配合祛风散热之药，表里双解。病例 4 除表现有紫红色斑的血热证外，尚有表面皮肤粗糙、轻度鳞屑、舌质红、苔净、脉细滑等症，为风燥之象，先表后里，首诊以祛风为主，二诊以《外科证治》养血润肤饮加减，养血润燥，血行风自灭。此三例均为风热或湿热等邪气入络，热伤血络，血溢成斑，均有血热之象，以实证为主，治疗时均在凉血基础上配以清热、祛湿、疏风之法。病例 3 在临证上伴有腹痛便溏、肢凉疲倦、面黄纳呆、脉象沉细、舌苔薄白，一派脾肾阳虚现象，"见血不治血，见风不治风"，不困于温病藩篱，以脾不统血立论，故治疗上以温阳健脾、补火生土为主，使脾运得健，脾能统血，紫癜亦得治，方用附子理中汤加减。因此临床中不应见到紫癜，就认为是血热，着重辨证论治，同病异治。

（五）临证经验

紫癜发生的原因很多，首先要重视西医诊断的准确性，明确有无系统损害，有助于判断预后。还需关注本病的诱发因素，如咽部不适症状、脾胃功能以及下肢静脉回流障碍等。

中医诊治首先应辨明寒热，热迫则血行，治疗上不能忽视清热凉血的作用。本病多属血热伤络，治疗应以清热凉血为主。辨证偏于寒证者，在辨证治疗上不能一味温阳补益，应兼顾清热凉血药的应用，避免阳热太过血热妄行。另外紫癜为离经之血，瘀血内生，易于瘀阻血脉，治疗上应注意适时使用活血化瘀药物，尤其要重视炭类药物，如元代《十药神书·十药总论》言"大抵血热则行，血冷则凝，见黑则止"。

（六）零金碎玉

治疗过敏性紫癜的单验方如下：

（1）红枣每日 3 次，每次 10 枚，煮汤服，对本病之呕吐、腹痛等症状有效。

（2）可用紫草根提取物制成片剂，每日服量相当于生药 4.5~6g，或用生药每 24~30g 水煎服。

（3）水牛角片，每片 0.25g，每次 4~8 片，日服 3 次。

（4）猪蹄甲每日 35g，煎汤分 3 次服，连服数日。

（崔炳南　杨佼　徐晨琛）

第十一节　青斑样血管病

（一）疾病认识

青斑样血管病由 Milian 于 1929 年首先描述，起初命名为白色萎缩（atrophic blanche），1967 年 Bard 和 Winkelmann 将其命名为青斑样血管炎，此外本病其他的命名还包括节段性透明性血管炎、伴冬季或夏季溃疡的网状青斑、下肢网状型疼痛性紫癜性溃疡。随着其组织病理学改变的明确，证明本病无典型血管炎表现，故目前用青斑样血管病来命名。本病是一种反复发作的，以皮肤小血管内血栓形成、闭塞为主要表现，临床可见下肢网状青斑、溃疡、白色萎缩的血管性疾病，发病率约为 1：100000，女性多于男性（3：1），好发于青中年，平均发病年龄30岁。本病病因不明，可能和遗传、自身免疫及肿瘤相关。

本病的临床表现具有慢性周期性复发特点，好发于下肢尤其是踝部、足背部。临床经过可分为3期：①初发，为葡萄状青斑或网状青斑紫癜样皮损，以及红色斑疹、丘疹，多伴疼痛，偶伴瘙痒。②溃疡期，表现为大小形状不一的溃疡，自然病程3~4个月愈合。③白色萎缩期，可见星状或多角形瓷白色萎缩斑，周围可见色素沉着斑。

中医古籍中并无青斑样血管病病名，但是根据其临床皮损表现，可归属于"脉痹""脱疽""梅核丹""瓜藤缠""湿热流注""热毒流注"等范畴。《素问·痹论》中依病变部位，将风、寒、湿等致病因素侵及五体者分为皮痹、肉痹、脉痹、筋痹、骨痹等。王清任《医林改错·瘫痿论》有云："凡身痛、肩痛、臂痛、腰痛、腿痛或周身疼痛，总名曰痹证。"后世也多将痹证定义为泛指机体正气不足，卫外不固，邪气乘虚而入，使气血凝滞，经络痹阻，引发相关系统疾病的总称。青斑样血管病以疼痛和溃疡为主要临床表现，为热毒湿邪痹阻经脉，气血运行不利所致，属痹证之脉痹范畴。本病多为禀赋不耐，腠理不密，风湿入络，阻于经脉，郁久化火，血分蕴热，外注肌肤所致。本病病在血脉，毒热湿邪为患，血脉瘀阻而见肿胀；局部气血运行不畅而发或青或紫斑，网状青斑样改变；瘀毒日久，热盛肉腐则发溃疡、坏死；瘀阻经脉，不通则痛可见疼痛明显。

（二）辨证思路

依据本病的临床表现和多发于下肢的发病部位特点，我们认为青斑样血管病的核心病机是"湿火"，即"毒热为本，夹湿夹瘀"。北京广安皮科流派渊源于高锦庭的外科"心得派"，高氏提出了"外科三焦辨证"理论，对发生于上、中、下不同部位的疮疡，阐发了其各自的病因和病机。即《疡科心得集·例言》所云："盖以疡科之证，在上部者，俱属风温风热，风性上行故也；在下部者，俱属湿火湿热，水性下趋故也；在中部者，多属气郁火郁，以气火之俱发于中也。"

本病好发于青年人，女性多见，夏季易于发病和复发。青年人血气方刚，素体多阳热偏盛，血分蕴热，外感风寒湿易于入里化热，或外感热毒之邪入里，湿热郁阻，导致血络损伤、脉络瘀阻而发病。"妇人以血为本"，女性患者如有肝郁气滞血虚征象，应辅以疏肝行气养血之品。本病季节性明显，病情夏季较重冬季较轻，如《素问·痹论》言："风寒湿三气杂至，合而为痹也……以夏遇此者为脉痹。"可见病位在血脉，起病于夏，受夏热之气影响，以风、寒、湿三气留滞血脉，郁而化热所致。

本病皮损部位以踝部及下肢为主，主要临床表现为皮肤红肿、溃疡伴有剧烈疼痛。病初以邪实为主，表现为热毒内蕴或湿热下注之证，毒热湿邪，蕴阻经脉，发于下肢肌肤，而生红肿、溃疡；血瘀脉痹，不通则痛，溃疡日久不愈。治疗应以清热解毒凉血、活血通络利湿为原则。

（三）治疗方案

1. 毒热炽盛证

症状：病程初起，踝部、足背及小腿红肿、斑块、小结节，色鲜红，伴明显疼痛及灼热感、压痛，破溃有渗出、结痂，小腿可见成片点状出血斑片。可伴有口干渴，小便黄，大便秘结。舌质红，苔黄，脉滑数。

辨证：毒热炽盛。

治法：解毒凉血，清热通络。

处方：青斑八妙汤。

| 金银花 15g | 玄参 15g | 当归 10g | 生甘草 6g |
| 丹皮炭 12g | 赤芍 15g | 川牛膝 10g | 木瓜 10g |

加减：早期局部水肿明显者，加赤小豆、泽兰、泽泻、黄柏、白茅根以凉血利水消肿；皮损鲜红灼热者，重用生地，加蒲公英、紫花地丁、生石膏以清热解毒凉血；关节酸痛加防风、威灵仙、秦艽、海桐皮、豨莶草以祛风胜湿。

分析：本证多见于初发和病情活动进展期患者。外感风寒湿邪或毒热之邪，入里与湿热搏结，郁于血脉，导致血络损伤、脉络瘀阻。青斑八妙汤为治疗青斑样血管病的核心方剂，由四妙勇安汤加味而来。四妙勇安汤收录于清代鲍相璈所著的《验方新编》，治疗脱疽溃烂，热毒瘀阻者最为适宜。现代临床研究认为四妙勇安汤主要用于治疗周围血管疾病、皮肤疾病等。金银花清热解毒，正如《景岳全书》卷之四十八《大集》记载"其性微寒，善于化毒，故治痈疽肿毒"。当归属于血中气药，可行气活血、通络止痛、祛瘀生新；玄参滋阴清热，泻火解毒；生甘草既能解毒，又调和诸药；丹皮、赤芍清热凉血活血；川牛膝通经活血，引药下行病所；木瓜舒筋活络，利湿消肿。诸药合用，可达清热解毒凉血、活血通络利湿之功。

2. 湿热下注证

症状：病程初起或日久，踝部、足背及小腿红肿色暗，多发溃疡坏死，渗液较多，伴有疼痛，但不剧烈。踝部或小腿浮肿，大便溏，女性可有白带增多。

舌质红或淡，苔黄腻，脉滑。

辨证：湿热下注。

治法：清热利湿，解毒消肿。

处方：青斑八妙汤合四妙散。

金银花 15g	玄参 15g	当归 10g	生甘草 6g
丹皮炭 12g	赤芍 15g	川牛膝 10g	木瓜 10g
苍术 10g	黄柏 12g	生薏苡仁 30g	

加减：足踝浮肿久不消退者，加黄芪、防己、陈皮以行气利水；脾虚者，加山药、茯苓、白术健脾除湿；瘀血阻滞者，加川芎、鸡血藤、丹参、桃仁活血祛瘀。

分析：患者外感湿热之邪；或平素体胖，喜食肥甘厚腻，内有湿热；或病程日久，毒邪阻滞，水湿内生，郁而化热，皆可致湿热之邪流注下部，外发肌肤致病。本病核心病机为毒热壅盛，故青斑八妙汤仍作为基础方剂，合用四妙散。四妙散出自《成方便读》，由二妙散加牛膝、薏苡仁组成。适用于下焦湿热而致足膝肿痛，或下部湿疮等症，具有清热燥湿之功。其中黄柏善祛下焦之湿热；苍术燥湿健脾；川牛膝能活血通络，祛湿利水，引药下行；又加薏苡仁淡渗利湿。

3. 气虚血瘀证

症状：多见于病程较久反复发作者，皮损暗紫红色，溃疡经久不愈，渗出少，结痂褐黑，色素沉着，萎缩性瘢痕，常见小腿网状青斑或瘀斑，疼痛。可伴有气短、食少、劳倦、头晕。舌暗淡有瘀斑，苔白，脉涩缓。

辨证：气虚血瘀。

治法：益气活血，解毒祛瘀。

处方：青斑八妙汤合补阳还五汤加减。

金银花 15g	玄参 15g	当归尾 6g	生甘草 6g
丹皮炭 12g	赤芍 15g	川牛膝 10g	木瓜 10g
炙黄芪 30g	地龙 6g	川芎 6g	桃仁 10g
红花 6g			

加减：病久体虚，溃疡难敛加党参、淫羊藿、白芍、熟地以补益气血；津亏口渴加生地、天花粉、知母以生津止渴；疼痛剧烈者，加细辛、乌药、乳香、没药。

分析：患者素体气血亏虚，或疾病日久迁延不愈，气血暗耗，正气亏虚，不能行血，气虚血滞，脉络瘀阻，加之余毒未尽，致肌肤失养，反复难愈。本病核心病机为毒热壅盛，故青斑八妙汤仍作为基础方剂，合用补阳还五汤。补阳还五汤出自清代王清任《医林改错》，方中重用黄芪，补益元气，意在气旺则血行，瘀去络通；当归尾活血通络而不伤血；川芎、桃仁、红花协同当归尾以活血祛瘀；地龙通经活络。

（四）典型案例

患者，女性，38岁，2009年9月8日初诊。

患者1年前无明显诱因双踝部出现淡红色丘疹，绿豆大小，不痒不痛，后皮疹逐渐增多，延及小腿部，并发展成瘀点、瘀斑，伴疼痛，出现水疱、糜烂、小溃疡、黑痂，活动后双足背水肿，疼痛加重，曾在多家医院诊为"湿疹""血管炎"等，口服盐酸西替利嗪10mg，每日1次；雷公藤多苷20mg，芦丁20mg，每日3次；外用糖皮质激素软膏，效果不显著，患者病情反复，时轻时重，溃疡愈后遗留色素减退性瘢痕，稍凹陷，持久不愈，并有色素沉着。患者发病以来，无发热、关节痛，饮食及二便正常。既往体健，家族中无类似疾病史。诊查：双小腿下部、踝部皮肤发红，可见紫红色丘疹、瘀点、瘀斑，糜烂、坏死性溃疡及黑色结痂，点状及小片状，散在分布，有压痛，并可见明显的象牙白色萎缩性瘢痕及色素沉着斑。舌质暗红，苔白腻，脉沉滑。实验室检查：血、尿、便常规及肝肾功能、抗核抗体谱未见异常。皮损组织病理检查：表皮轻度角化，真皮血管增生扩张，血管壁增厚，部分管腔变窄，血管周围有少量淋巴细胞浸润。

西医诊断：青斑样血管病。

中医诊断：脉痹。

辨证：毒热炽盛，血热夹瘀。

治法：清热解毒，凉血活血。

处方：青斑八妙汤加减。

金银花30g	玄参20g	当归20g	生甘草10g
川牛膝10g	丹参15g	木瓜10g	鸡血藤15g
丹皮15g	炮姜10g		

水煎服，每日1剂。

二诊：服用上方4周后，患者皮肤红斑明显消退，已无新发丘疹、瘀点及瘀斑，溃疡大部分愈合，仅可见少数几个，无疼痛等自觉症状，结痂基本脱落，遗留萎缩性白斑及色素沉着，继服前方。

三诊：继续治疗2周后，患者皮肤红斑完全消退，无新发皮疹，溃疡全部愈合，仅遗留萎缩性白斑及色素沉着。

至今随访 5 年，病情未复发。

案例分析：本例病情为活动进展期患者，双小腿下部、踝部皮肤发红，可见紫红色丘疹、瘀点、瘀斑，糜烂，坏死性溃疡及黑色结痂，疼痛明显，证属毒热炽盛、血热夹瘀，法当清热解毒、凉血活血，方用青斑八妙汤加减。金银花、生甘草清热解毒；玄参滋阴清热，泻火解毒；丹皮清热凉血，使毒热之邪气血两清；当归、川牛膝、丹参、鸡血藤活血通络，行气止痛，祛瘀生新，木瓜舒筋活络，利湿消肿；炮姜温经止血，温中护胃。诸药合用，有清热解毒凉血、活血通络利湿之功，治疗 6 周后患者皮损痊愈。

（五）临证经验

青斑样血管病好发于青年人，夏季多发，发病部位以下肢踝部为主，再依据临床表现，本病核心病机是"毒热为本"，但常夹湿夹瘀。因此治疗上，要将清热解毒凉血贯穿始终。根据病程长短，患者体质情况，以及临床症状，分清主次，兼顾清热利湿和活血通络。临床使用青斑八妙汤加减治疗，疗效较好。

（六）零金碎玉

本病女性多见，临床应注意有肝郁化火表现时兼顾治疗。牛膝、木瓜等引经药及部位用药的使用可提高疗效。温热药物及糖皮质激素使用须慎重。另外要重视本病的诊断和鉴别诊断，避免误诊漏诊。

（崔炳南　杨佼　徐晨琛）

第十二节　皮肤垢着病

（一）疾病认识

皮肤垢着病是一种罕见的精神皮肤病，多见于日本和中国青年女性，由日本坂本邦树在 1960 年首次报道，1964 年被命名。我国学者赵焕琴于 1985 年报道国内第一例患者，之后陆续有个案被报道。本病好发于面部、乳房部位，也有发生于瘢痕疙瘩及红斑型天疱疮基础上的报道。临床表现为肥厚的疣状棕黑色污垢及痂皮，境界清楚，不易剥离，有时有臭味。组织病理表现非特异，可见角化不全和真皮浅层血管周围少量淋巴细胞浸润。本病病因不明，可能跟精神因素导致的长期未擦洗密切相关，也有报道称马拉色菌可能与本病的发生有关。

皮肤垢着病在中医典籍中无明确记载，可归属"面垢"范畴，《伤寒论》219条："三阳合病，腹满身重，难以转侧，口不仁而面垢……若自汗出者，白虎汤主之。"阳明经多气多血，易于化热生毒，蕴积肠胃，蓄留八脉。阳明经为手阳明大肠经与足阳明胃经，与手太阴肺经和足太阴脾经的关系密切，肺主皮毛，脾主肌肉，阳明经热盛常波及脾肺二经，外发为各种皮肤病，阳明主面，且"行贯乳中"，这与本病的好发部位相对应。阳明热邪循经上扰，发于面颊及乳中，形成黑褐色垢着样厚痂，即为"面垢"。

（二）辨证思路

北京广安皮科流派对此病多从肝胃论治。临床上皮肤垢着病患者多伴有思虑过多、情绪异常等精神症状，西医亦认为此病与精神因素相关，故临床考虑从肝论治。肝主情志，喜调达。本病始于肝失调达，疏泄失常，故治疗时以疏解肝气郁滞不畅为先。平素情志失调或大怒之后，肝气不舒，失于调达，病久肝木克伐脾土，则致肝郁脾虚之证，脾虚则运化失司，不能运化水谷精微，精气亏虚，肌肤失于荣养，则生面垢，亦可见于其他部位。另有胃经循行面部，阳明主面，热毒之邪循经上蒸于头面，亦可发为"面垢"。面部油腻结痂，而痂皮下方皮肤多色泽鲜红则为内有血热之征象。综上所述，此病应在疏肝解郁基础上，配以清热凉血之法，以使情志调达，肝郁得解，热邪则退，垢浊不生。

（三）治疗方案

1.肝郁脾虚证

症状：面部或身体其他部位可见厚重油腻结痂，痂皮去掉后皮肤颜色淡红或正常，伴有面色晦暗，情绪不佳，女性或有月经不调，经前乳房胀痛，大便干或便溏。舌淡，苔薄，脉弦细或弦滑。

辨证：肝郁脾虚。

治法：疏肝健脾。

处方：逍遥散加减。

当归 10g	赤芍 10g	柴胡 10g	茯苓 10g
炒白术 15g	甘草 6g	薄荷 6g	生地黄 15g
丹皮 10g	升麻 6g		

加减：若局部水肿，加泽泻、冬瓜皮等利水消肿；口苦加栀子、龙胆草清泻肝火；失眠多梦加合欢花、生龙骨、生牡蛎安神解郁；腹胀便溏加炒山药健脾除湿；胸闷乳胀加川楝子、郁金行气疏肝；月经量少色暗加益母草、当归、

泽兰、红花养血活血。

分析：本证多见于女性，平素多伴有思虑过度，或情绪紧张、低落等精神因素，疾病常为慢性病程。逍遥散首载于宋代《和剂局方》，由柴胡、白术、茯苓、当归、白芍、炙甘草、薄荷、煨姜组成，具有疏肝解郁、养血健脾之效，适用于肝郁血虚诸证。"逍遥"之意，意为此方调畅情志之功显著，故可用于治疗与精神因素有关皮肤病。方中更白芍为赤芍，加生地、丹皮增强凉血之功，升麻引药上行至面部。

逍遥散组方深合《素问·脏气法时论》所云"肝苦急，急食酸以缓之……肝欲散，急食辛以散之……脾欲缓，急食甘以缓之"之旨，使肝郁得疏，血虚得养，脾弱得复；疏中寓养，气血兼顾，肝脾同调，集疏、养、柔三法于一方。皮肤垢着病的患者多有精神因素，与郁证关系密切。《丹溪心法》卷三中提出："气血冲和，万病不生，一有怫郁，诸病生焉，故人身诸病，多生于郁。"《景岳全书》卷之十九中提出："凡五气之郁，则诸病皆有，此因病而郁也。至若情志之郁，则总由乎心，此因郁而病也。"郁可导致皮肤病，皮肤病可致郁。皮肤垢着病患者因"郁"而生"面垢"，又因"面垢"而加重"郁"，两者互为因果。因此解郁为治疗关键，故选逍遥散加减。

2. 阳明热盛证

症状：面部油垢结痂，痂皮去掉后皮肤色红，伴有口渴喜冷饮，大便秘结。舌红，苔薄黄或黄腻，脉滑数有力。

辨证：阳明经热盛。

治法：清热泻火。

处方：白虎汤加减。

生石膏（先煎）30g　　　知母 10g　　　甘草 10g　　　葛根 15g

熟大黄 6g　　　赤芍 10g　　　丹皮 10g

加减：污垢下方皮色鲜红者，加生地、重用丹皮、赤芍以清热凉血；身热、口渴明显者，加桑叶、菊花、天花粉等清热生津；热盛伤阴者加用生地、玄参、麦冬、石斛以滋阴清热；大便干者，加大黄、枳实以通便。

分析：本证多由外感毒热之邪而引发，病程较短。毒邪伏于三阳，不得疏泄，蒸越于上，阳明属胃，走行面部，故面部油垢结痂；阳明邪从热化，热结于里，故痂下皮肤色红，大便干结，舌质红；热邪伤阴，故口干喜饮。故予白虎汤，其中石膏辛寒清热降火；知母苦润，以泻火润燥；酌加赤芍、丹皮以凉血清热，熟大黄、葛根解热生津。诸药合用，共奏清热泻火、凉血祛浊之效。

（四）典型病例

案1 患者女，24岁，2012年12月20日初诊。

患者1年前自觉右面部不适感，开始出现褐色小丘疹，绿豆大小，皮疹逐渐增多、扩大。曾口服、外用中药，皮疹可完全消退，其后复发。患者平素易紧张，情绪波动大，睡眠差，饮食可，二便正常。诊查：右面部6cm×6cm大小黑褐色斑块，由油腻性污垢结痂构成，质地硬，痂皮厚约2mm，有裂纹如树皮状，易剥离，境界清楚。清洗除去结痂后，见境界不清的淡红斑片，间有皮色、淡白、淡红的扁平小丘疹，无渗出。舌淡红，苔白腻，脉弦滑。真菌镜检阴性。

西医诊断：皮肤垢着病。

中医诊断：面垢。

辨证：肝郁脾虚，血热夹湿。

治法：疏肝健脾祛湿。

处方：逍遥散加减。

柴胡 12g	夏枯草 20g	茯苓 20g	当归 10g
赤芍 20g	白芍 10g	薄荷（后下）6g	赤小豆 5g
冬瓜皮 10g	苎麻根 10g	升麻 6g	

7剂，水煎服，日服1剂。

皮损局部清除痂垢，嘱患者每日清洁面部，保持心情舒畅。

二诊：1周后复诊，皮损完全消退，定期随访，未有复发。

案例点评： 此患者平素情绪波动大，睡眠差，脉弦，亦考虑肝气不疏，病久致肝郁脾虚，血热夹湿之证，脾虚则运化失调，肌肤失于荣养，则生面垢，故以疏肝健脾、凉血祛湿为法，方选逍遥散加减。痂皮去除后皮损色红，从皮损辨证考虑，兼有血热，故予夏枯草，并加大赤芍剂量以清热凉血。痂皮厚，苔白腻，辨为湿邪，故予赤小豆、冬瓜皮以增强祛湿功效。此病预后与患者情绪密切相关，故给予患者相应心理辅导尤为重要。

案2 患者女，36岁，2003年12月3日初诊。

患者因"右面部有斑块2年余"就诊。2年前患者右面部被抓伤，伤愈后常自觉右面部有不适感，开始出现黑褐色小丘疹，绿豆大小，皮疹逐渐增多、扩大，有触痛感，故长时间未洗脸。自诉"特别不喜欢自己右脸"。曾口服、外用中药，皮疹完全消退，其后复发。患者平素易紧张，情绪波动大，睡眠差，饮食可，二便正常。诊查：系统检查未见异常。右面部6cm×7cm大小黄褐色斑块，由直径 3~6mm 的油腻性污垢结痂构成，质地硬，易剥离，境界清楚。除去结痂后，见境界不清的淡红斑，间有皮色、淡白、淡红的扁平小丘疹。皮损真菌镜检阴性。

西医诊断：皮肤垢着病。

中医诊断：面垢。

辨证：肝郁脾虚。

治法：疏肝健脾。

处方：逍遥散加减。

赤芍 15g	当归 10g	柴胡 12g	茯苓 10g
炒白术 10g	甘草 6g	薄荷（后下）9g	白茅根 15g
磁石 20g	泽兰 10g	夏枯草 15g	升麻 6g

7 剂，水煎服，日 2 次。

二诊：患者自觉情绪明显好转，辅以心理辅导，清水去除痂皮，继服前方 2 周，皮损完全消退。随访 3 年未见复发。

案例分析：本病以精神治疗为主。本例患者被人抓伤后因郁致病，肝气不舒、横逆犯脾，病久致肝郁脾虚之证，肌肤失于荣养，遂致面垢，并伴情绪波动、睡眠差等症状。故方选逍遥散，取其疏肝解郁、养血健脾之效。"逍遥"之意，可见此方调畅情志之功显著，故可用于治疗与精神因素有关的皮肤病。

（五）临证经验

北京广安皮科流派对于此病的认识，是将西医的发病机制与中医的辨证论治相结合，采用辨证与辨病相结合的方法来进行治疗，并十分注重患者的心理疏导。在中医辨证时，采用脏腑辨证与皮损辨证相结合的方法，既注重患者整体情况尤其情绪对疾病的影响，又关注局部皮损的特点，如油腻为主考虑兼有湿邪，痂皮下方皮损色鲜红考虑血热或热毒，痂皮肥厚干燥考虑血燥。此外，在口服药物基础上可以配合外用消痤散或四季汤，清热解毒，凉血祛浊。

（崔炳南　杨佼　徐晨琛）